四川省医疗机构
藏药制剂标准

（第二册）

SICHUAN SHENG YILIAO JIGOU
ZANGYAO ZHIJI BIAOZHUN

四川省药品监督管理局 编

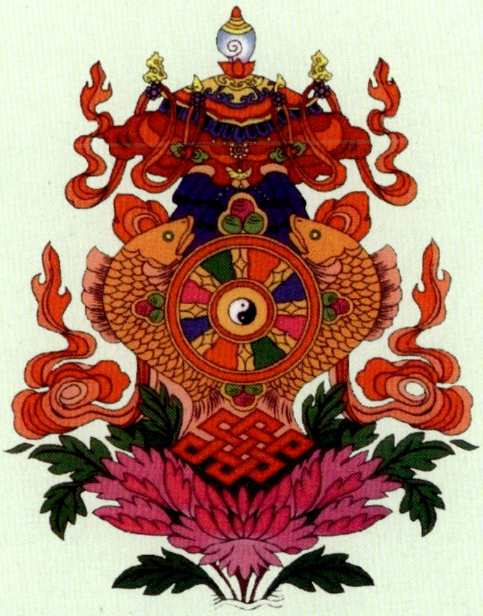

四川科学技术出版社

图书在版编目（CIP）数据

四川省医疗机构藏药制剂标准. 第二册 / 四川省药品监督管理局编. --成都：四川科学技术出版社，2021.9
ISBN 978-7-5727-0311-9

Ⅰ. ①四… Ⅱ. ①四… Ⅲ. ①医药卫生组织机构－藏药－制剂－标准－四川 Ⅳ. ①R291.4

中国版本图书馆CIP数据核字(2021)第193562号

四川省医疗机构藏药制剂标准
（第二册）

编　　者　四川省药品监督管理局

出 品 人　程佳月
策划组稿　钱丹凝
责任编辑　税萌成
特约编辑　万亭君
封面设计　韩建勇
责任出版　欧晓春
出版发行　四川科学技术出版社
成都市槐树街2号　邮政编码 610031
官方微博：http：//e.weibo.com/sckjcbs
官方微信公众号：sckjcbs
传真：028-87734039
成品尺寸　210 mm × 285 mm
印　　张　18.25　字数 400 千　插页 4
印　　刷　成都市金雅迪彩色印刷有限公司
版　　次　2021年12月第 1 版
印　　次　2021年12月第 1 次印刷
定　　价　198.00元

ISBN 978-7-5727-0311-9

邮购：四川省成都市槐树街2号　邮政编码：610031
电话：028-87734035　电子信箱：SCKJCBS@163.COM

四川省中药标准委员会

《四川省医疗机构藏药制剂标准》（第二册）主要编审人员

藏医学相关内容主要审定人员

起草单位

甘孜藏族自治州食品药品检验所　阿坝藏族羌族自治州食品药品检验研究中心

凉山州食品药品检验所

复核单位

四川省药品检验研究院（国家药品监督管理局中成药质量评价重点实验室）

资阳市食品药品检验检测中心

前 言

川西高原为我国三大藏族聚居地之一。甘孜藏族自治州（以下简称甘孜州）、阿坝藏族羌族自治州（以下简称阿坝州）及凉山彝族自治州（以下简称凉山州）木里藏族自治县的藏族人口共计约160万。四川省藏医药文化源远流长，底蕴丰厚，藏药医疗机构制剂在医疗服务中显示独特的疗效和重要的作用。

2016年，四川省药品监督管理局（原四川省食品药品监督管理局）组织相关专家对甘孜州藏医院、阿坝州藏医院、木里藏族自治县中藏医院、德格县宗萨藏医院、德格县藏医院等15家医疗机构藏药制剂室配制的藏药制剂品种进行了深入调研，发现不同程度的存在制剂名称不规范、药材基原不清楚、功能与主治表述不准确、制剂标准不够完善等问题。为推进四川省医疗机构藏药制剂的标准化与规范化工作，逐步完善质量控制体系，四川省药品监督管理局启动了四川省医疗机构藏药制剂的品种清理及质量标准提升工作。

按四川省药品监督管理局党组的统一部署，四川省中药标准委员会中药标准管理办公室组织四川省药品检验研究院及甘孜州、阿坝州、凉山州、成都市、资阳市、内江市、眉山市、宜宾市、乐山市等市（州）药品检验机构，在甘孜州藏医院、阿坝州藏医院、德格县宗萨藏医院、德格县藏医院、乡城县藏医院、色达县藏医院、若尔盖县藏医院、得荣县中藏医院等单位的积极配合下，按照"先清理、后提高"的工作原则，对收载于《四部医典》《临床札记》等藏医药古典医籍的经方进行了系统清理，结合四川省各藏医院临床习用方的应用，从典籍经方中选定179个品种开展质量标准研究，制定了《四川省医疗机构藏药制剂标准》，分第一册、第二册。《四川省医疗机构藏药制剂标准》的编撰出版，对于落实和贯彻四川省委省政府《关于促进中医药传承创新发展的实施意见》中提出的"大力促进民族医药发展，支持以藏、彝、羌、苗医药为重点的民族医药产业发展，制定一批地方质量标准"和促进藏医药产业健康发展，具有重要的意义。

《四川省医疗机构藏药制剂标准》经四川省药品监督管理局审核批准后颁布。

四川省药品监督管理局

2021年9月

凡 例

《四川省医疗机构藏药制剂标准》是四川省药品监督管理局依据《四川省“十三五”药品安全规划》组织制定和颁布的省级藏药医疗机构制剂标准，是四川省中药（民族药）标准体系的组成部分。

一、本标准由前言、凡例、目录、正文、附录和索引六部分组成。本标准的凡例是对正文各项内容及检验有关的共性问题所作的统一规定。

二、除另有规定外，本标准所用术语、计量单位、符号、试药、试液、检验方法及通则编码等，均同《中华人民共和国药典》（以下简称《中国药典》）（2020年版）。

三、本标准各品种项下包括正文和起草说明两部分。正文按顺序列为：名称、处方、制法、性状、鉴别、检查、浸出物、含量测定、功能与主治、用法与用量、规格、贮藏。起草说明是对制剂名称、处方来源、主要质量控制项目的简要说明。【名称】项下的中文名称根据藏文名称表达的含义翻译而成，藏文音译名由四川省藏医药专家根据相关文献，结合四川藏区发音习惯确定。【处方】项下收载的藏药经方均源自《四部医典》《临床札记》等22部藏医学经典医籍。处方中各药味剂量由四川省藏医药专家依据藏医药学理论和临床用药实际确定。处方中的药味名称，国家及省级标准有收载的，其中文名、藏文名及藏文音译名，原则上与标准一致；国家及省级标准中未体现藏文名或藏文音译名的或者标准无收载的，参照《中国藏药植物资源考订》（上、下卷）、《中华本草·藏药卷》等文献确定。【制法】项下的“干燥”，一般干燥温度不超过80℃，处方中含芳香挥发性和热敏性成分的品种应低温干燥。【性状】【鉴别】【检查】等项目的检测方法在正文中均有详细记载（处方中含有矿物药的品种，应按附录“重金属、砷盐检查的有关要求”进行检查）。【功能与主治】系四川省藏医药专家参考相关文献结合临床用药经验编写而成。文字描述中的“隆”“赤巴”“培根”“三因”“培隆”“培赤”“查隆”“木布”“白脉”“亚玛”“黄水”“陈旧热”等藏医病名的中文释义详见《国家标准藏药品种医学内容审查分析与考证》（西藏自治区食品药品监督管理局编著，2016年出版）。【用法与用量】项下规定的内容，系根据我省藏医临床用药习惯确定，内服制剂规定为：

“温开水送服或嚼服。一次 0.5~3 g，一日 1~2 次；或遵医嘱。”外用制剂规定为：“外用适量，遵医嘱。”【规格】参照《中国药典》（2020 年版）一部相关藏药制剂的规格，原则上将丸剂规定为三种规格：（1）每 4 丸重 1 g；（2）每丸重 0.5 g；（3）每丸重 1~1.5 g。【贮藏】丸剂（水丸）规定“密封”，散剂规定“密闭，防潮”。

四、本标准索引收载了藏药制剂藏文名索引、拼音名索引。

五、本标准使用的对照物质除国家标准物质中心和中国食品药品检定研究院提供外，其余均由四川省药品检验研究院负责制备、标定和发放。

六、本标准收载的剂型绝大部分为丸剂（水丸），若配制相同处方的散剂，显微鉴别、薄层鉴别、浸出物及有毒有害物质的检查等主要质量控制项目同丸剂，同时应符合《中国药典》（2020 年版）散剂项下有关的各项规定（通则 0115）。

七、本标准对 179 个藏药经方制剂中涉及的处方药材及饮片，经梳理及拉丁学名订正形成“藏药经方制剂相关药材及饮片”总表，在《四川省医疗机构藏药制剂标准》（第二册）附录中列出，以便查阅。

八、本标准的解释权归四川省药品监督管理局所有。

目 录CONTENTS

附录

二十五味明目丸 གསལ་བྱེད་ཉེར་ལྔ།

Ershiwuwei Mingmu Wan 萨杰尼昂

【处方】岗提 79 g　针铁矿 79 g　赭石 79 g
铁屑（制） 79 g　藏茴香 40 g　洼瓣花 40 g
乌梢蛇 10 g　水牛角 40 g　公绵羊角 10 g
狍角 4 g　绿绒蒿 40 g　兔耳草 40 g
蒂达 40 g　鸭嘴花 40 g　肉豆蔻 19 g
苏麦 19 g　草果 19 g　石灰华 40 g
红花 60 g　丁香 19 g　诃子 60 g
毛诃子 40 g　余甘子 60 g　朱砂 40 g
鹿角 4 g

【制法】以上二十五味，粉碎成细粉，过筛，混匀，用水泛丸，干燥，即得。

【性状】本品为灰色至灰棕色的水丸；气香，味淡。

【鉴别】（1）取本品，置显微镜下观察：石细胞类方形、类多角形或呈纤维状，直径 14~40 μm，长至 130 μm，壁厚，孔沟细密（诃子）。角质鳞片近无色或淡黄色，表面具纵向条纹（乌梢蛇）。螺纹导管和网纹导管多见，以螺纹导管为主，直径 12~39 μm（蒂达）。内种皮厚壁细胞黄棕色、红棕色或深棕色，表面观多角形，壁厚，胞腔内含硅质块（苏麦）。花粉粒极面观三角形，赤道表面观双凸镜形，具 3 副合沟（丁香）。

（2）取本品 5 g，研细，加丙酮 30 ml，超声处理 20 分钟，滤过，药渣再加丙酮 30 ml，同上述操作，弃去滤液，药渣加 80% 丙酮溶液 30 ml，超声处理 30 分钟，滤过，滤液蒸干，残渣加 80% 丙酮溶液 1 ml 使溶解，作为供试品溶液。另取红花对照药材 0.5 g，同法制成对照药材溶液。照薄层色谱法（通则 0502）试验，吸取上述两种溶液各 5~10 μl，分别点于同一硅胶 H 薄层板上，以乙酸乙酯 - 甲酸 - 水 - 甲醇（7：2：3：0.4）为展开剂，展开，取出，晾干。供试品色谱中，在与对照药材色谱相应的位置上，显相同颜色的斑点。

（3）取本品 5 g，研细，加乙醇 30 ml，超声处理 30 分钟，滤过，滤液浓缩至约 2 ml，作为供试品溶液。另取诃子对照药材 0.5 g，加乙醇 10 ml，同法制成对照药材溶液。照薄层色谱法（通则 0502）试验，吸取上述两种溶液 2~5 μl，分别点于同一聚酰胺薄膜上，以乙酸乙酯 - 甲酸（3：1）为展开剂，展开，取出，晾干，喷以 5% 三氯化铁乙醇溶液。供试品色谱中，在与对照药材色谱相应的位置上，显相同颜色的斑点。

【检查】除溶散时限外，应符合丸剂项下有关的各项规定（通则 0108）。

【浸出物】照醇溶性浸出物测定法（通则 2201）项下的热浸法测定，用 70% 乙醇作溶剂，不得少于 19.0%。

【功能与主治】 རྒྱལ་མོའི་ཤེད་སྐྱེད་སྐྱ་རིབ་སྒོ་རིབ་སེལ། །སྐམ་ཚག་དམར་ཚག་ཏྲ་དང་ལིང་ཏོག་འཇོམས། །
清肝明目。用于结膜炎、白内障、视力减退等眼科疾病。

【用法与用量】温开水送服或嚼服。一次 0.5~3 g，一日 1~2 次；或遵医嘱。

【注意】本品含朱砂，不宜大量服用或少量久服；孕妇及肝肾功能不全者禁用。

【规格】（1）每 4 丸重 1 g；（2）每丸重 0.5 g；（3）每丸重 1~1.5 g

【贮藏】密闭，防潮。

二十五味明目丸质量标准起草说明

【制剂名称】制剂中文名为二十五味明目丸，拼音名为 Ershiwuwei Mingmu Wan，藏文名为“གསལ་བྱེད་ཉེར་ལྔ།”，藏文音译名按《临床札记・精粹》翻译为“萨杰尼昂”。

【处方来源】《临床札记・精粹》《ཟིན་ཏིག་གཅེས་པར་བཏུས་པའི་ཁ་སྐོང་ཡང་ཏིག་སྨན་གྱི་སྦྱོར་སྡེ་འཆི་མེད་བདུད་རྩིའི་བཅུད་ལེན།》

གསལ་བྱེད་ཉེར་ལྔ་ནི། ཨ་ཤ་ཙུགས་སྦྲུལ་མོ་སྐྱོད་ཙུགས་ཀྱི་ཐྱི། །མདུང་རྩེ་གངས་ཞིགས་སྦལ་རྒྱུབ་མཚལ་དཀར་དང་། །རྒྱ་ཙ་གུ་དོར་བསེ་ཙ་ཁ་ཤུའི་ར། །ཏིག་ཏ་ཏོང་ལེན་ཨུཏྤལ་པ་ཤ་ཀ །ཛྙ་ཏི་སུག་སྨེལ་ལི་ཤི་ཙུ་གང་གུར། །ཀོ་ལ་འབྲས་གསུམ་ཆ་མཉམ་སྦྱང་ངམ་ཀར། །རིལ་བུ་སྲན་ཙམ་དྲིལ་ལ་ལྔ་བདུན་དགུ། །ཐོ་རངས་ཐོས་རྗེས་བུར་དཀར་ཁམ་རེ་ཟ། །ཡང་ན་བུར་སྦྱང་ཆ་མཉམ་ཆུ་བཙད་དེ། །མཛོ་མར་སྦྱར་བསྐོལ་དང་ཡལ་སྨན་བཏབ་སྟེ། །ཐོ་རངས་དུས་བསྟེན་ཤ་ཙུལ་ཆང་སྦྱར་དང་། །སྒོག་བཙོང་ཟྭ་ཚོད་འདབ་[སོགས་]ལོའི་ཆོད་མ་སྤངས། །དགུན་དང་དཔྱར་ཟླ་འགོ་མའི་དུས་གཉིས་སུ། །སྨན་སྦྱོར་དུས་ཡིན་སྟོན་དཔྱིད་སྤངས་པར་བྱ། །གསལ་བྱེད་ཉི་ཤུ་རྩ་ལྔའི་སྦྱོར་བ་འདིས། །རྒྱལ་མོའི་ཤེད་སྐྱེད་སྐྱ་རིབ་སྒོ་རིབ་སེལ། །སྐམ་ཚག་དམར་ཚག་ཏྲ་དང་ལིང་ཏོག་འཇོམས། །

【鉴别】（1）显微鉴别　本品粉末石细胞、角质鳞片、花粉粒等显微特征明显，易于查看。

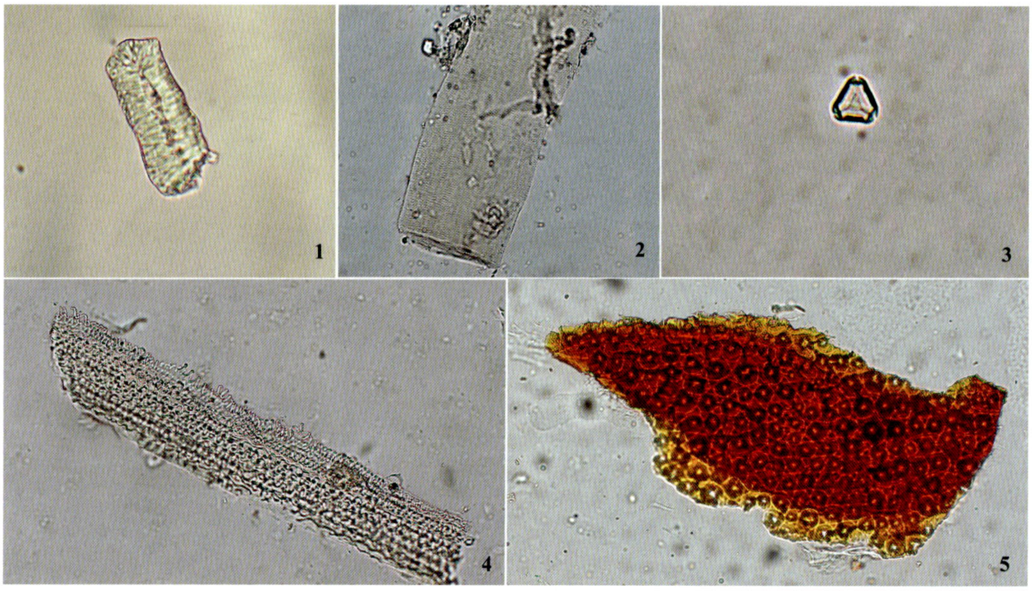

二十五味明目丸粉末显微特征

1—石细胞（诃子）　2—角质鳞片（乌梢蛇）　3—花粉粒（丁香）　4—导管（蒂达）　5—内种皮厚壁细胞（苏麦）

（2）薄层鉴别　建立了以红花对照药材和诃子对照药材为对照的薄层鉴别方法。

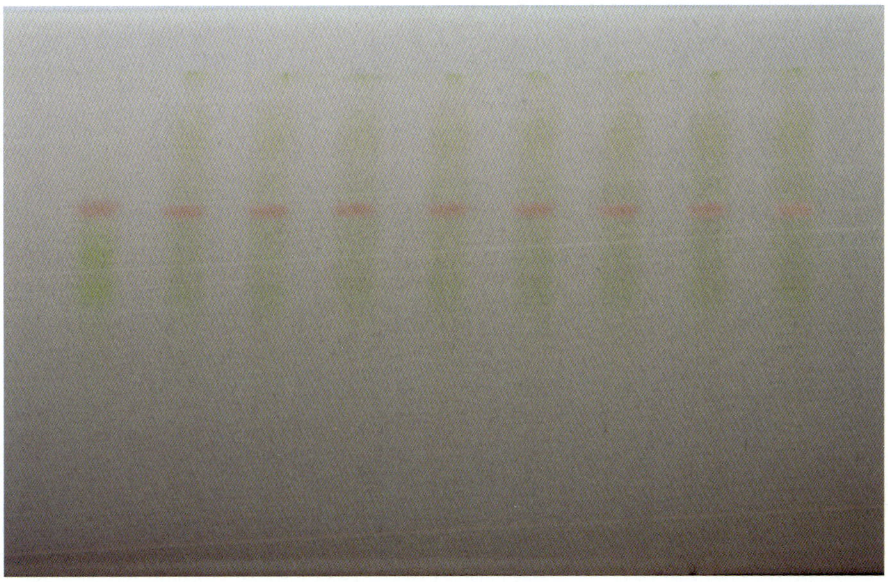

1　2　3　4　5　6　7　8　9

二十五味明目丸薄层色谱图（一）

1—红花对照药材　2~9—二十五味明目丸样品

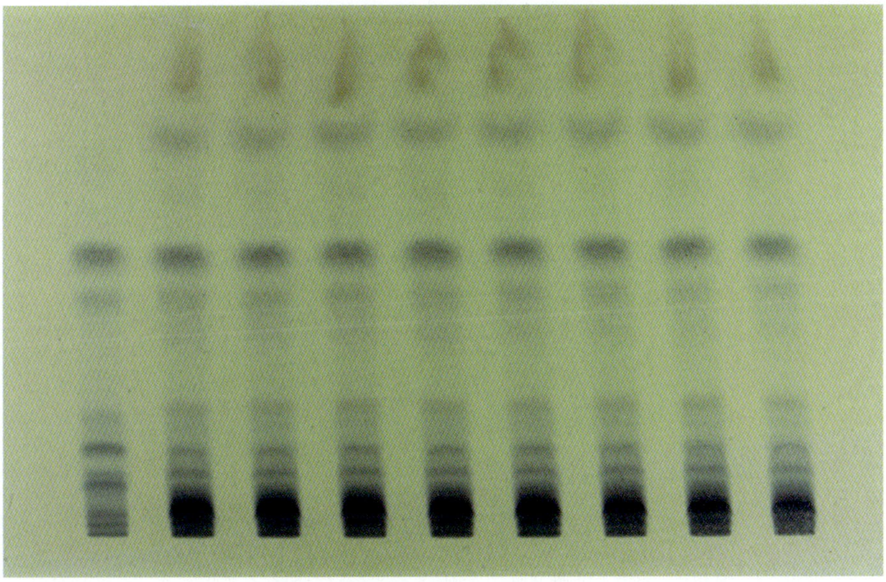

1　2　3　4　5　6　7　8　9

二十五味明目丸薄层色谱图（二）

1—诃子对照药材　2~9—二十五味明目丸样品

【功效与主治】见《临床札记·精粹》。

起草单位：阿坝藏族羌族自治州食品药品检验研究中心

复核单位：资阳市食品药品检验检测中心

二十四味诃子丸

ཨ་རུ་ཉེར་བཞི།

Ershisiwei Hezi Wan

阿如尼秀

【处方】

诃子 87 g	红花 43 g	苏麦 43 g
蒂达 43 g	大白芸豆 43 g	山矾叶 43 g
紫草茸 43 g	刺柏 43 g	西藏凹乳芹 43 g
天冬 43 g	余甘子 44 g	蒺藜 43 g
蒲桃 43 g	大托叶云实 44 g	毛诃子 44 g
菥蓂子 44 g	槟榔 44 g	人工麝香 5 g
渣驯膏 43 g	茜草 43 g	黄精 43 g
芒果核 43 g	喜马拉雅紫茉莉 43 g	

【制法】以上二十三味，粉碎成细粉，过筛，混匀，用水泛丸，干燥，即得。

【性状】本品为黄棕色至棕褐色的水丸；气微香，味苦。

【鉴别】（1）取本品，置显微镜下观察：花粉粒类圆形、椭圆形或橄榄形，直径约 60 μm，具 3 个萌发孔，外壁有齿状突起（红花）。石细胞类方形、类多角形或呈纤维状，直径 14~40 μm，长至 130 μm，壁厚，孔沟细密（诃子）。内胚乳细胞多破碎，完整者呈不规则多角形或类方形，直径 56~112 μm，纹孔较多，类圆形或矩圆形（槟榔）。

（2）取本品 3 g，研细，加甲醇 50 ml，超声处理 20 分钟，滤过，滤液蒸干，残渣加甲醇 1 ml 使溶解，作为供试品溶液。另取没食子酸对照品，加甲醇制成每 1 ml 含 1 mg 的溶液，作为对照品溶液。照薄层色谱法（通则 0502）试验，吸取上述两种溶液各 2~5 μl，分别点于同一硅胶 G 薄层板上，以三氯甲烷 - 乙酸乙酯 - 甲醇 - 甲酸（9：9：3：0.2）为展开剂，展开，取出，晾干，喷以 2% 三氯化铁乙醇溶液。供试品色谱中，在与对照品色谱相应的位置上，显相同颜色的斑点。

【检查】除溶散时限外，其他应符合丸剂项下有关的各项规定（通则 0108）。

【浸出物】照醇溶性浸出物测定法（通则 2201）项下的热浸法测定，用 70% 乙醇作溶剂，不得少于 30.0%。

【功能与主治】མཁལ་གཙོང་མཁལ་མའི་ནད་རིགས་ཐམས་ཅད་དང་། །ཁྱད་པར་མཁལ་འགྲམས་བྱེར་རྒྱུས་ལྷུང་བ་སེལ། །

清热强肾。用于肾虚引起的腰膝酸痛、尿频、尿闭、尿血，腰肌劳损，坐骨神经疼痛等。

【用法与用量】温开水送服或嚼服。一次 0.5~3 g，一日 1~2 次；或遵医嘱。

【规格】（1）每 4 丸重 1 g；（2）每丸重 0.5 g；（3）每丸重 1~1.5 g

【贮藏】密封。

二十四味诃子丸质量标准起草说明

【制剂名称】制剂中文名为二十四味诃子丸，拼音名为 Ershisiwei Hezi Wan，藏文名为“ཨ་རུ་ཉེར་བཞི།”，藏文音译名按《临床札记·庄严》翻译为“阿如尼秀”。

【处方来源】《临床札记·庄严》《ཟིན་ཏིག་མཛེས་རྒྱན་བདུད་རྩི་སྨན་མཛོད།》

ངར་ཕྱུག་ལུགས་ཀྱི་ཨ་རུ་ཉེར་བཞི་ནི། །ཨ་རུ་བཙུ་སྙིང་ཙ་ཏྲ་སྨད་འབྲས་གསུམ། །ཨ་བར་སྒྲུར་གསུམ་ཟེ་ག་གོ་ཡུ་དང་། །གླ་རྩི་སྦྲུར་བ་བསྐོལ་གྲང་ཆུ་ཡིས་འཕྱུལ། །མཁལ་གཙོང་མཁལ་མའི་ནད་རིགས་ཐམས་ཅད་དང་། །ཁྱད་པར་མཁལ་འགྲམས་བྱེར་རྒྱས་ལྷུང་བ་སེལ། །གསོ་དཔྱད་ཁྱུ་ཚུར་འདུས་ཀྱི་ཡང་སྙིང་ཡིན། །ཞེས་སོ། །（ཨ་རུ་བཙུ་པ་ནི། ཨ་རུ་ར་དང་གུར་གུམ་སུག་སྨེལ་དང་། །ཐག་ཞུན་ཏིག་ཏ་མཁལ་མ་ཧོ་ཤ་དང་། །ཞུ་མཁན་བཙོད་དང་རྒྱ་སྐྱེགས་ཤུག་ཆེར་ཅན། །ཀ་ར་སྦྲུར་བའི་ཨ་རུ་བཙུ་པའོ།།）

【鉴别】（1）显微鉴别　本品粉末花粉粒、石细胞、内胚乳细胞显微特征明显，易于查看。

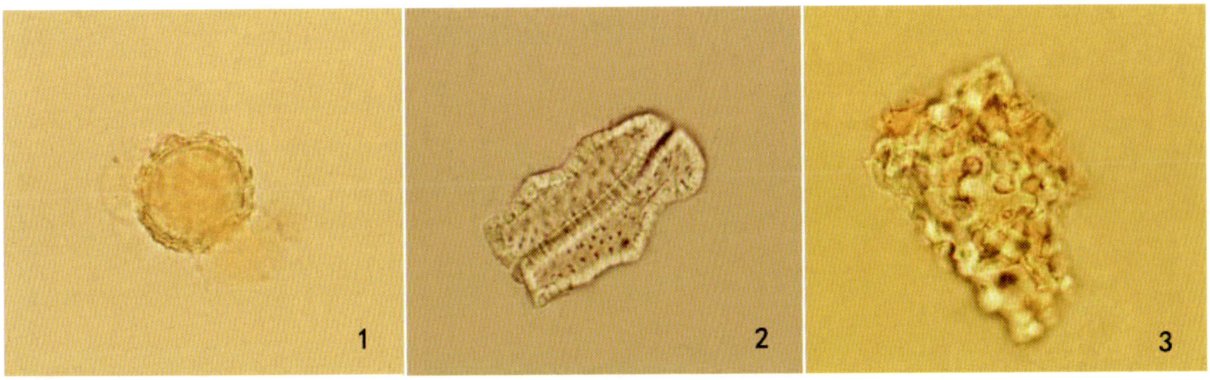

二十四味诃子丸粉末显微特征

1— 花粉粒（红花）　2—石细胞（诃子）　3—内胚乳细胞（槟榔）

（2）薄层鉴别　建立了以没食子酸对照品为对照的薄层鉴别方法。

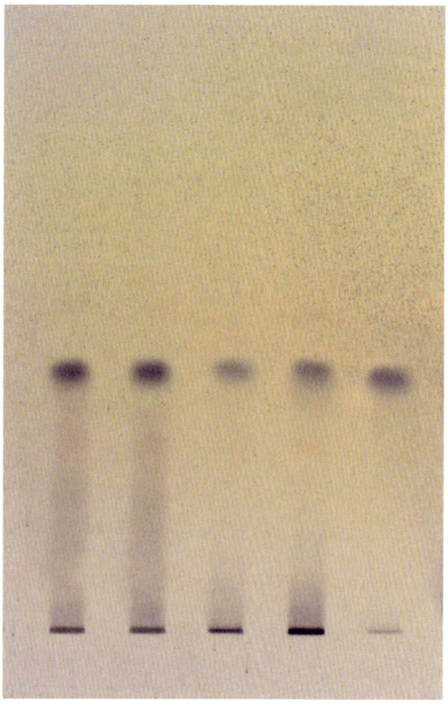

1　2　3　4　5

二十四味诃子丸薄层色谱图

1~4—二十四味诃子丸样品　5—没食子酸对照品

【功能与主治】 见《临床札记·庄严》。

起草单位：凉山州食品药品检验所

复核单位：四川省药品检验研究院

十一味黑冰片丸 ག་ར་ནག་བཅུ་གཅིག

Shiyiwei Heibingpian Wan 嘎纳久吉

【处方】 黑冰片 243 g　榜嘎 98 g　止泻木子 98 g
巴力嘎 98 g　熊胆粉 98 g　达布 98 g
兔耳草 98 g　硼砂 48 g　贝齿 24 g
秦艽花 97 g

【制法】 以上十味，粉碎成细粉，过筛，混匀，用水泛丸，干燥，即得。

【性状】 本品为棕褐色至棕黑色水丸；气微，味苦、辛辣。

【鉴别】（1）取本品，置显微镜下观察：花粉粒类圆形、扁球形，具 3 孔沟，表面雕纹不明显，直径约 36 μm（秦艽花）。盾状毛由 100 多个单细胞毛毗连而成，末端分离，单个细胞长 80~220 μm，直径约 5 μm，毛脱落后的疤痕由 7~8 个圆形细胞聚集而成，细胞壁稍厚（达布）。种皮表皮细胞浅黄色至黄棕色，侧面观呈绒毛状突起或短的单细胞非腺毛状，先端纯圆，长短不等，壁稍厚（止泻木子）。

（2）取本品 3 g，研细，加甲醇 40 ml，超声处理 15 分钟，滤过，滤液蒸干，残渣加甲醇 2 ml 使溶解，作为供试品溶液。另取毛蕊花糖苷对照品，加甲醇制成每 1 ml 含 1 mg 的溶液，作为对照品溶液。照薄层色谱法（通则 0502）试验，吸取上述两种溶液各 2~4 μl，分别点于同一聚酰胺薄膜上，以甲醇 - 醋酸 - 水（3：2：7）为展开剂，展开，取出，晾干，置紫外光灯（365 nm）下检视。供试品色谱中，在与对照品色谱相应的位置上，显相同颜色的荧光斑点。

【检查】 **双酯型生物碱限量**　取本品适量，研细，取约 5 g，精密称定，置具塞锥形瓶中，加氨试液适量使润透，加二氯甲烷 50 ml，摇匀，超声处理（功率 300 W，频率 40 kHz）30 分钟，滤过，滤液于 50℃以下挥至约 20 ml，用 2% 盐酸溶液振摇提取 2 次，每次 20 ml，合并水溶液，用氨试液调节 pH 值至 8~9，用二氯甲烷振摇提取 3 次，每次 20 ml，合并二氯甲烷液，用无水硫酸钠脱水，低温挥干，残渣用 10% 甲醇（用磷酸调节 pH 值至 2）使溶解，转移至 5 ml 量瓶中，加上述 10% 甲醇至刻度，摇匀，滤过，取续滤液作为供试品溶液。取乌头双酯型生物碱对照提取物（已标示新乌头碱、次乌头碱和乌头碱的含量）约 10 mg，精密称定，置 25 ml 量瓶中，加上述 10% 甲醇稀释至刻度，摇匀，滤过，精密量取 1 ml，置 25 ml 量瓶中，加上述 10% 甲醇稀释至刻度，摇匀，作为对照品溶液。照高效液相色谱法（通则 0512）试验，以十八烷基硅烷键合硅胶为填充剂；以乙腈为流动相 A，以 0.2% 冰醋酸（用三乙胺调节 pH 值至 6.2）为流动相 B，按下表中的规定进行梯度洗脱，检测波长

235 nm，理论板数按新乌头碱峰计算应不低于 2 000。分别精密吸取供试品溶液与对照品溶液各 20 μl，注入液相色谱仪，测定，计算。本品每 1 g 含榜嘎以乌头碱（$C_{34}H_{47}NO_{11}$）、次乌头碱（$C_{33}H_{45}NO_{10}$）和新乌头碱（$C_{33}H_{45}NO_{11}$）的总量计，不得过 0.039 mg。

时间（分钟）	流动相 A（%）	流动相 B（%）
0~44	21 → 31	79 → 69
44~65	31 → 35	69 → 65
65~70	35	65

其他　除溶散时限外，应符合丸剂项下有关的各项规定（通则 0108）。

【浸出物】 照醇溶性浸出物测定法（通则 2201）项下的热浸法测定，用 70% 乙醇作溶剂，不得少于 21.0%。

【功能与主治】 རྒྱ་མ་ལ་སོགས་སྟོད་ཀྱི་སྨན་རིགས་དང་། །གསར་རྙིང་སྐྱི་དང་བུད་མེད་བུ་བཙས་རྗེས། །མངལ་སྐྲན་ལ་སོགས་ཚ་སྨན་རིགས་ཀུན་དང་། །ཁྲུང་པར་མཁྲིས་པའི་སྨན་ལ་ཐེངས་པས་ཚོག །

温胃消食，破积利胆。用于食积不化，腹内肿瘤，胆囊炎，肝硬化，胆结石，黄疸。

【用法与用量】 温开水送服或嚼服。一次 0.5~3 g，一日 1~2 次；或遵医嘱。

【注意】 本品含马兜铃酸，可引起肾脏损害等不良反应；儿童及老年人慎用；孕妇、婴幼儿及肾功能不全者禁用。

【规格】（1）每 4 丸重 1 g；（2）每丸重 0.5 g；（3）每丸重 1~1.5 g

【贮藏】 密封。

十一味黑冰片丸质量标准起草说明

【制剂名称】 制剂中文名为十一味黑冰片丸，拼音名为 Shiyiwei Heibingpian Wan，藏文名为“གར་ནག་བཅུ་གཅིག”，藏文音译名按《临床札记 · 精粹》翻译为“嘎纳久吉”。

【处方来源】《临床札记 · 精粹》《ཟིན་ཏིག་གཅེས་པར་བསྡུས་པའི་ཁ་སྐོང་ཡང་ཏིག་སྨན་གྱི་སྦྱོར་སྡེ་འཆི་མེད་བདུད་རྩིའི་བཅུད་ལེན།》

མི་༠༥༠ཕག་༠༢༠བྱུན་ནི་ནུས་ལྡན་བསྲེགས། །བོང་དཀར་༠༧༠དུག་ཞུང་༠༢༠བ་ལི་ཀ་༠༧༠། །ཀྱི་ལྕེ་༠༧༠རྡོམ་མཁྲིས་༠༠༧སྣར་བུ་༠༨༠རྟོང་ལེན་༠༧༠དང་། །ཚ་ལ་བཟང་པོ་༠༠༧མགྲོན་བུ་༠༨༠རྒྱལ་བཞིན་བསྲེག[མགྲོན་བུ་ཁྲོལ་བརྡུང་བྱ་ཞིང་ཕྱུགས་སྣང་ནང་དུ་ནུས་བསྲེགས་བྱས་པ་སྨན་ཀུན་དང་བྱུང་མཉམ]། །ཞིབ་བཏགས་གར་ནག་བཅུ་གཅིག་སྦྱོར་བ་ནི། །རྒྱ་མ་ལ་སོགས་སྟོད་ཀྱི་སྨན་རིགས་དང་། །གསར་རྙིང་སྐྱི་དང་བུད་མེད་བུ་བཙས་རྗེས། །མངལ་སྐྲན་ལ་སོགས་ཚ་སྨན་རིགས་ཀུན་དང་། །ཁྲུང་པར་མཁྲིས་པའི་སྨན་ལ་ཐེངས་པས་ཚོག །ཅེས་སོ། །

【鉴别】（1）显微鉴别　本品粉末花粉粒、盾状毛、种皮表皮细胞显微特征明显，易于查看。

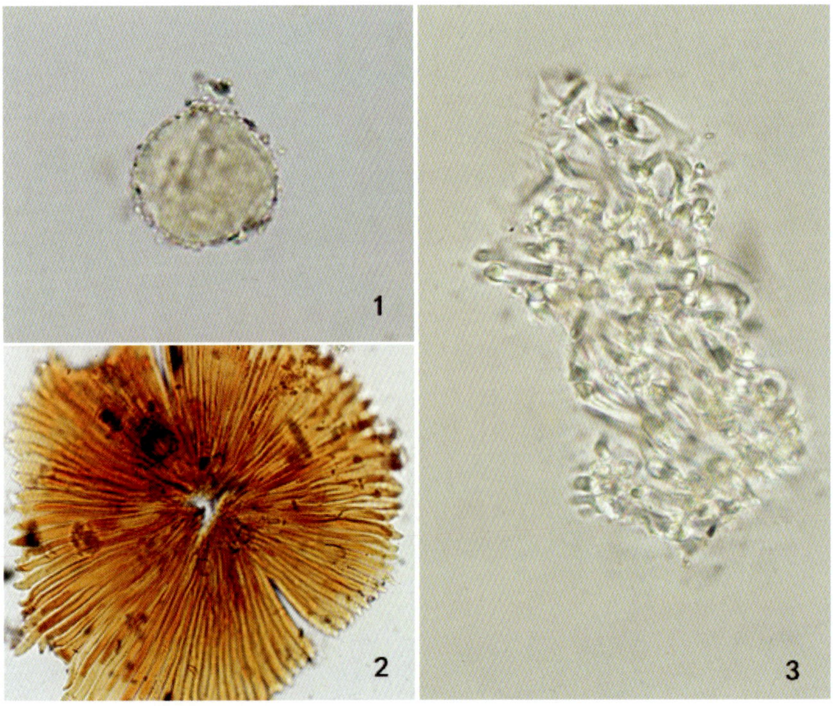

十一味黑冰片丸粉末显微特征

1—花粉粒（秦艽花） 2—盾状毛（达布） 3—种皮表皮细胞（止泻木子）

（2）薄层鉴别　建立了以毛蕊花糖苷对照品为对照的薄层鉴别方法。

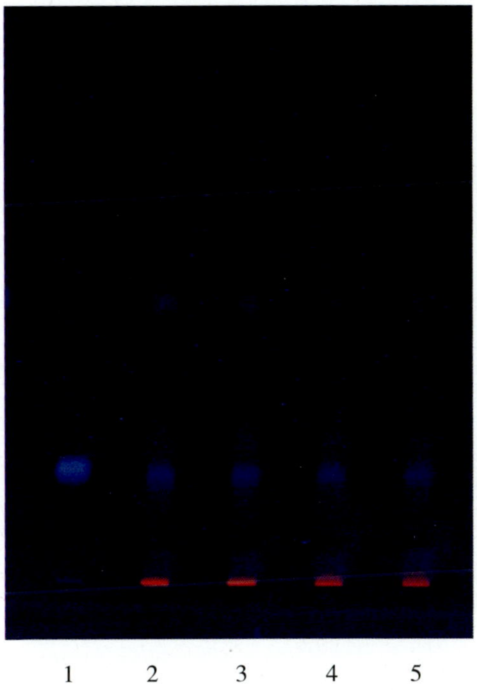

十一味黑冰片丸薄层色谱图

1—毛蕊花糖苷对照品　2~5—十一味黑冰片丸样品

【检查】 **双酯型生物碱限量** 采用HPLC法，以乌头双酯型生物碱对照提取物（已标示新乌头碱、次乌头碱和乌头碱的含量）为对照，测定制剂中乌头双酯型生物碱的含量。藏药榜嘎为毛茛科植物唐古特乌头 *Aconitum tanguticum*（Maxim.）Stapf、船盔乌头 *A.naviculare*（Bruhl.）Stapf的干燥全草。榜嘎因基原和炮制工艺不同，其双酯型生物碱含量差异较大，在制定限度时，参照《中国药典》（2020年版）乌头类药材炮制品“制川乌、制草乌、附片”双酯型生物碱的限度规定（分别为：0.040%、0.040%、0.020%），以0.040%为参考限度，根据处方中榜嘎的用量折算，规定“本品每1 g含榜嘎以乌头碱（$C_{34}H_{47}NO_{11}$）、次乌头碱（$C_{33}H_{45}NO_{10}$）和新乌头碱（$C_{33}H_{45}NO_{11}$）的总量计，不得过0.039 mg”。

【功能与主治】 见《临床札记·精粹》。

起草单位：阿坝藏族羌族自治州食品药品检验研究中心
复核单位：四川省药品检验研究院

十二味百朵丸 བེ་དོ་བཅུ་གཉིས།

Shierwei Baiduo Wan 百朵久宁

【处方】翼首草 154 g　榜嘎 77 g　角茴香 77 g
秦艽花 77 g　兔耳草 77 g　粉苞苣 77 g
翠雀花 77 g　唐松草 77 g　棘豆 77 g
打箭菊 77 g　矮紫堇 76 g　榜那幼苗 77 g

【制法】以上十二味，粉碎成细粉，过筛，混匀，用水泛丸，干燥，即得。

【性状】本品为灰绿色至灰棕色的水丸；气清香，味咸。

【鉴别】（1）取本品，置显微镜下观察：草酸钙簇晶直径 12~56 μm，单个散在或存在于薄壁细胞中，偶见 2~5 个排列成行（翼首草）。花粉粒类圆形、扁球形，具 3 孔沟，表面雕纹不明显，直径约 36 μm（秦艽花）。纤维状细胞长条形或长梭形，长约 120 μm，纹孔及孔沟不明显（兔耳草）。

（2）取本品 5 g，研细，加乙醚 50 ml，超声处理 30 分钟，滤过，滤液蒸干，残渣加甲醇 2 ml 使溶解，作为供试品溶液。另取熊果酸对照品，加甲醇制成每 1 ml 含 1 mg 的溶液，作为对照品溶液。照薄层色谱法（通则 0502）试验，吸取上述两种溶液各 2~8 μl，分别点于同一硅胶 G 薄层板上，以三氯甲烷 - 丙酮（12∶1）为展开剂，展开，取出，晾干，喷以 10% 硫酸乙醇溶液，在 105℃加热至斑点显色清晰，置紫外光灯（365 nm）下检视。供试品色谱中，在与对照品色谱相应的位置上，显相同颜色的荧光斑点。

（3）取本品 4 g，研细，加甲醇 20 ml，超声处理 15 分钟，滤过，滤液作为供试品溶液。另取龙胆苦苷对照品，加甲醇制成每 1 ml 含 1 mg 的溶液，作为对照品溶液。照薄层色谱法（通则 0502）试验，吸取供试品溶液 5 μl、对照品溶液 1 μl，分别点于同一硅胶 GF_{254} 薄层板上，以乙酸乙酯 - 甲醇 - 水（10∶2∶1）为展开剂，展开，取出，晾干，置紫外光灯（254 nm）下检视。供试品色谱中，在与对照品色谱相应的位置上，显相同颜色的斑点。

【检查】**双酯型生物碱限量**　取本品适量，研细，取约 7 g，精密称定，置具塞锥形瓶中，加氨试液适量使润透，加二氯甲烷 100 ml，摇匀，超声处理（功率 300 W，频率 40 kHz）30 分钟，滤过，滤液于 50℃以下挥至约 20 ml，用 2% 盐酸溶液振摇提取 2 次，每次 20 ml，合并水溶液，用氨试液调节 pH 值至 8~9，用二氯甲烷振摇提取 3 次，每次 20 ml，合并二氯甲烷液，用无水硫酸钠脱水，低温挥干，残渣用 10% 甲醇（用磷酸调节 pH 值至 2）使溶解，转移至 5 ml 量瓶中，加上述 10% 甲醇至刻度，摇匀，滤过，取续滤液作为供试品溶液。取乌头双酯型生物碱对照提取物（已标示新乌头碱、次乌头碱和乌头碱的含量）约

10 mg，精密称定，置 25 ml 量瓶中，加上述 10% 甲醇稀释至刻度，摇匀，滤过，精密量取 1 ml，置 25 ml 量瓶中，加上述 10% 甲醇稀释至刻度，摇匀，作为对照品溶液。照高效液相色谱法（通则 0512）试验，以十八烷基硅烷键合硅胶为填充剂；以乙腈为流动相 A，以 0.2% 冰醋酸（用三乙胺调节 pH 值至 6.2）为流动相 B，按下表中的规定进行梯度洗脱，检测波长 235 nm，理论板数按新乌头碱峰计算应不低于 2 000。分别精密吸取供试品溶液与对照品溶液各 20 μl，注入液相色谱仪，测定，计算。本品每 1 g 含榜嘎以乌头碱（$C_{34}H_{47}NO_{11}$）、次乌头碱（$C_{33}H_{45}NO_{10}$）和新乌头碱（$C_{33}H_{45}NO_{11}$）的总量计，不得过 0.031 mg。

时间（分钟）	流动相 A（%）	流动相 B（%）
0~44	21 → 31	79 → 69
44~65	31 → 35	69 → 65
65~70	35	65

其他 除溶散时限外，应符合丸剂项下有关的各项规定（通则 0108）。

【浸出物】 照醇溶性浸出物测定法（通则 2201）项下的热浸法测定，用 70% 乙醇作溶剂，不得少于 21.5%。

【功能与主治】 རིམས་ཚད་གག་ལྷོག་རྒྱ་གཟེར་དང་། །མགོ་འཁོར་རྒྱ་ནད་མིག་ནད་དང་། །འབྲུམ་བུ་ཐེག་གི་རྣམས་ལ་མཆོག །འབྱུགས་ཚད་ཁྲག་མཁྲིས་འགྲམས་ཚད་དང་། །དུག་ཚད་མགོ་ཚད་རྒྱས་ཚད་དང་། །ཤུ་བ་ཡིང་ཧྲག་རྣམས་ལ་ཕན། །

清热解瘟。用于流感、脑炎、痢疾、麻疹等传染性疾病及瘙痒性皮肤病。

【用法与用量】 温开水送服或嚼服。一次 0.5~3 g，一日 1~2 次；或遵医嘱。

【规格】 （1）每 4 丸重 1 g；（2）每丸重 0.5 g；（3）每丸重 1~1.5 g

【贮藏】 密封。

十二味百朵丸质量标准起草说明

【制剂名称】 制剂中文名为十二味百朵丸，拼音名为 Shierwei Baiduo Wan，藏文名为“བེ་དོ་བཅུ་གཉིས།”，藏文音译名按《临床札记·庄严》翻译为“百朵久宁”。

【处方来源】《临床札记·庄严》《ཟིན་ཏིག་མཛེས་རྒྱན་བདུད་རྩི་སྨན་མཛོད།》

བེ་དོ་བཅུ་གཉིས་ནི། བེ་དོ་བོང་དཀར་པར་པ་ཏ། །ཀྱི་ལྕེ་ཧོང་ལེན་རྩ་མཁྲིས་དང་། །རྐོད་སྤོས་ལྕུགས་ཀྱུ་སྟག་ཤ་བ། །ཨ་བྲག་གཟེར་འཇོམས་རེ་སྐོན་སྦྲུར། །བཅུ་གཅིག་ཚོགས་པའི་སྨན་མཆོག་འདི། །ཚད་པའི་ནད་རྣམས་ཐམས་ཅད་ལ། །འདི་ལས་ལྷག་པའི་སྨན་གཞན་མེད། །དེ་སྙིང་འཛིན་པ་བསྡེབས་པ་ཡིས། །བེ་དོ་བཅུ་གཉིས་གྲགས་པ་འདི།། རིམས་ཚད་གག་ལྷོག་རྒྱ་གཟེར་དང་། །མགོ་འཁོར་རྒྱ་ནད་མིག་ནད་དང་། །འབྲུམ་བུ་ཐེག་གི་རྣམས་ལ་མཆོག །འབྱུགས་ཚད་ཁྲག་མཁྲིས་འགྲམས་ཚད་དང་། །དུག་ཚད་མགོ་ཚད་རྒྱས་ཚད་དང་། །ཤུ་བ་ཡིང་ཧྲག་རྣམས་ལ་ཕན། །སྟོངས་འབྱུགས་རླུང་འགྲམས་དབྱིག་དུག་དང་། །གྲང་རིམས་རྣམས་ལ་བཏང་མི་རུང་། །དོན་སྨོད་དྲེག་གྲུམ་ཚད་པ་རྣམས།། རང་རང་ཁ་འཛིན་མན་ངག་གནད། །སྙིང་སྟོན་དཀོན་མཆོག་སྐྱབས་ཀྱི་ལུགས། །ཞེས་སོ། །

【鉴别】（1）显微鉴别　本品粉末草酸钙簇晶、花粉粒、纤维状细胞显微特征明显，易于查看。

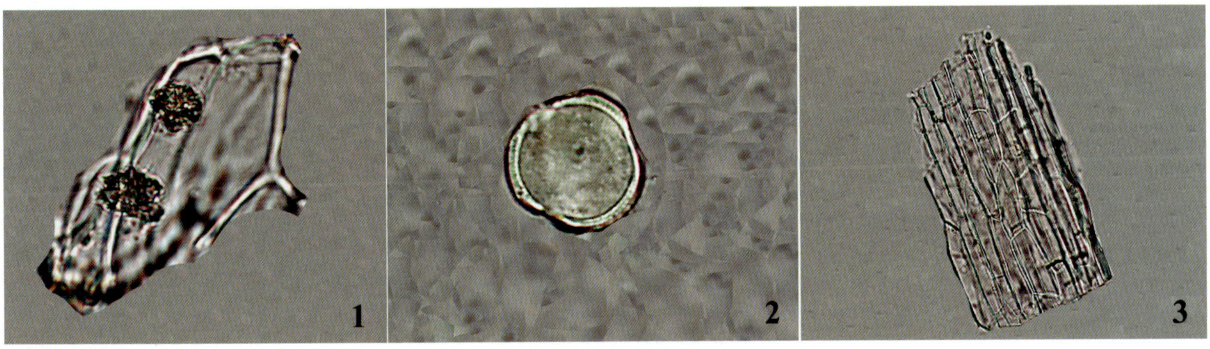

十二味百朵丸粉末显微特征

1—草酸钙簇晶（翼首草）　2—花粉粒（秦艽花）　3—纤维状细胞（兔耳草）

（2）薄层鉴别　建立了以熊果酸对照品和龙胆苦苷对照品为对照的薄层鉴别方法。

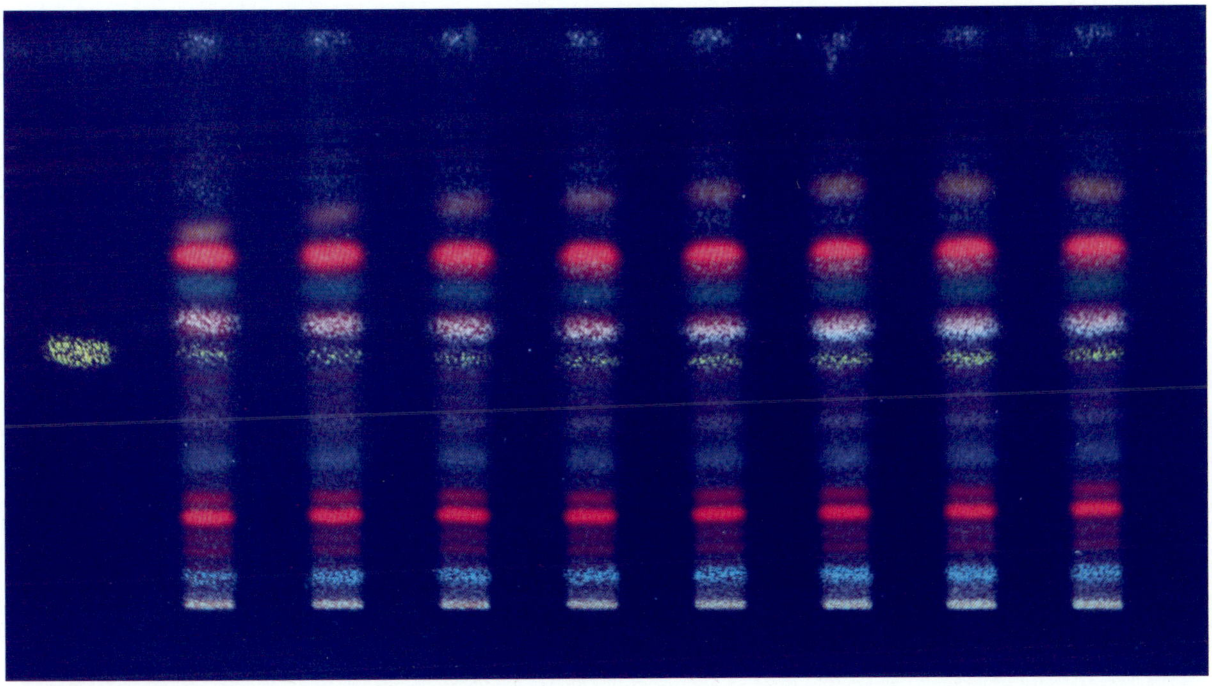

1　2　3　4　5　6　7　8　9

十二味百朵丸薄层色谱图（一）

1—熊果酸对照品　2~9—十二味百朵丸样品

1　　2　　3　　4　　5　　6　　7　　8　　9

十二味百朵丸薄层色谱图（二）

1—龙胆苦苷对照品　2~9—十二味百朵丸样品

【检查】 **双酯型生物碱限量**　采用 HPLC 法，以乌头双酯型生物碱对照提取物（已标示新乌头碱、次乌头碱和乌头碱的含量）为对照，测定制剂中乌头双酯型生物碱的含量。藏药榜嘎为毛茛科植物唐古特乌头 *Aconitum tanguticum*（Maxim.）Stapf、船盔乌头 *A. naviculare*（Bruhl.）Stapf 的干燥全草。榜嘎因基原和炮制工艺不同，其双酯型生物碱含量差异较大，在制定限度时，参照《中国药典》（2020 年版）乌头类药材炮制品“制川乌、制草乌、附片”双酯型生物碱的限度规定（分别为：0.040%、0.040%、0.020%），以 0.040% 为参考限度，根据处方中榜嘎的用量折算，规定“本品每 1 g 含榜嘎以乌头碱（$C_{34}H_{47}NO_{11}$）、次乌头碱（$C_{33}H_{45}NO_{10}$）和新乌头碱（$C_{33}H_{45}NO_{11}$）的总量计，不得过 0.031 mg”。

【功能与主治】 见《临床札记·庄严》。

起草单位：阿坝藏族羌族自治州食品药品检验研究中心
复核单位：资阳市食品药品检验检测中心

十七味果哲丸

Shiqiwei Guozhe Wan

གོ་བྲེ་བཅུ་བདུན།

果哲久顿

【处方】

胡兀鹫喉管 104 g	土木香 56 g	志达萨增 56 g
绢毛菊 56 g	烈香杜鹃 56 g	石灰华 56 g
红花 56 g	丁香 56 g	甘草 56 g
榜间嘎保 56 g	川木香 56 g	诃子 56 g
葡萄 56 g	紫檀香 56 g	石榴子 56 g
绿绒蒿 56 g	荜茇 56 g	

【制法】以上十七味，粉碎成细粉，过筛，混匀，用水泛丸，干燥，即得。

【性状】本品为棕色至深棕色水丸；气微香，味苦。

【鉴别】（1）取本品，置显微镜下观察：花粉粒类圆形、椭圆形或橄榄形，直径约至 60 μm，具 3 个萌发孔，外壁有齿状突起；长管状分泌细胞常位于导管旁，直径约至 66 μm，含黄棕色至红棕色分泌物（红花）。石细胞类方形、类多角形或呈纤维状，直径 14~40 μm，长至 130 μm，壁厚，孔沟细密（诃子）。石细胞类圆形、长卵形或多角形，直径 25~61 μm，长至 170 μm，壁较厚，有的层纹明显（荜茇）。

（2）取本品 5 g，研细，加乙醚 50 ml，超声处理 20 分钟，滤过，残渣挥去乙醚，加乙酸乙酯 50 ml，加热回流 1 小时，滤过，滤液蒸干，残渣加乙醇 1 ml 使溶解，作为供试品溶液。另取荜茇对照药材 0.5 g，加乙醚 20 ml，同法制成对照药材溶液。照薄层色谱法（通则 0502）试验，吸取上述两种溶液各 5~10 μl，分别点于同一硅胶 G 薄层板上，以环己烷 - 丙酮（10：3）为展开剂，展开，取出，晾干，喷以 10% 硫酸乙醇溶液，晾干，置紫外光灯（365 nm）下检视。供试品色谱中，在与对照药材色谱相应的位置上，显相同颜色的荧光斑点。

（3）取本品 4 g，研细，加丙酮 30 ml，超声处理 20 分钟，滤过，药渣再加丙酮 30 ml，同上述操作，弃去滤液，药渣加 80% 丙酮溶液 30 ml，超声处理 30 分钟，滤过，滤液蒸干，残渣加 80% 丙酮溶液 1 ml 使溶解，作为供试品溶液。另取红花对照药材 0.5 g，同法制成对照药材溶液。照薄层色谱法（通则 0502）试验，吸取上述两种溶液各 5~10 μl，分别点于同一硅胶 G 薄层板上，以乙酸乙酯 - 甲醇 - 甲酸 - 水（7：0.4：2：3）为展开剂，展开，取出，晾干。供试品色谱中，在与对照药材色谱相应的位置上，显相同颜色的斑点。

【检查】除溶散时限外，应符合丸剂项下有关的各项规定（通则 0108）。

【浸出物】照醇溶性浸出物测定法（通则 2201）项下的热浸法测定，用 70% 乙醇作溶剂，不得少于 28.0%。

【功能与主治】 གོ་ཐྲེ་བཅུ་བདུན་བད་ཀན་སྐེ་ནད་དང་། །ཕོ་བའི་ནད་སེལ་ལག་བླངས་ཤིན་ཏུ་ཟབ། །

利咽散结，健胃消食。用于咽喉有异物感，吞咽不利及上消化道肿瘤等。

【用法与用量】 温开水送服或嚼服。一次 0.5~3 g，一日 1~2 次；或遵医嘱。

【规格】（1）每 4 丸重 1 g；（2）每丸重 0.5 g；（3）每丸重 1~1.5 g

【贮藏】 密封。

十七味果哲丸质量标准起草说明

【制剂名称】 制剂中文名为十七味果哲丸，拼音名为 Shiqiwei Guozhe Wan，藏文名为“གོ་ཐྲེ་བཅུ་བདུན།”，藏文音译名按《临床札记 · 庄严》翻译为“果哲久顿”。

【处方来源】《临床札记 · 庄严》《ཟིན་ཏིག་མཛེས་རྒྱན་བདུད་རྩི་སྨན་མཛོད།》

གོ་ཐྲེ་བཅུ་བདུན་ནི། གོ་ཐྲེ་མ་ནུ་འབྲི་ཏ་ས་འཛིན་དང་། །ཡུ་མོ་ཤོལ་སྒོང་དུ་ལིས་ཙུ་གང་དང་། །གུར་གུམ་ལི་ཤི་ཤིང་མངར་སྤང་རྒྱན་དཀར། །ཙ་ཏ་ཨ་རུ་རྒྱུན་འབྲུམ་ཙན་དན་དམར། །སེ་འབྲུ་ཨུཏྤལ་པི་ལིང་ཀ་ར་སྦྱར། །གོ་ཐྲེ་བཅུ་བདུན་བད་ཀན་སྐེ་ནད་དང་། །ཕོ་བའི་ནད་སེལ་ལག་བླངས་ཤིན་ཏུ་ཟབ། །ཅེས་སོ། །

【鉴别】（1）显微鉴别　本品粉末花粉粒、分泌细胞、石细胞等显微特征明显，易于查看。

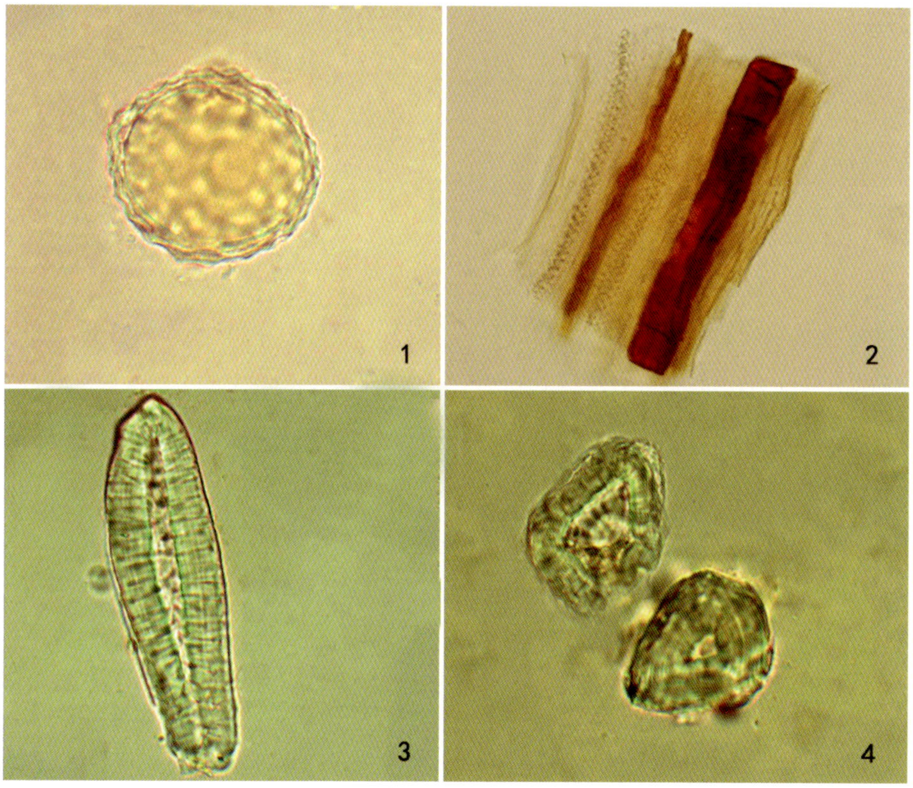

十七味果哲丸粉末显微特征

1—花粉粒（红花）　2—分泌细胞（红花）　3—石细胞（诃子）　4—石细胞（荜茇）

（2）薄层鉴别　建立了以荜茇对照药材和红花对照药材为对照的薄层鉴别方法。

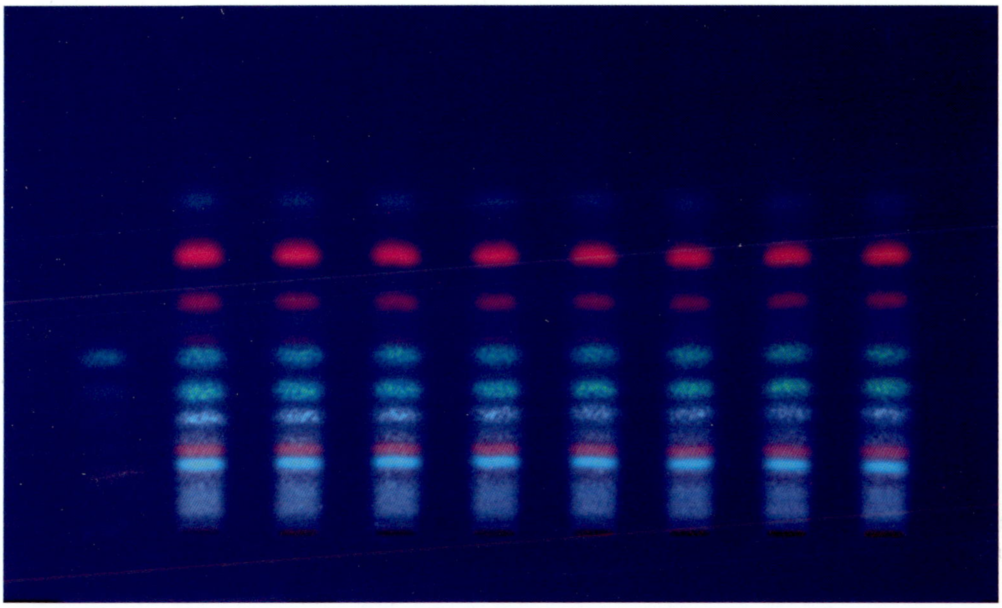

1　2　3　4　5　6　7　8　9

十七味果哲丸薄层色谱图（一）

1—荜茇对照药材　2~9—十七味果哲丸样品

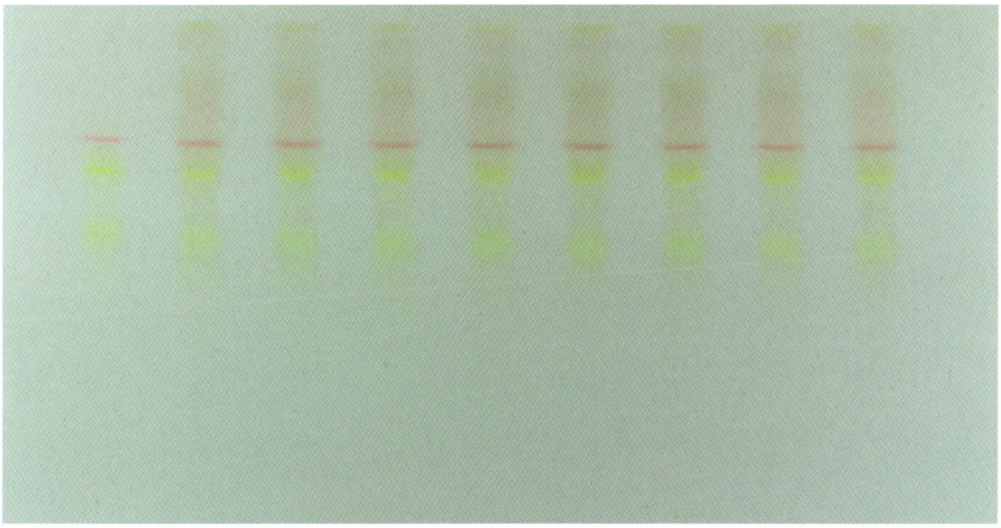

1　2　3　4　5　6　7　8　9

十七味果哲丸薄层色谱图（二）

1—红花对照药材　2~9—十七味果哲丸样品

【功能与主治】 见《临床札记·庄严》。

起草单位：甘孜藏族自治州食品药品检验所

复核单位：资阳市食品药品检验检测中心

十八味冬如丸

དུང་ར་བཅོ་བརྒྱད།

Shibawei DongRu Wan

冬如久杰

【处方】寒水石 28 g　碱花 28 g　鹫粪（胡秃鹫）55 g
鹫粪（秃鹫）55 g　硼砂 82 g　光明盐 55 g
石榴子 55 g　苏麦 55 g　荜茇 55 g
土木香 82 g　红花 55 g　川木香 56 g
余甘子 55 g　鸭嘴花 82 g　诃子 55 g
干姜 82 g　大黄 55 g　人工牛黄 10 g

【制法】以上十八味，粉碎成细粉，过筛，混匀，用水泛丸，干燥，即得。

【性状】本品为深灰色至棕黄色的水丸；气微，味苦。

【鉴别】（1）取本品，置显微镜下观察：不规则块片呈斜方形板片状或槽状，层纹明显（寒水石）。草酸钙簇晶直径 20~160 μm，有的至 190 μm（大黄）。石细胞类方形、类多角形或呈纤维状，直径 14~40 μm，长至 130 μm，壁厚，孔沟细密（诃子）。内种皮厚壁细胞黄棕色、红棕色或深棕色，表面观多角形，壁厚，胞腔内含硅质块（苏麦）。花粉粒类圆形、椭圆形或橄榄形，直径约至 60 μm，具 3 个萌发孔，外壁有齿状突起（红花）。

（2）取本品 4 g，研细，加甲醇 20 ml，超声处理 30 分钟，滤过，滤液浓缩至约 1 ml，作为供试品溶液。另取去氢木香内酯对照品、木香烃内酯对照品，加甲醇分别制成每 1 ml 含 0.5 mg 的溶液，作为对照品溶液。照薄层色谱法（通则 0502）试验，吸取上述三种溶液各 5 μl，分别点于同一硅胶 G 薄层板上，以环己烷 - 甲酸乙酯 - 甲酸（15：5：1）的上层溶液为展开剂，展开，取出，晾干，喷以 5% 香草醛硫酸溶液，加热至斑点显色清晰。供试品色谱中，在与对照品色谱相应的位置上，显相同颜色的斑点。

（3）取本品 4 g，研细，加无水乙醇 50 ml，超声处理 30 分钟，滤过，滤液蒸干，残渣加水 15 ml 使溶解，加三氯甲烷振摇提取 2 次，每次 15 ml，合并三氯甲烷液，蒸干，残渣加三氯甲烷 1 ml 使溶解，作为供试品溶液。另取胡椒碱对照品，加三氯甲烷制成每 1 ml 含 1 mg 的溶液，作为对照品溶液。照薄层色谱法（通则 0502）试验，吸取上述两种溶液各 5 μl，分别点于同一硅胶 G 薄层板上，以环己烷 - 乙酸乙酯（3：2）为展开剂，展开，取出，晾干，喷以稀碘化铋钾试液，在日光下检视。供试品色谱中，在与对照品色谱相应的位置上，显相同颜色的斑点。

【检查】除溶散时限外，应符合丸剂项下有关的各项规定（通则 0108）。

【浸出物】照醇溶性浸出物测定法（通则 2201）项下的热浸法测定，用 70% 乙醇作溶剂，不得少于 24.0%。

【功能与主治】 དང་རུ་བཅོ་བརྒྱད་ཅེས་བྱའི་སྨན་མཆོག་འདིས། །སྨུག་པོ་གྲང་ཅན་དུག་ཐབས་ཡུལ་ནས་འདོན། །

消食止痛，愈溃疡。用于寒性“木布”病引起的消化不良、腹胀、腹痛、便秘等。

【用法与用量】 温开水送服或嚼服。一次 0.5~3 g，一日 1~2 次；或遵医嘱。

【规格】（1）每 4 丸重 1 g；（2）每丸重 0.5 g；（3）每丸重 1~1.5 g

【贮藏】 密封。

十八味冬如丸质量标准起草说明

【制剂名称】 制剂中文名十八味冬如丸，拼音名为 Shibawei DongRu Wan，藏文名为“དང་རུ་བཅོ་བརྒྱད།”，藏文音译名按《临床札记·庄严》翻译为“冬如久杰”。

【处方来源】《临床札记·庄严》《ཟིན་ཏིག་མཛེས་རྒྱན་བདུད་རྩི་སྨན་མཛོད།》

དང་རུ་བཅོ་བརྒྱད་སྨན་བཞིའི་ཐུབ་འཕར་འཐི། །གསུངས་པས་སྦྱར་ཚེ་རེས་ཆད་རེས་ལྷག་གིས། །ཀུན་ཀྱང་མགོ་སྙོངས་འདི་ན་འཁྲུལ་མེད་འབྲི། །ཅོང་ཞི་བྱུལ་ཏོག་གོད་བྱིན་གོ་བོའི་ཐལ་[ཐལ་བ་གཉིས། བྱུལ་ཏོག ཚ་ལ་བཅས་ལྷགས་སྐད་དུ་རུང་ཟད་བཟོ་དགོས།] །སྣ་དང་ཚ་ལ་རྒྱམ་ཚྭ་སེ་འབྲུ་དང་། །སུག་སྨེལ་པི་ལིང་མ་ནུ་གུར་གུམ་དང་། །རུ་རྟ་སྐྱུ་རུ་བ་ཤ་ཨ་རུ་ར། །ཟླུམ་རྩ་དེ་སྙིང་དུག་ལ་བསེ་རུ་དང་། །ཚོད་པར་གི་ཕུ་བྱུངས་ཆེར་བརྡེབས་པ་ཡི། །དང་རུ་བཅོ་བརྒྱད་ཅེས་བྱའི་སྨན་མཆོག་འདིས། །སྨུག་པོ་གྲང་ཅན་དུག་ཐབས་ཡུལ་ནས་འདོན། །ཞེས་ཚེ་དཔལ་གྱིས་སོ། །

【鉴别】（1）显微鉴别　本品粉末不规则块片、草酸钙簇晶、石细胞等显微特征明显，易于查看。

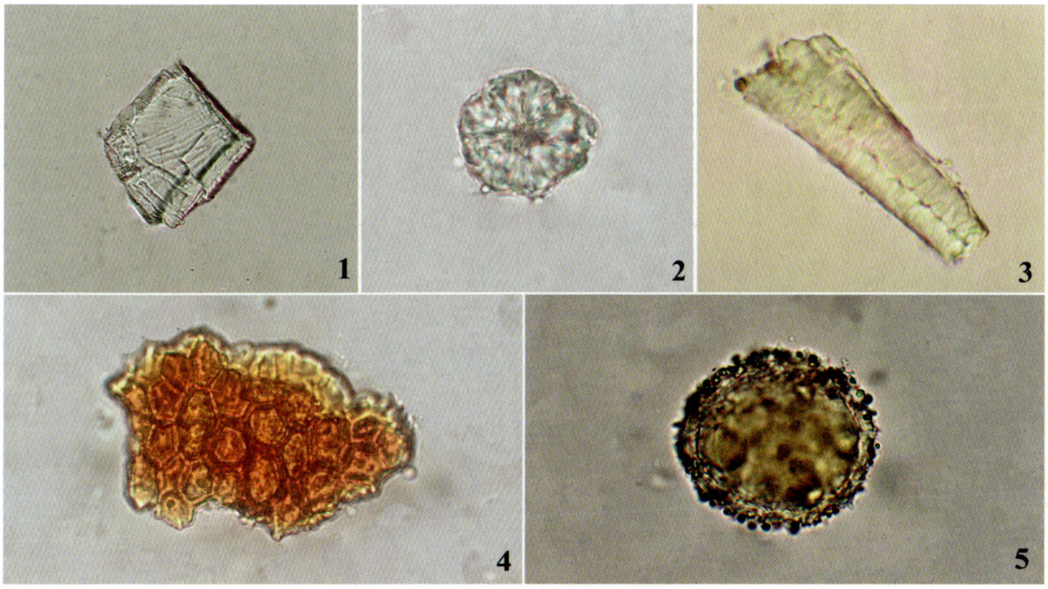

十八味冬如丸粉末显微特征

1—不规则块片（寒水石）　2—草酸钙簇晶（大黄）　3—石细胞（诃子）

4—内种皮厚壁细胞（苏麦）　5—花粉粒（红花）

（2）薄层鉴别　建立了以木香烃内酯、去氢木香内酯对照品和胡椒碱对照品为对照的薄层鉴别方法。

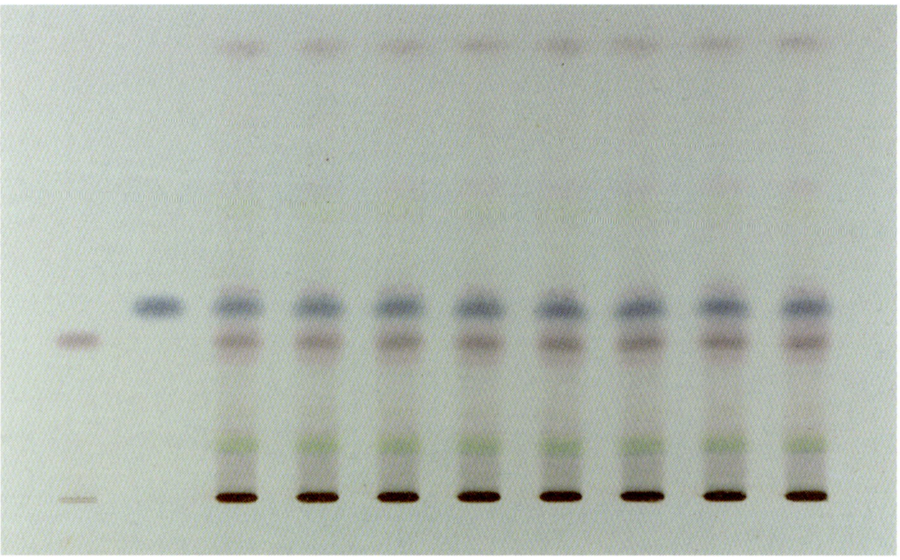

1　2　3　4　5　6　7　8　9　10

十八味冬如丸薄层色谱图（一）

1—木香烃内酯对照品　2—去氢木香内酯对照品　3~10—十八味冬如丸样品

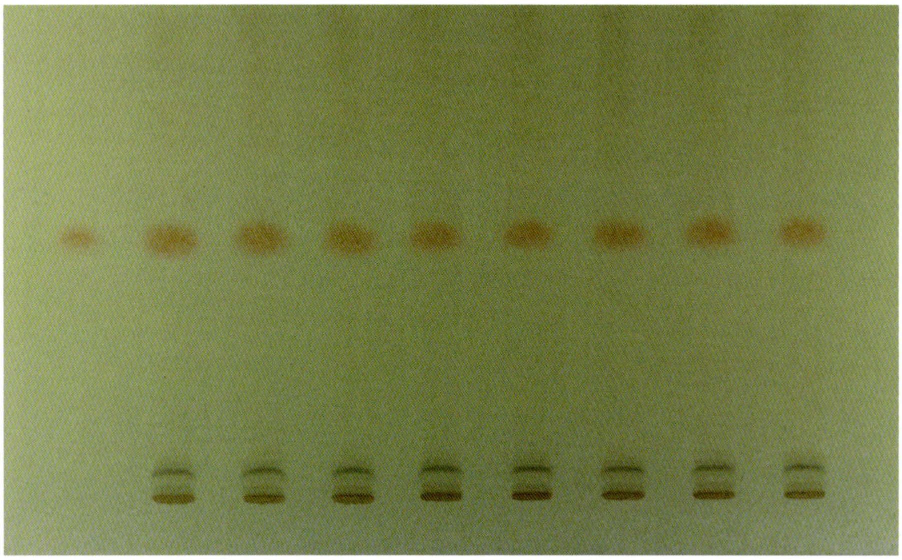

1　2　3　4　5　6　7　8　9

十八味冬如丸薄层色谱图（二）

1—胡椒碱对照品　2~9—十八味冬如丸样品

【功能与主治】 见《临床札记·庄严》。

起草单位：阿坝藏族羌族自治州食品药品检验研究中心

复核单位：资阳市食品药品检验检测中心

十三味木香丸

ཅ་ཏ་བཅུ་གསུམ།

Shisanwei Muxiang Wan

如达久松

【处方】川木香 200 g　余甘子 67 g　石榴子 67 g
鸭嘴花 67 g　苏麦 66 g　荜茇 66 g
酸藤果 66 g　紫丱子 66 g　马蔺子 66 g
牛尾蒿灰 66 g　波棱瓜子 66 g　马钱子（制）66 g
马尿泡 66 g　人工麝香 5 g

【制法】以上十四味，粉碎成细粉，过筛，混匀，用水泛丸，干燥，即得。

【性状】本品为黄棕色至黑棕色水丸；气微香，味苦、微甘。

【鉴别】（1）取本品，置显微镜下观察：石细胞类方形、类多角形或呈纤维状，直径 14~40 μm，长至 130 μm，壁厚，孔沟细密（诃子）。非腺毛单细胞，基部膨大似石细胞，壁极厚，多碎断，木化（马钱子）。内种皮厚壁细胞黄棕色、红棕色或深棕色，表面观多角形，壁厚，胞腔内含硅质块（苏麦）。

（2）取本品 3 g，研细，加石油醚（60~90℃）50 ml，超声处理 30 分钟，滤过，滤液浓缩至 1 ml，作为供试品溶液。另取去氢木香内酯对照品，加甲醇制成每 1 ml 含 0.5 mg 的溶液，作为对照品溶液。照薄层色谱法（通则 0502）试验，吸取上述两种溶液各 2~5 μl，分别点于同一硅胶 G 薄层板上，以石油醚（60~90℃）- 乙酸乙酯（9∶1）为展开剂，展开，取出，晾干，喷以 5% 香草醛硫酸溶液，在 105℃加热至斑点显色清晰。供试品色谱中，在与对照品色谱相应的位置上，显相同颜色的斑点。

（3）取本品 6 g，研细，加乙酸乙酯 50 ml，加热回流 1 小时，滤过，滤液蒸干，残渣加乙醇 1 ml 使溶解，作为供试品溶液。另取胡椒碱对照品，加乙醇制成每 1 ml 含 1 mg 的溶液，作为对照品溶液。照薄层色谱法（通则 0502）试验，吸取上述溶液各 2~5 μl，分别点于同一硅胶 G 薄层板上，以环己烷 - 丙酮（10∶3）为展开剂，展开，取出，晾干，喷以 10% 硫酸乙醇溶液，在 105℃加热至斑点显色清晰，置紫外光灯（365 nm）下检视。供试品色谱中，在与对照品色谱相应的位置上，显相同颜色的荧光斑点。

【检查】**士的宁限量**　取本品适量，研细，取约 8 g，精密称定，置具塞锥形瓶中，加入浓氨试液适量使润透，加入三氯甲烷 100 ml，放置约 16 小时，时时振摇，滤过，用三氯甲烷分次洗涤滤渣与滤器，洗液与滤液合并，蒸干，残渣加甲醇使溶解，转移至 25 ml 量瓶中，稀释至刻度，摇匀，滤过，取续滤液，即得。精密称取马钱子总生物碱对照提取物（已标示士的宁含量）约 20 mg，置 100 ml 量瓶中，加甲醇使溶解并稀释至刻度，摇匀，作为对照品溶液。照高效液相色谱法（通则 0512）试验。以十八烷基硅烷键合硅胶为填充剂；以乙腈 -0.01 mol/L 庚烷磺酸钠与 0.02 mol/L 磷酸二氢钾等量混合溶液（用 10% 磷酸调节 pH 值至 2.8）（21：79）为流动相；检测波长为 254 nm。理论板数按士的宁峰计算应不低于 5 000。精密吸取对照品溶液 10 μl，供试品溶液 5~10 μl，注入液相色谱仪，测定，计算。本品每 1 g 含马钱子以士的宁（$C_{21}H_{22}N_2O_2$）计，不得过 0.54 mg。

其他 除溶散时限外，应符合丸剂项下有关的各项规定（通则 0108）。

【浸出物】 照醇溶性浸出物测定法（通则 2201）项下的热浸法测定，用 70% 乙醇作溶剂，不得少于 22.0%。

【功能与主治】 གླང་ཐབས་དང་སྨུག་པོ་ཆ་གྲང་འཐབ་པ་སྲིན་ནད་ཀྱི་རིགས་སོགས་སེལ།

驱虫止痛。用于胃肠绞痛，“木布”病，虫病等。

【用法与用量】 温开水送服或嚼服。一次 0.5~3 g，一日 1~2 次；或遵医嘱。

【规格】（1）每 4 丸重 1 g；（2）每丸重 0.5 g；（3）每丸重 1~1.5 g

【贮藏】 密封。

十三味木香丸质量标准起草说明

【制剂名称】 制剂中文名为十三味木香丸，拼音名为 Shisanwei Muxiang Wan，藏文名为“རུ་རྟ་བཅུ་གསུམ།”，藏文音译名按《配方精选》宗曼益西绒布著翻译为“如达久松”。

【处方来源】《配方精选》宗曼益西绒布著《གཙང་སྨན་པའི་སྨན་ཡིག་གཅེས་བསྡུས།》

རུ་རྟ་བཅུ་གསུམ་ནི། རུ་རྟ་དུག་སྙིང་བྱི་ཏང་མ་རུ་རྩེ། །དྲིས་[དྲིས་]འབྲུ་ཕུར་ཐལ་[མེར་སྲེག་]གསེར་མེ་ཏོག་བྱི་ལ། །ཚིག་ཐུབ་[དཀར་པོ་]གླ་རྩི་སྦྲུར་བ་རྒྱ་བསྐོལ་དབྱལ། །སྨུག་པོའི་གླང་ཐབས་ཆ་གྲང་ཐམས་ཅད་དང་། །སྲིན་གྱི་གྲོང་ཁྱེར་ལྷ་བརྒྱ་འཇོམས་པར་བྱེད། །(རུ་རྟ་དུག་པ་ནི། རུ་རྟ་སྒྲུ་རུ་སེ་འབྲུ་བ་ཤ་ཀ །སུག་སྨེལ་པི་པི་ལིང་དང་དུག །)

【鉴别】（1）显微鉴别 本品粉末石细胞、非腺毛、内种皮厚壁细胞显微特征明显，易于查看。

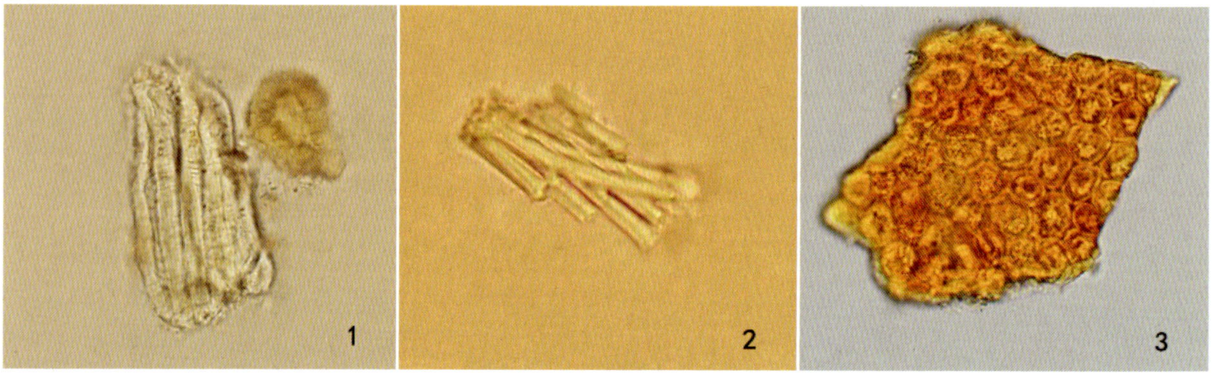

十三味木香丸粉末显微特征

1—石细胞（诃子） 2—非腺毛（马钱子） 3—内种皮厚壁细胞（苏麦）

（2）薄层鉴别　建立了以去氢木香内酯对照品和胡椒碱对照品为对照的薄层鉴别方法。

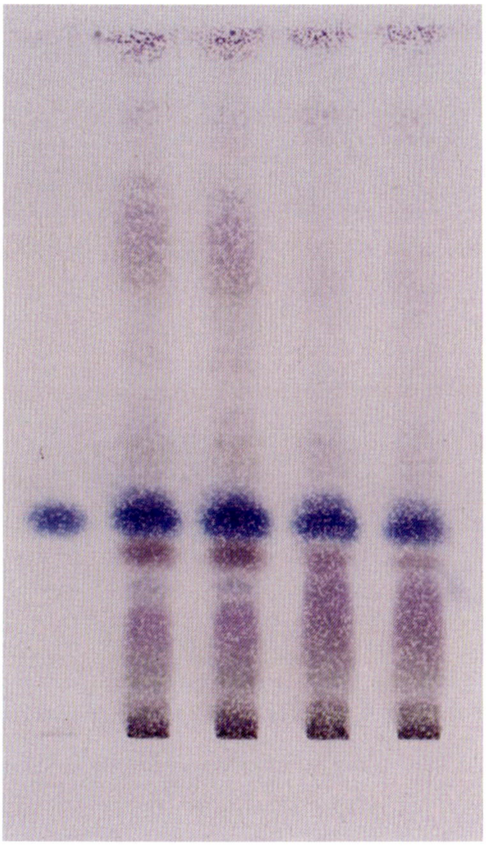

1　2　3　4　5

十三味木香丸薄层色谱图（一）

1—去氢木香内酯对照品　2~5—十三味木香丸样品

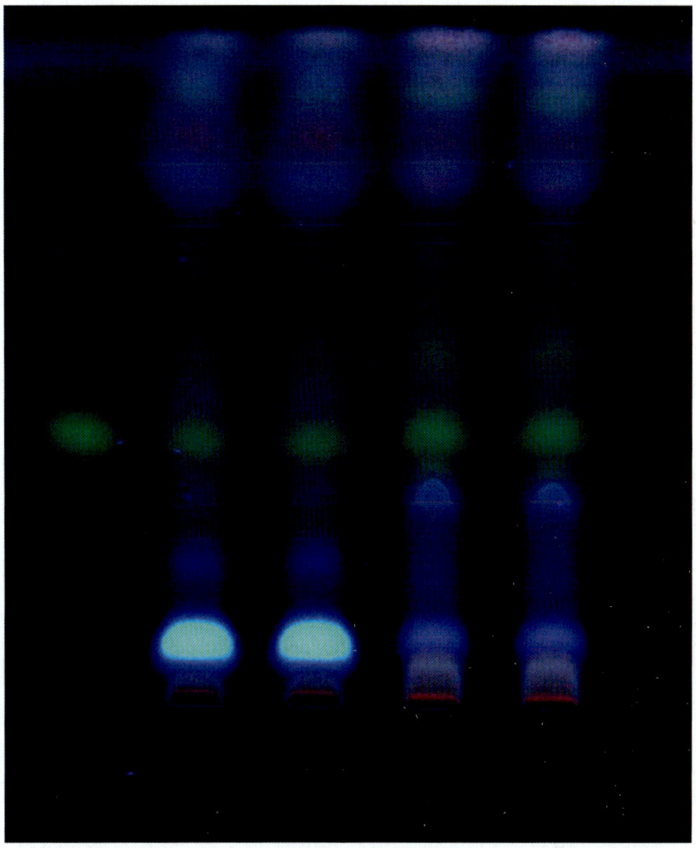

1　2　3　4　5

十三味木香丸薄层色谱图（二）

1—胡椒碱对照品　2~5—十三味木香丸样品

【检查】 **士的宁限量**　采用 HPLC 法，以马钱子总生物碱对照提取物（已标示士的宁含量）为对照，测定制剂中士的宁含量。根据相关文献报道，马钱子经牛奶炮制或砂烫后，士的宁的含量降低约三分之一，按照《中国药典》（2020 年版）马钱子中士的宁上限（2.20%）降低三分之一计算，炮制后士的宁应不超过 0.73%，与马钱子粉中士的宁上限（0.82%）相近。在藏医中马钱子的炮制方法各异，导致士的宁含量差异较大，在制定限度时，暂且依据《中国药典》（2020 年版）马钱子粉中士的宁的上限规定，按照处方中马钱子的用量折算，规定“本品每 1 g 含马钱子以士的宁（$C_{21}H_{22}N_2O_2$）计，不得过 0.54 mg”。

【功能与主治】 见《配方精选》宗曼益西绒布著。

起草单位：凉山州食品药品检验所

复核单位：四川省药品检验研究院

十三味琥珀丸 སྤོས་དཀར་བཅུ་གསུམ།

Shisanwei Hupo Wan 贝嘎久松

【处方】 琥珀 265 g　决明子 62 g　黄葵子 62 g
川木香 62 g　鸭嘴花 61 g　诃子 61 g
毛诃子 61 g　余甘子 61 g　宽筋藤 61 g
渣驯膏 61 g　手参 61 g　秦艽花 61 g
驴血 61 g

【制法】 以上十三味，粉碎成细粉，过筛，混匀，用水泛丸，干燥，即得。

【性状】 本品为浅黄色至浅棕色的水丸；气微香，味苦。

【鉴别】（1）取本品，置显微镜下观察：种皮栅状细胞无色或淡黄色，侧面观细胞 1 列，其下可见一列支持细胞（决明子）。非腺毛易见，为 2 细胞，基部细胞常内含棕黄色物（毛诃子）。草酸钙针晶成束（手参）。花粉粒类圆形、扁球形，具 3 孔沟，表面雕纹不明显，直径约 36 μm（秦艽花）。

（2）取本品 2 g，研细，加甲醇 20 ml，超声处理 30 分钟，滤过，滤液浓缩至约 2 ml，作为供试品溶液。另取木香烃内酯对照品、去氢木香烃内酯对照品加甲醇分别制成每 1 ml 含 0.5 mg 的溶液，作为对照品溶液。照薄层色谱法（通则 0502）试验，吸取上述两种溶液各 5 μl，分别点于同一硅胶 G 薄层板上，以环己烷 - 甲酸乙酯 - 甲酸（15 ∶ 5 ∶ 1）的上层溶液为展开剂，展开，取出，晾干，喷以 5% 香草醛硫酸溶液，105℃加热至斑点显色清晰。供试品色谱中，在与对照品色谱相应的位置上，显相同颜色的斑点。

（3）取本品 3 g，研细，加无水乙醇 30 ml，超声处理 20 分钟，滤过，滤液蒸干，残渣加无水乙醇 1 ml 使溶解，作为供试品溶液。另取余甘子对照药材 0.2 g，同法制成对照药材溶液。照薄层色谱法（通则 0502）试验，吸取上述两种溶液各 5~10 μl，分别点于同一硅胶 G 薄层板上，以三氯甲烷 - 乙酸乙酯 - 甲酸（3 ∶ 2 ∶ 1）为展开剂，展开，取出，晾干，喷以 5% 三氯化铁乙醇溶液。供试品色谱中，在与对照药材色谱相应的位置上，显相同颜色的主斑点。

【检查】 除溶散时限外，应符合丸剂项下有关的各项规定（通则 0108）。

【浸出物】 照醇溶性浸出物测定法（通则 2201）项下的热浸法测定，用 70% 乙醇作溶剂，不得少于 30.0%。

【功能与主治】 སྨན་སྦྱོར་འདི་ཡིས་གྲུམ་བུ་ཚོགས་བྱེར་ལ། །ཤིན་ཏུ་ཟབ་པའི་ལག་ལེན་མན་ངག་གོ །
祛风除湿，除痹止痛。用于“黄水”病，风湿痹症，痛风等。

【用法与用量】 温开水送服或嚼服。一次 0.5~3 g，一日 1~2 次；或遵医嘱。

【规格】（1）每 4 丸重 1 g；（2）每丸重 0.5 g；（3）每丸重 1~1.5 g

【贮藏】 密封。

十三味琥珀丸质量标准起草说明

【制剂名称】 制剂中文名为十三味琥珀丸，拼音名为 Shisanwei Hupo Wan，藏文名为“སྤོས་དཀར་བཅུ་གསུམ།”，藏文音译名按《藏医秘诀甘露海》翻译为“贝嘎久松”。

【处方来源】 《藏医秘诀甘露海》《མན་ངག་བདུད་རྩིའི་རོལ་མཚོ།》

སྤོས་དཀར་བཅུ་གསུམ་ནི། སྤོས་དཀར་བཅུ་སྙིང་དབང་ལག་ཀྱི་ཟེ་དཀར། །བོང་ཁྲག་སྦྱར་བས་གྲུམ་བུ་ཚོགས་བྱེར་ལ། །ཤིན་ཏུ་ཟབ་པའི་ལག་ལེན་མན་ངག་གོ །（སྤོས་དཀར་བཅུ་པ་ནི། སྤོས་དཀར་ཐལ་ཀ་རྡོ་རྗེ་སོ་མ་ར། །ཙ་ཏྲ་བ་ཤ་ཀ་དང་འབྲས་བུ་གསུམ། །སླེ་ཏྲེས་ཐག་ཞུན་ཀ་ར་གུ་གུལ་བཅུ། །）

【鉴别】（1）显微鉴别　本品粉末种皮栅状细胞、非腺毛、草酸钙针晶束等显微特征明显，易于查看。

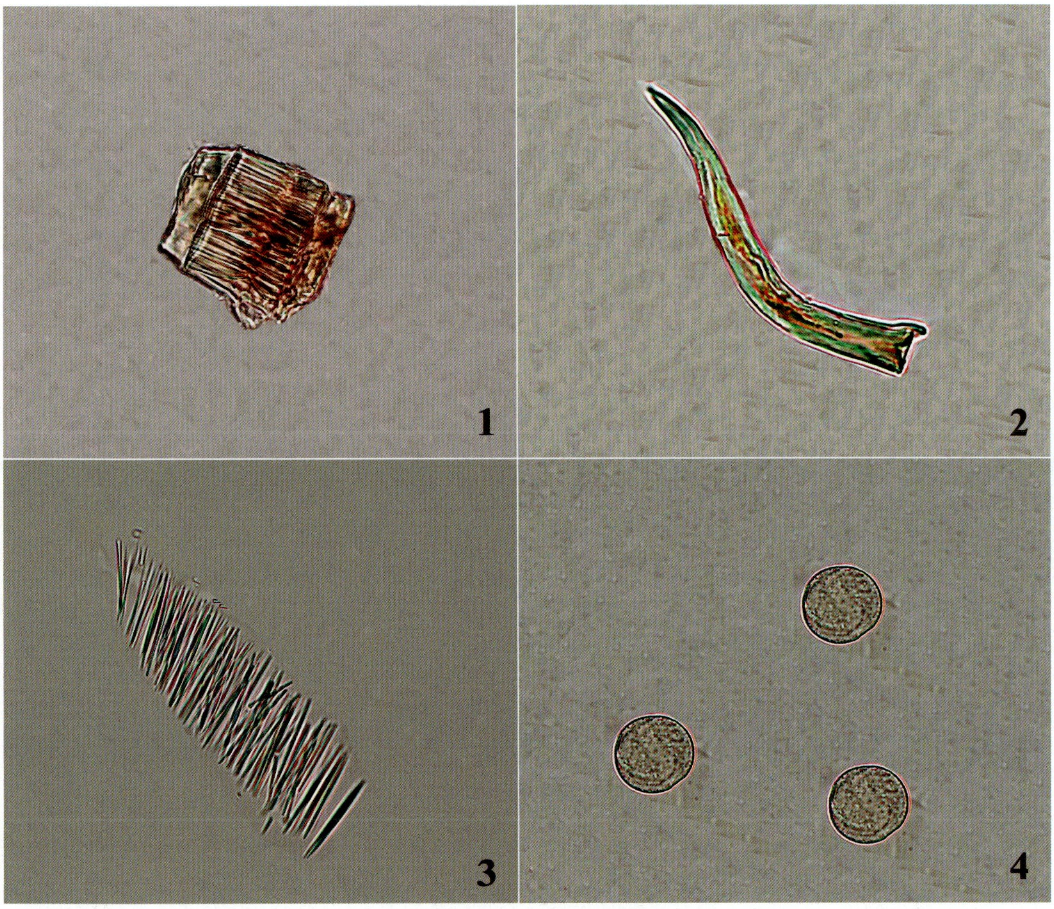

十三味琥珀丸粉末显微特征

1—种皮栅状细胞（决明子）　2—非腺毛（毛诃子）　3—草酸钙针晶束（手参）　4—花粉粒（秦艽花）

（2）薄层鉴别　建立了以木香烃内酯对照品、去氢木香烃内酯对照品和余甘子对照药材为对照的薄层鉴别方法。

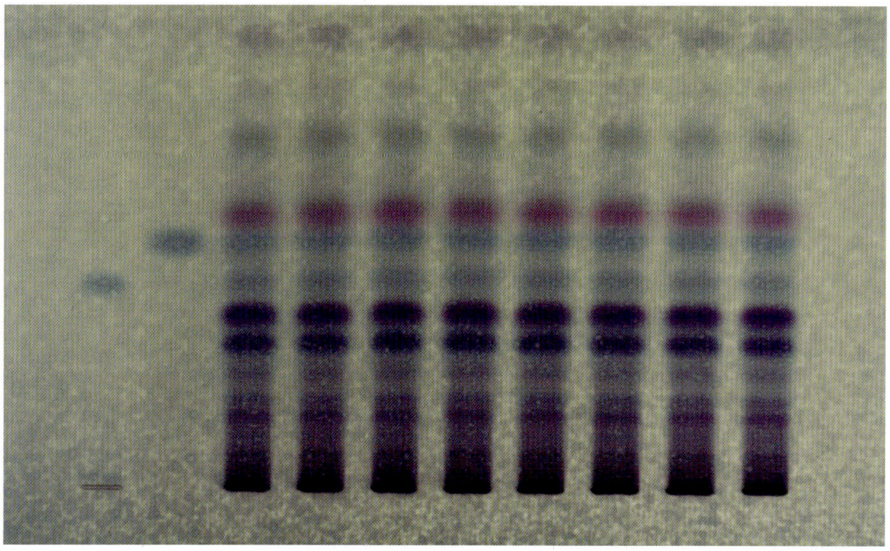

十三味琥珀丸薄层色谱图（一）

1—去氢木香烃内酯对照品　2—木香烃内酯对照品　3~10—十三味琥珀丸样品

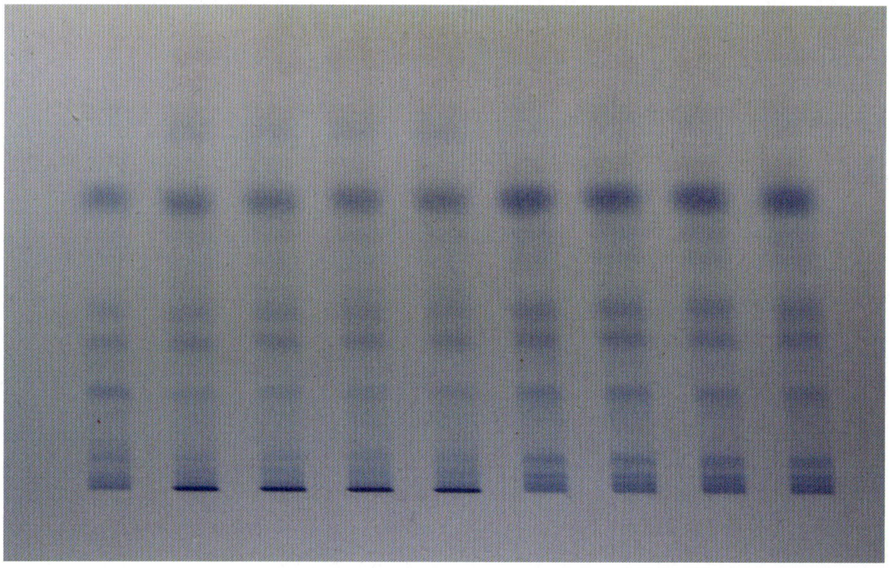

十三味琥珀丸薄层色谱图（二）

1—余甘子对照药材　2~9—十三味琥珀丸样品

【功能与主治】见《藏医秘诀甘露海》。

起草单位：阿坝藏族羌族自治州食品药品检验研究中心

复核单位：资阳市食品药品检验检测中心

十味榜嘎丸

Shiwei Bangga Wan

བོང་དཀར་བཅུ་པ།

榜嘎久巴

【处方】榜嘎 186 g　　红花 125 g　　甘青青兰 194 g
岩白菜 134 g　　渣驯膏 72 g　　人工麝香 10 g
诃子 72 g　　苏麦 72 g　　熊胆粉 63 g
冬葵果 72 g

【制法】以上十味，粉碎成细粉，过筛，混匀，用水泛丸，干燥，即得。

【性状】本品为黄色至黄棕色的水丸；气微，味苦。

【鉴别】（1）取本品，置显微镜下观察：花粉粒类圆形、椭圆形或橄榄形，直径约至 60 μm，具 3 个萌发孔，外壁有齿状突起（红花）。非腺毛呈锥形，由 1 至多个细胞组成，基部直径约 50 μm，具角质线纹和疣状凸起（甘青青兰）。石细胞类方形、类多角形或呈纤维状，直径 14~40 μm，长至 130 μm，壁厚，孔沟细密（诃子）。内种皮厚壁细胞黄棕色、红棕色或深棕色，表面观多角形，壁厚，胞腔内含硅质块（苏麦）。

（2）取本品 2 g，研细，加无水乙醇 20 ml，超声处理 30 分钟，滤过，滤液通过活性炭小柱，收集滤液浓缩至约 2 ml，作为供试品溶液。另取熊果酸对照品，加无水乙醇制成每 1 ml 含 1 mg 的溶液，作为对照品溶液。照薄层色谱法（通则 0502）试验，吸取上述两种溶液各 5~8 μl，分别点于同一硅胶 G 薄层板上，以甲苯 - 乙酸乙酯 - 冰醋酸（14：4：0.5）为展开剂，展开，取出，晾干，喷以 10% 硫酸乙醇溶液，在 105℃加热至斑点显色清晰，置紫外光灯（365 nm）下检视。供试品色谱中，在与对照品色谱相应的位置上，显相同颜色的荧光斑点。

（3）取本品 4 g，研细，加丙酮 30 ml，超声处理 20 分钟，滤过，药渣再加丙酮 30 ml，同上述操作，弃去滤液，药渣加 80% 丙酮溶液 30 ml，超声处理 30 分钟，滤过，滤液蒸干，残渣加 80% 丙酮溶液 0.5 ml 使溶解，作为供试品溶液。另取红花对照药材 0.5 g，同法制成对照药材溶液。照薄层色谱法（通则 0502）试验，吸取上述两种溶液各 2~5 μl，分别点于同一硅胶 H 薄层板上，以乙酸乙酯 - 甲酸 - 水 - 甲醇（7：2：3：0.4）为展开剂，展开，取出，晾干。供试品色谱中，在与对照药材色谱相应的位置上，显相同颜色的斑点。

【检查】**双酯型生物碱限量**　取本品适量，研细，取约 3 g，精密称定，置具塞锥形瓶中，加氨试液适量使润透，加二氯甲烷 50 ml，摇匀，超声处理（功率 300 W，频率

40 kHz）30 分钟，滤过，滤液于 50℃以下挥至约 20 ml，用 2% 盐酸溶液振摇提取 2 次，每次 20 ml，合并水溶液，用氨试液调节 pH 值至 8~9，用二氯甲烷振摇提取 3 次，每次 20 ml，合并二氯甲烷液，用无水硫酸钠脱水，低温挥干，残渣用 10% 甲醇（用磷酸调节 pH 值至 2）使溶解，转移至 5 ml 量瓶中，加上述 10% 甲醇至刻度，摇匀，滤过，取续滤液作为供试品溶液。取乌头双酯型生物碱对照提取物（已标示新乌头碱、次乌头碱和乌头碱的含量）约 10 mg，精密称定，置 25 ml 量瓶中，加上述 10% 甲醇稀释至刻度，摇匀，滤过，精密量取 1 ml，置 25 ml 量瓶中，加上述 10% 甲醇稀释至刻度，摇匀，作为对照品溶液。照高效液相色谱法（通则 0512）试验，以十八烷基硅烷键合硅胶为填充剂；以乙腈为流动相 A，以 0.2% 冰醋酸（用三乙胺调节 pH 值至 6.2）为流动相 B，按下表中的规定进行梯度洗脱，检测波长 235 nm，理论板数按新乌头碱峰计算应不低于 2 000。分别精密吸取供试品溶液与对照品溶液各 20 μl，注入液相色谱仪，测定，计算。本品每 1 g 含榜嘎以乌头碱（$C_{34}H_{47}NO_{11}$）、次乌头碱（$C_{33}H_{45}NO_{10}$）和新乌头碱（$C_{33}H_{45}NO_{11}$）的总量计，不得过 0.074 mg。

时间（分钟）	流动相 A（%）	流动相 B（%）
0~44	21 → 31	79 → 69
44~65	31 → 35	69 → 65
65~70	35	65

其他　除溶散时限外，应符合丸剂项下有关的各项规定（通则 0108）。

【浸出物】 照醇溶性浸出物测定法（通则 2201）项下的热浸法测定，用 70% 乙醇作溶剂，不得少于 27.0%。

【功能与主治】 བཏང་བས་ཆུ་རྣམས་ཕྱིར་འབྱུང་ཞིང་། །སྟོད་ནས་གཉེར་མ་རྒྱུམ་མེར་འགྲོ། །
疏肝利胆，清热消肿。用于慢性肝病引起的腹水、尿少等。

【用法与用量】 温开水送服或嚼服。一次 0.5~3 g，一日 1~2 次；或遵医嘱。

【规格】（1）每 4 丸重 1 g；（2）每丸重 0.5 g；（3）每丸重 1~1.5 g

【贮藏】 密封。

十味榜嘎丸质量标准起草说明

【制剂名称】 制剂中文名为十味榜嘎丸，拼音名为 Shiwei Bangga Wan，藏文名为“བོང་དཀར་བཅུ་པ།”，藏文音译名按《临床札记・精粹》翻译为“榜嘎久巴”。

【处方来源】《临床札记・精粹》《ཟིན་ཏིག་གཅེས་པར་བསྡུས་པའི་ཁ་སྐོང་ཡང་ཏིག་སྨན་གྱི་སྦྱོར་སྡེ་འཆི་མེད་བདུད་རྩིའི་བཅུད་ལེན།》

བོང་དཀར་བཅུ་པ་ནི། བོང་དཀར་གུར་གུམ་བྲི་ཡང་ཀུ། །ག་དུར་བཞི་པོ་གཙོ་བོ་ལ། །བྲག་ཞུན་པླ་རྩི་གསེར་མདོག་དང་། །སུག་སྨེལ་[སུག་སྨེལ་འཕྲིའམ་ཆ་ཕྱེད་ཙམ་གཏོང་]དོམ་མཁྲིས་ཉི་དགའ་དྲུག །འབོར་གྱི་སྨན་དྲུག་ཆ་རེ་ལ། །བོང་དཀར་འཇིབ་རྩེ་ཆ་གསུམ་རེ། །གུར་གུམ་ག་དུར་ཆ་གཉིས་རེ། །ཞིབ་བཏགས་ཀ་རའི་རྟ་ལ་བསྒྲིལ། །གུང་གཉིས་ཡོལ་ཙམ་ཆུ་ཡིས་འཐུལ། །བཏང་བས་ཆུ་རྣམས་ཕྱིར་འབྱུང་ཞིང་། །སྟོད་ནས་གཉེར་མ་རྒྱུམ་མེར་འགྲོ། །དེ་སྙིང་སྨུ་ཟེ་མདངས་མེད་[བྱ་མ་གྲགས་གོང་འཐུ་དགོས་]ནི། །འབོར་སྨན་གཉིས་ཀྱི་ཚད་ཙམ་དང་། །ཨ་ལ་ཀཱ་[ཟླ་བ་བདུན་པར་འཐུ་]ནི་འབོར་སྨན་གཅིག །སྦྱར་བ་གསང་བའི་གདམས་པའོ། །

【鉴别】（1）显微鉴别　本品粉末花粉粒、非腺毛、石细胞等显微特征明显，易于查看。

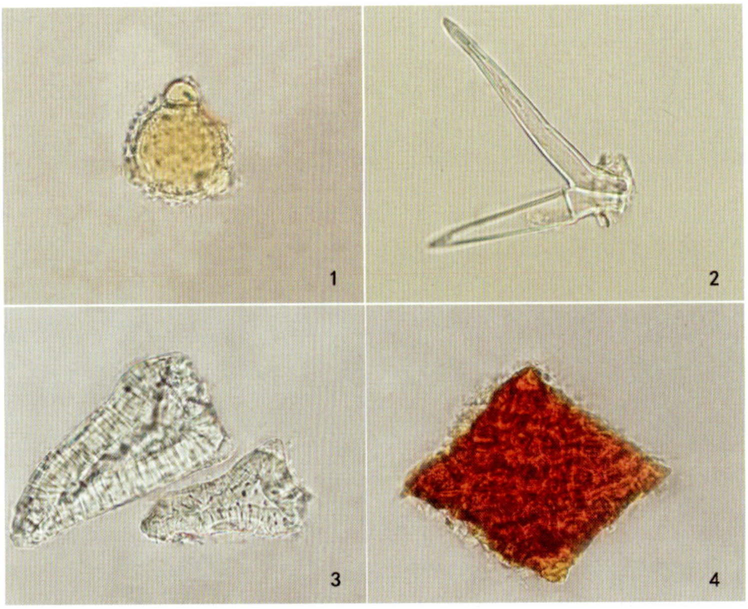

十味榜嘎丸粉末显微特征

1—花粉粒（红花）　2—非腺毛（甘青青兰）　3—石细胞（诃子）　4—内种皮厚壁细胞（苏麦）

（2）薄层鉴别　建立了以熊果酸对照品和红花对照药材为对照的薄层鉴别方法。

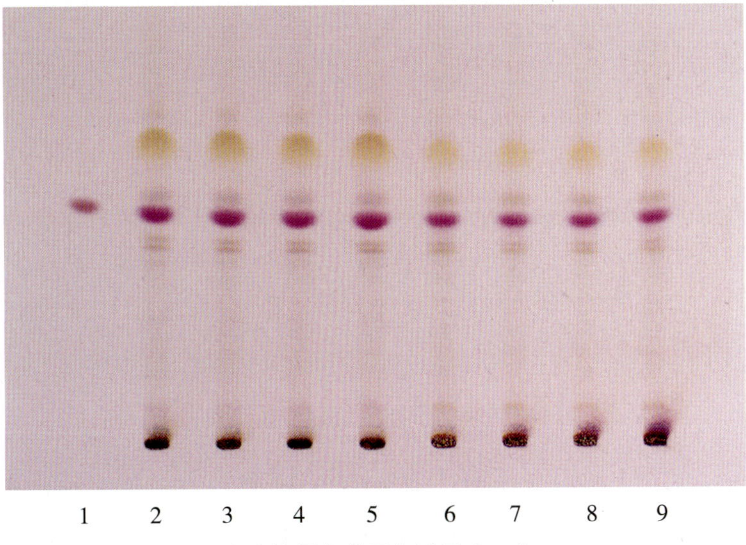

十味榜嘎丸薄层色谱图（一）

1—熊果酸对照品　2~9—十味榜嘎丸样品

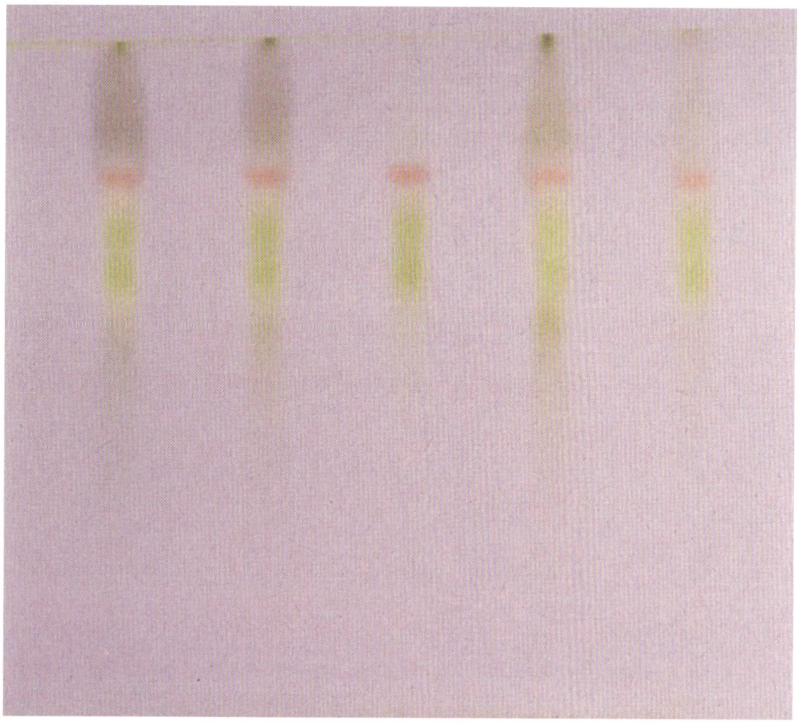

1　2　3　4　5

十味榜嘎丸薄层色谱图（二）

1，2，4，5—十味榜嘎丸样品　3—红花对照药材

【检查】 **双酯型生物碱限量**　采用 HPLC 法，以乌头双酯型生物碱对照提取物（已标示新乌头碱、次乌头碱和乌头碱的含量）为对照，测定制剂中乌头双酯型生物碱的含量。藏药榜嘎为毛茛科植物唐古特乌头 *Aconitum tanguticum*（Maxim.）Stapf、船盔乌头 *A. naviculare*（Bruhl.）Stapf 的干燥全草。榜嘎因基原和炮制工艺不同，其双酯型生物碱含量差异较大，在制定限度时，参照《中国药典》（2020 年版）乌头类药材炮制品“制川乌、制草乌、附片”双酯型生物碱的限度规定（分别为：0.040%、0.040%、0.020%），以 0.040% 为参考限度，根据处方中榜嘎的用量折算，规定“本品每 1 g 含榜嘎以乌头碱（$C_{34}H_{47}NO_{11}$）、次乌头碱（$C_{33}H_{45}NO_{10}$）和新乌头碱（$C_{33}H_{45}NO_{11}$）的总量计，不得过 0.074 mg”。

【功能与主治】 见《临床札记·精粹》。

起草单位：阿坝藏族羌族自治州食品药品检验研究中心

复核单位：四川省药品检验研究院

七味杜鹃丸 ད་ལིས་བདུན་པ།

Qiwei Dujuan Wan 达里顿巴

【处方】烈香杜鹃 250 g　　肉桂 120 g　　苏麦 120 g
荜茇 120 g　　香旱芹 150 g　　胡椒（黑胡椒）120 g
干姜 120 g

【制法】以上七味，粉碎成细粉，过筛，混匀，用水泛丸，干燥，即得。

【性状】本品为黄色至黄棕色的水丸；气香，味辛、微苦。

【鉴别】（1）取本品，置显微镜下观察：种皮细胞红棕色，表面观呈长多角形（荜茇）。石细胞类圆形或类长方形，直径 32~88 μm，壁一面菲薄（肉桂）。内种皮厚壁细胞黄棕色、红棕色或深棕色，表面观多角形，壁厚，胞腔内含硅质块（苏麦）。

（2）取本品 2 g，研细，加丙酮 10 ml，冷浸 20 分钟，时时振摇，滤过，取滤液作为供试品溶液。另取桂皮醛对照品，加乙醇制成每 1 ml 含 1 μl 的溶液，作为对照品溶液。照薄层色谱法（通则 0502）试验，吸取上述两种溶液各 2~5 μl，分别点于同一硅胶 G 薄层板上，以石油醚（60~90℃）- 乙酸乙酯（17∶3）为展开剂，展开，取出，晾干，喷以二硝基苯肼乙醇试液。供试品色谱中，在与对照品色谱相应的位置上，显相同颜色的斑点。

（3）取本品 4 g，研细，加无水乙醇 50 ml，超声处理 30 分钟，滤过，滤液蒸干，残渣加水 15 ml 使溶解，加三氯甲烷振摇提取 2 次，每次 15 ml，合并三氯甲烷液，蒸干，残渣加三氯甲烷 1 ml 使溶解，作为供试品溶液。另取胡椒碱对照品，加三氯甲烷制成每 1 ml 含 1 mg 的溶液，作为对照品溶液。照薄层色谱法（通则 0502）试验，吸取上述两种溶液各 2~5 μl，分别点于同一硅胶 G 薄层板上，以环已烷 - 乙酸乙酯（3∶2）为展开剂，展开，取出，晾干，喷以 10% 硫酸乙醇溶液，加热至斑点显色清晰，置紫外光灯（365 nm）下检视。供试品色谱中，在与对照品色谱相应的位置上，显相同颜色的荧光斑点。

【检查】除溶散时限外，其他应符合丸剂项下有关的各项规定（通则 0108）。

【浸出物】照醇溶性浸出物测定法（通则 2201）项下的热浸法测定，用 70% 乙醇作溶剂，不得少于 19.0%。

【功能与主治】སྦྱར་བའི་ད་ལིས་བདུན་པས་སྐྱ་ནབ་ཀྱི། །ནད་རྣམས་ཀུན་དང་ཁྱད་པར་མཆེར་བ་ཡི། །སྐྱ་ནབ་ནད་འདི་སེལ་བའི་སྨན་མཆོག་ཡིན།།

健脾除湿，利水消肿。用于脾虚湿盛引起的各种浮肿病。

【用法与用量】温开水送服或嚼服。一次 0.5~3 g，一日 1~2 次；或遵医嘱。

【规格】（1）每 4 丸重 1 g；（2）每丸重 0.5 g；（3）每丸重 1~1.5 g

【贮藏】密封。

七味杜鹃丸质量标准起草说明

【制剂名称】制剂中文名为七味杜鹃丸，拼音名为 Qiwei Dujuan Wan，藏文名为“ད་ལིས་བདུན་པ།”，藏文音译名按《藏医秘诀宝源》翻译为“达里顿巴”。

【处方来源】《藏医秘诀宝源》《མན་ངག་རིན་ཆེན་འབྱུང་གནས།》

ད་ལིས་བདུན་པ། ད་ལིས་[ཞོ་བརྒྱད་]ཤིང་ཚ་[སྐར་བདུན་]སུག་སྨེལ་པི་པི་ལིང་། །ཇི་ར་ཕོ་བ་རིས་དང་བཅའ་སྒ་[ཞོ་གང་རེ་]རྣམས། །སྦྱར་བའི་ད་ལིས་བདུན་པས་སྐྱ་ནབ་ཀྱི། །ནད་རྣམས་ཀུན་དང་ཁྱད་པར་མཆེར་བ་ཡི། །སྐྱ་ནབ་ནད་འདི་སེལ་བའི་སྨན་མཆོག་ཡིན། །ཞེས་གསུངས་སོ། །

【鉴别】（1）显微鉴别　本品粉末种皮细胞、石细胞、内种皮厚壁细胞显微特征明显，易于查看。

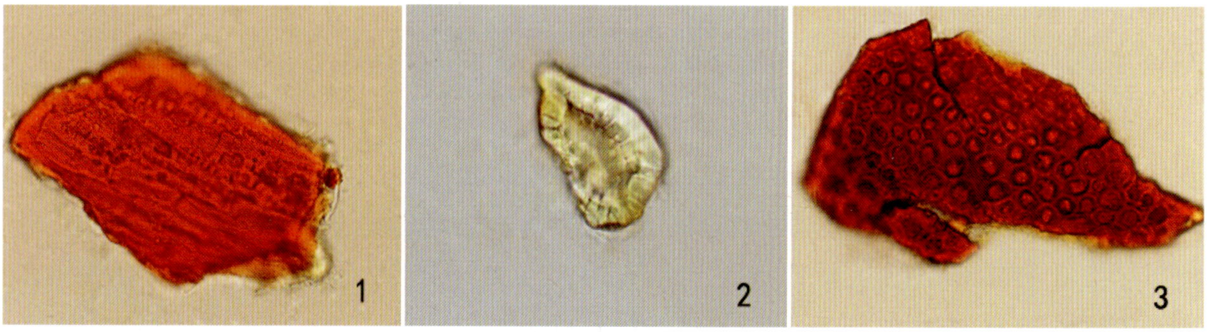

七味杜鹃丸粉末显微特征

1—种皮细胞（荜茇）　2—石细胞（肉桂）　3—内种皮厚壁细胞（苏麦）

（2）薄层鉴别　建立了以桂皮醛对照品、胡椒碱对照品为对照的薄层鉴别方法。

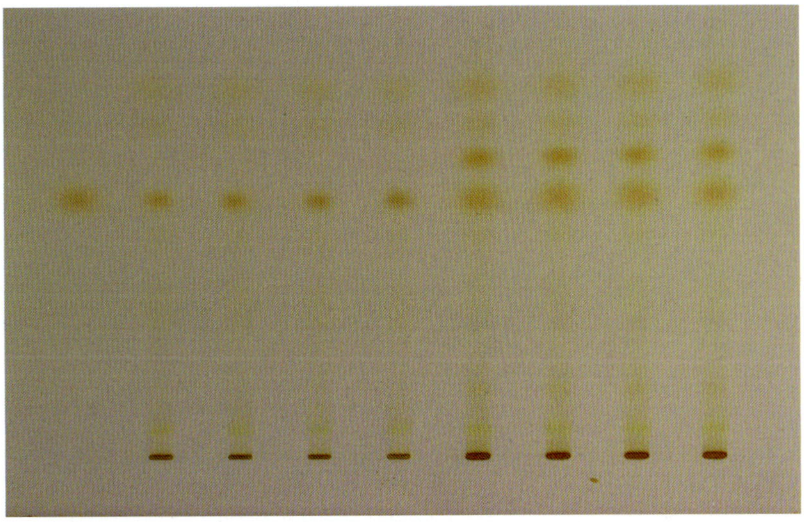

1 2 3 4 5 6 7 8 9

七味杜鹃丸薄层色谱图（一）

1—桂皮醛对照品　2~9—七味杜鹃丸样品

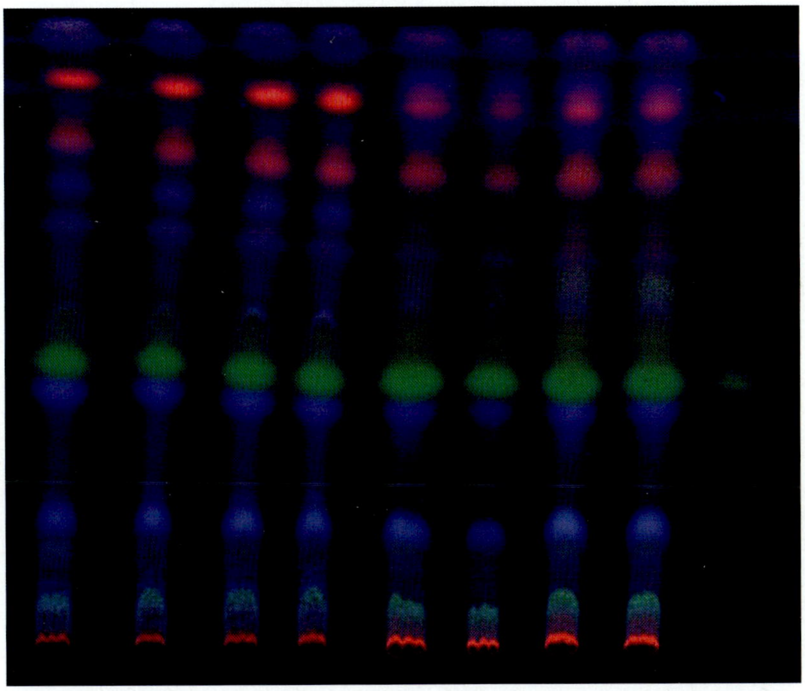

1 2 3 4 5 6 7 8 9

七味杜鹃丸薄层色谱图（二）

1~8—七味杜鹃丸样品　9—胡椒碱对照品

【功能与主治】 见《藏医秘诀宝源》。

起草单位：阿坝藏族羌族自治州食品药品检验研究中心

复核单位：四川省药品检验研究院

七味余甘子丸

ཀྱུ་རུ་བདུན་པ།

Qiwei Yuganzi Wan

居如顿巴

【处方】余甘子 250 g　岩白菜 125 g　甘青青兰 125 g
风毛菊 125 g　冬葵果 125 g　芫荽 125 g
曲玛孜 125 g

【制法】以上七味，粉碎成细粉，过筛，混匀，用水泛丸，干燥，即得。

【性状】本品为黄棕色至棕色的水丸；气香，味苦。

【鉴别】（1）取本品，置显微镜下观察：石细胞圆三角形或不规则形，直径 17~75 μm，壁厚，孔沟明显（余甘子）。草酸钙簇晶较多，直径 15~58 μm（岩白菜）。花粉粒圆球形、类圆球形或椭圆形，直径 25~64 μm，表面有细小疣状突起，多数有 6 个孔沟，可见 3 个萌发孔（甘青青兰）。下表皮星状毛由 2~8 个细胞组成，单个细胞长 50~1 140 μm，直径约 75 μm，壁稍厚（冬葵果）。内胚乳细胞类多角形，含众多草酸钙簇晶，直径 3~9 μm，油滴极多（芫荽）。

（2）取本品 2 g，研细，加无水乙醇 30 ml，超声处理 30 分钟，滤过，滤液蒸干，残渣加无水乙醇 1 ml 使溶解，作为供试品溶液。另取余甘子对照药材 0.5 g，同法制成对照药材溶液。照薄层色谱法（通则 0502）试验，吸取上述两种溶液各 5~10 μl，分别点于同一硅胶 G 薄层板上，以三氯甲烷 - 乙酸乙酯 - 甲酸（3∶2∶1）为展开剂，展开，取出，晾干，喷以 5% 三氯化铁乙醇溶液。供试品色谱中，在与对照药材色谱相应的位置上，显相同颜色的斑点。

（3）取本品 3 g，研细，加无水乙醇 20 ml，超声处理 30 分钟，滤过，滤液通过活性炭小柱，收集滤液浓缩至约 2 ml，作为供试品溶液。另取熊果酸对照品，加无水乙醇制成每 1 ml 含 1 mg 的溶液，作为对照品溶液。照薄层色谱法（通则 0502）试验，吸取上述两种溶液各 5~10 μl，分别点于同一硅胶 G 薄层板上，以甲苯 - 乙酸乙酯 - 冰醋酸（14∶4∶0.5）为展开剂，展开，取出，晾干，喷以 10% 硫酸乙醇溶液，在 105℃加热至斑点显色清晰，置紫外光灯（365 nm）下检视。供试品色谱中，在与对照品色谱相应的位置上，显相同颜色的荧光斑点。

【检查】除溶散时限外，应符合丸剂项下有关的各项规定（通则 0108）。

【浸出物】照醇溶性浸出物测定法（通则 2201）项下的热浸法测定，用 70% 乙醇作溶剂，不得少于 28.0%。

【功能与主治】 ཆུ་གྲང་དམུ་ཆུའི་ནད་ཀུན་སེལ། །

消肿利水。用于各种水肿疾病。

【用法与用量】 温开水送服或嚼服。一次 0.5~3 g，一日 1~2 次；或遵医嘱。

【规格】（1）每 4 丸重 1 g；（2）每丸重 0.5 g；（3）每丸重 1~1.5 g

【贮藏】 密封。

七味余甘子丸质量标准起草说明

【制剂名称】 制剂中文名为七味余甘子丸，拼音名为 Qiwei Yuganzi Wan，藏文名为“སྐྱུ་རུ་བདུན་པ།”，藏文音译名按《米旁文集》木刻版翻译为“居如顿巴”。

【处方来源】《米旁文集》木刻版《འཇུ་མི་ཕམ་སྨན་ཡིག་གཅེས་བཏུས།》

སྐྱུ་རུ་བདུན་པ་ནི། སྐྱུ་རུ་ག་དུར་བྲི་ཡ་ཀྵ། །ཛོ་སྦྱི་བཞུར་ལྷམ་པ་ཙུ་ཤུ། །ཆུ་མ་རྩེ་བཅས་སྐྱུ་རུ་བདུན། །ཆུ་གྲང་དམུ་ཆུའི་ནད་ཀུན་སེལ། །འདི་ལ་གསང་སྨན་བསྣན་པ་ཡིས། །འཆི་བདག་དམུ་ཆུའི་ནད་ལས་རྒྱལ། །མི་ཕམ་རྣམ་པར་རྒྱལ་བས་བཀོད། །

【鉴别】（1）显微鉴别　本品粉末石细胞、草酸钙簇晶、花粉粒等显微特征明显，易于查看。

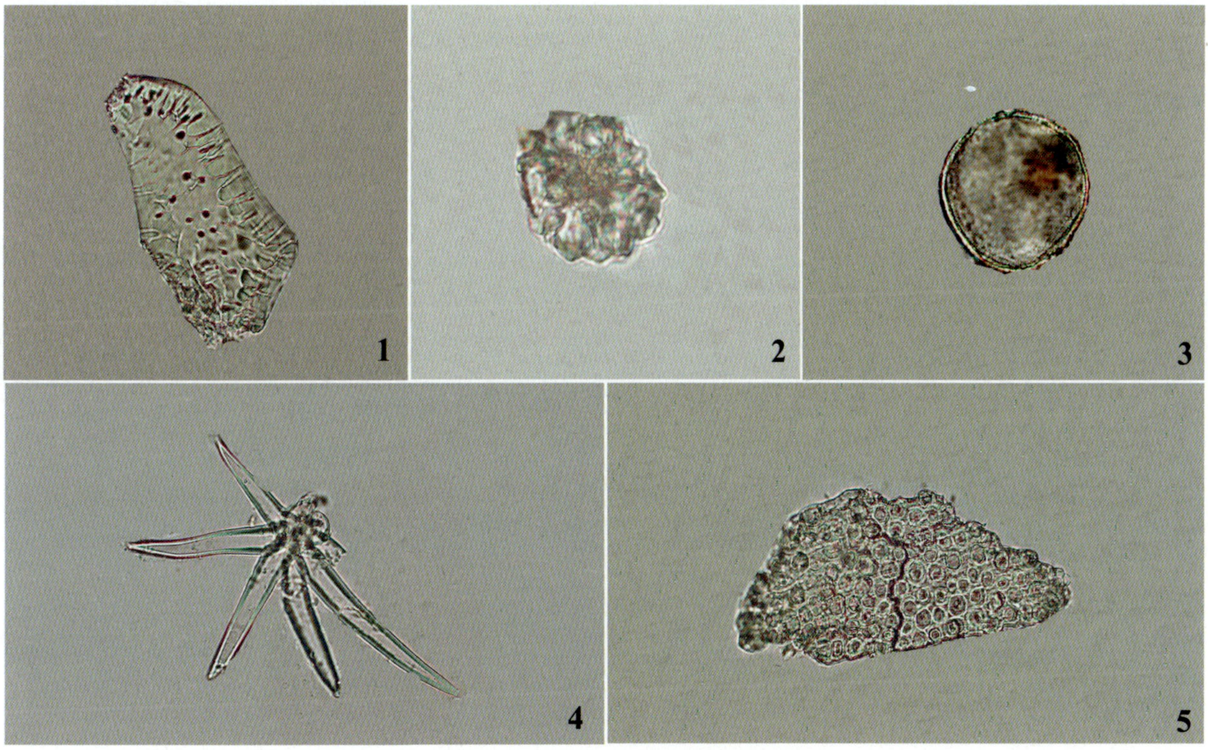

七味余甘子丸粉末显微特征

1—石细胞（余甘子）　2—草酸钙簇晶（岩白菜）　3—花粉粒（甘青青兰）

4—下表皮星状毛（冬葵果）　5—内胚乳细胞（芫荽）

（2）薄层鉴别　建立了以余甘子对照药材和熊果酸对照品为对照的薄层鉴别方法。

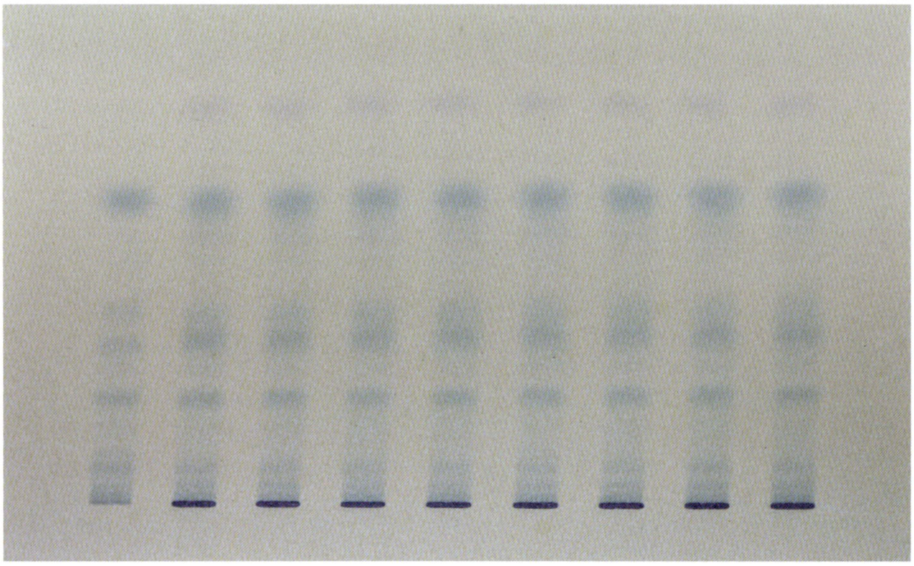

1　2　3　4　5　6　7　8　9

七味余甘子丸薄层色谱图（一）

1—余甘子对照药材　2~9—七味余甘子丸样品

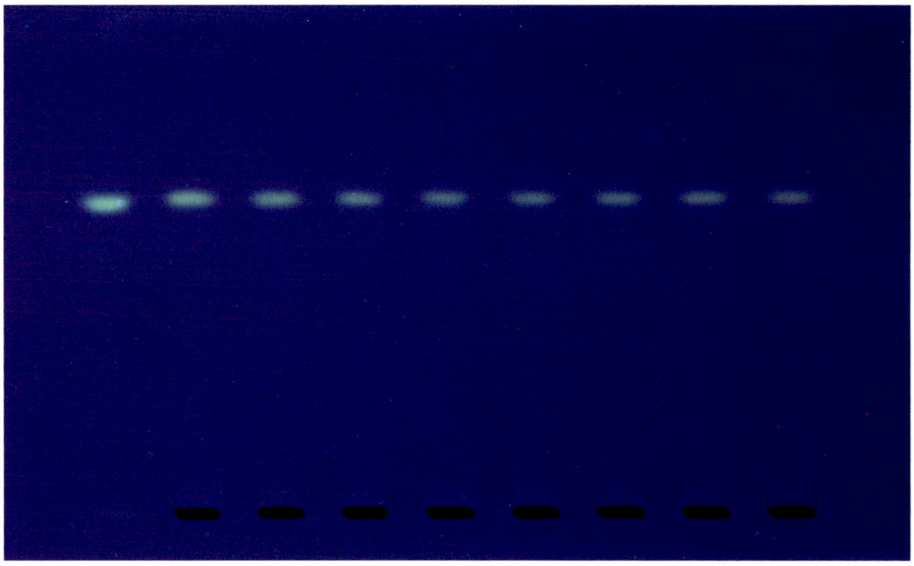

1　2　3　4　5　6　7　8　9

七味余甘子丸薄层色谱图（二）

1—熊果酸对照品　2~9—七味余甘子丸样品

【功能与主治】 见《米旁文集》木刻版。

起草单位：阿坝藏族羌族自治州食品药品检验研究中心

复核单位：资阳市食品药品检验检测中心

七味刺柏丸 སྲུག་ཚེར་བདུན་པ།

Qiwei Cibai Wan 秀采顿巴

【处方】 刺柏 250 g　　蛴蟹 125 g　　苏麦 125 g
冬葵果 125 g　　诃子 125 g　　蒂达 125 g
红花 125 g

【制法】 以上七味，粉碎成细粉，过筛，混匀，用水泛丸，干燥，即得。

【性状】 本品为黄色至黄棕色的水丸；气微香，味苦。

【鉴别】（1）取本品，置显微镜下观察：叶表皮细胞类方形，壁厚，气孔甚多，成片存在，保卫细胞较大，侧面观呈哑铃状（刺柏）。内种皮厚壁细胞黄棕色、红棕色或深棕色，表面观多角形，壁厚，胞腔内含硅质块（苏麦）。石细胞类方形、类多角形或呈纤维状，直径 14~40 μm，长至 130 μm，壁厚，孔沟细密（诃子）。花粉粒类圆形、椭圆形或橄榄形，直径约至 60 μm，具 3 个萌发孔，外壁有齿状突起（红花）。

（2）取本品 4 g，研细，加丙酮 30 ml，超声处理 20 分钟，滤过，药渣再加丙酮 30 ml，同上述操作，弃去滤液，药渣加 80% 丙酮溶液 30 ml，超声处理 30 分钟，滤过，滤液蒸干，残渣加 80% 丙酮溶液 1 ml 使溶解，作为供试品溶液。另取红花对照药材 0.5 g，同法制成对照药材溶液。照薄层色谱法（通则 0502）试验，吸取上述两种溶液各 5~10 μl，分别点于同一硅胶 H 薄层板上，以乙酸乙酯 - 甲酸 - 水 - 甲醇（7∶2∶3∶0.4）为展开剂，展开，取出，晾干。供试品色谱中，在与对照药材色谱相应的位置上，显相同颜色的斑点。

【检查】 除溶散时限外，应符合丸剂项下有关的各项规定（通则 0108）。

【浸出物】 照醇溶性浸出物测定法（通则 2201）项下的热浸法测定，用 70% 乙醇作溶剂，不得少于 20.0%。

【功能与主治】 མཁལ་ཚད་མ་ལུས་སེལ་བའི་བདུད་རྩི་ཡིན།།
清热止淋，消炎止痛。用于肾盂肾炎、膀胱炎等尿路感染。

【用法与用量】 温开水送服或嚼服。一次 0.5~3 g，一日 1~2 次；或遵医嘱。

【规格】（1）每 4 丸重 1 g；（2）每丸重 0.5 g；（3）每丸重 1~1.5 g

【贮藏】 密封。

七味刺柏丸质量标准起草说明

【制剂名称】 制剂中文名为七味刺柏丸，拼音名为 Qiwei Cibai Wan，藏文名为“ཤུག་ཚེར་བདུན་པ།”，藏文音译名按《临床札记·庄严》翻译为“秀采顿巴”。

【处方来源】《临床札记·庄严》《ཟིན་ཏིག་མཛེས་རྒྱན་བདུད་རྩི་སྨན་མཛོད།》

ཤུག་ཚེར་བདུན་པའི་སྦྱོར་བ་ནི། ཤུག་ཚེར་ཐིག་ཐིན་སུག་སྨེལ་ཉི་དགའ་དང་། །ཨ་རུ་ཏིག་ཏ་གུར་གུམ་རྣམ་པ་བདུན། །ཀ་ར་སྦྱར་བ་དམར་གསུམ་ཐང་གིས་འཐུལ། །མཁལ་ཚད་མ་ལུས་སེལ་བའི་བདུད་རྩི་ཡིན། །ཞེས་སོ། །

【鉴别】（1）显微鉴别　本品粉末叶表皮细胞、内种皮厚壁细胞、石细胞等显微特征明显，易于查看。

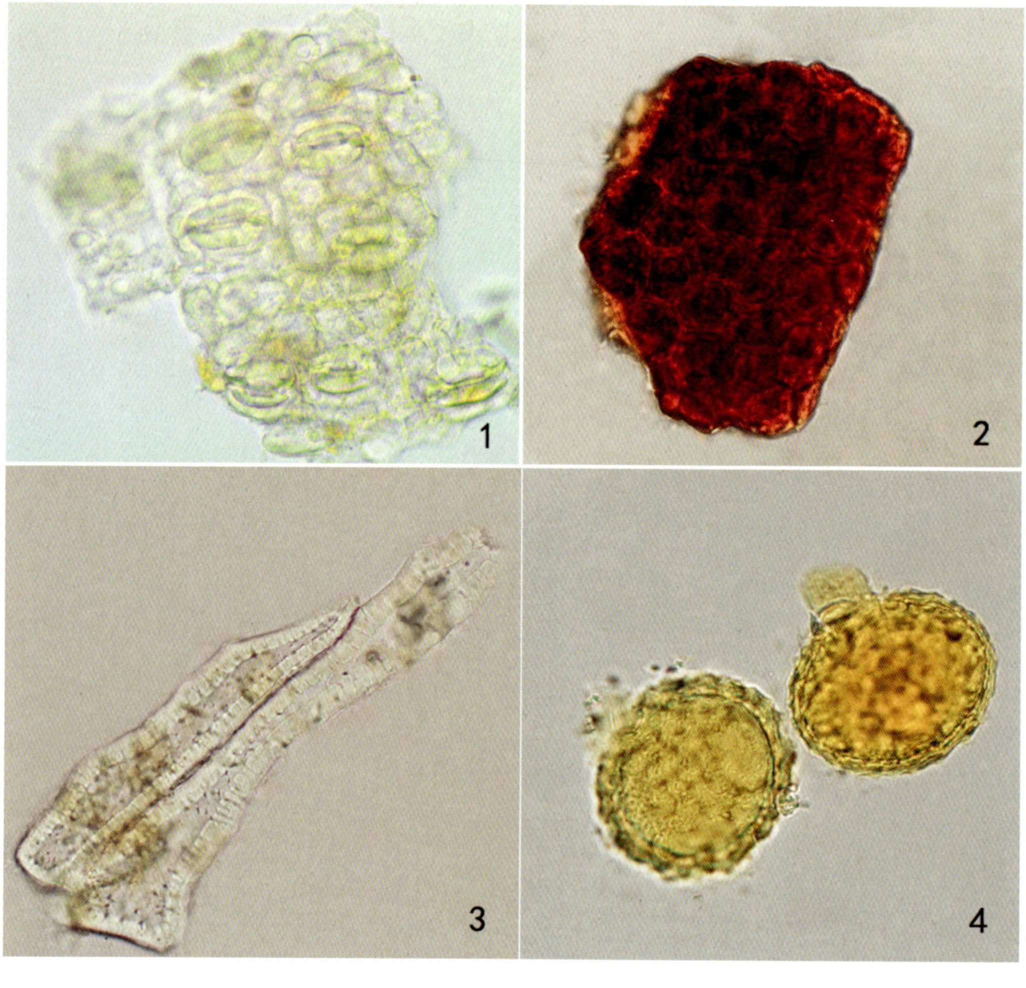

七味刺柏丸粉末显微特征

1—叶表皮细胞（刺柏）　2—内种皮厚壁细胞（苏麦）　3—石细胞（诃子）　4—花粉粒（红花）

（2）薄层鉴别　建立了以红花对照药材为对照的薄层鉴别方法。

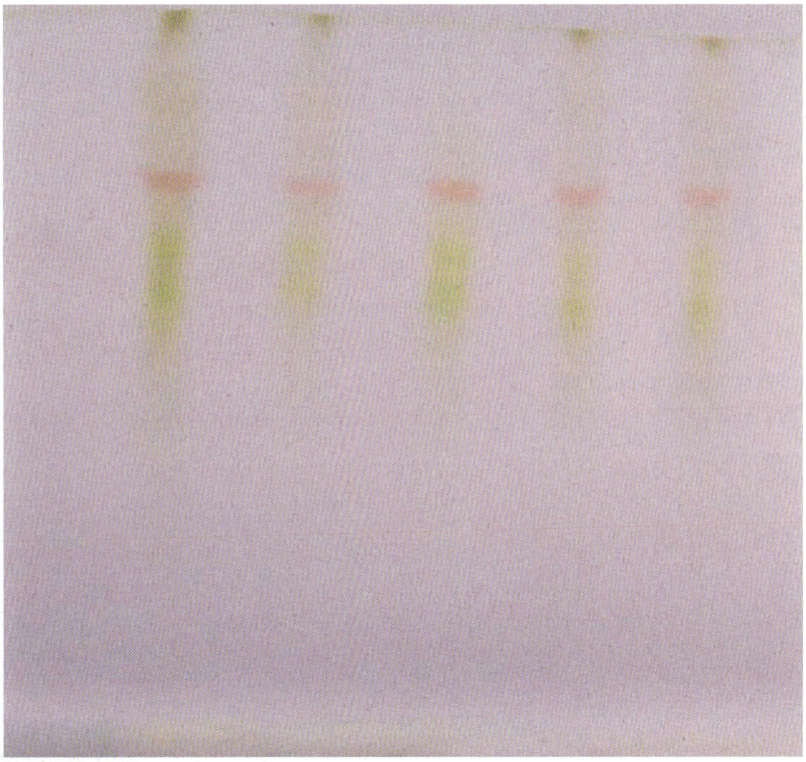

1　　2　　3　　4　　5

七味刺柏丸薄层色谱图

1，2，4，5—七味刺柏丸样品　3—红花对照药材

【功能与主治】见《临床札记·庄严》。

起草单位：阿坝藏族羌族自治州食品药品检验研究中心

复核单位：四川省药品检验研究院

七味索罗汤散

Qiwei Suoluotang San

སྲོ་ལོ་བདུན་ཐང་།

索罗顿汤

【处方】红景天 200 g　　岩白菜 200 g　　甘草 200 g
葡萄 100 g　　紫草茸 100 g　　茜草 100 g
藏紫草 100 g

【制法】以上七味，粉碎成细粉，过筛，混匀，即得。

【性状】本品为红棕色至棕褐色的粉末；气微香，味微甜。

【鉴别】（1）取本品，置显微镜下观察：非腺毛单细胞或多细胞，表面具疣状突起（藏紫草）。草酸钙簇晶直径 15~58 μm（岩白菜）。纤维成束，直径 8~14 μm，壁厚，微木化，周围薄壁细胞含草酸钙方晶，形成晶纤维（甘草）。

（2）取本品 2 g，加入甲醇 10 ml，超声处理 30 分钟，滤过，滤液作为供试品溶液。另取红景天苷对照品，加甲醇制成 1 ml 含 0.5 mg 的溶液，作为供试品溶液。照薄层色谱法（通则 0502）试验，吸取上述两种溶液各 10 μl，分别点于同一硅胶 G 薄层板上，以三氯甲烷 - 甲醇 - 丙酮 - 水（6 : 3 : 1 : 1）的下层溶液为展开剂，展开，展距 18 cm，取出，晾干，置碘蒸气中熏。供试品色谱中，在与对照品色谱相应的位置上，显相同颜色的斑点。

【检查】应符合散剂项下有关的各项规定（通则 0115）。

【浸出物】照醇溶性浸出物测定法（通则 2201）项下的热浸法测定，用 70% 乙醇作溶剂，不得少于 35.0%。

【功能与主治】གློ་ནད་རིགས་བརྒྱད་གང་ཡིན་སེལ་བར་བྱེད། །ཁྱད་པར་གློ་རྣག་སྐབས་སུ་བཞིགས་པ་ཡིན། །

益气养肺，调和气血，抗缺氧。用于慢性支气管炎、肺气肿、肺心病、肺脓肿。

【用法与用量】温开水送服。一次 0.5~3 g，一日 1~2 次；或遵医嘱。

【贮藏】密闭，防潮。

七味索罗汤散质量标准起草说明

【制剂名称】制剂中文名为七味索罗汤散，拼音名为 Qiwei Suoluotang San，藏文名为“སྲོ་ལོ་བདུན་ཐང་།”，藏文音译名按《配方精选集》宗曼益西绒布著翻译为“索罗顿汤”。

【处方来源】《配方精选集》宗曼益西绒布著《གཙང་སྨན་པའི་སྨན་ཡིག་གཅེས་བསྡུས།》

སྲོ་ལོ་བདུན་ཐང་སྲོ་ལོ་དམར་པོ་གསུམ། །ག་དུར་ཤིང་མངར་རྒྱུན་འབྲུམ་མོ། །སྲོ་ལོ་ཆ་གཅིག་ཤིང་མངར་དེ་དང་མཉམ། །ག་དུར་ཚོས་གསུམ་འབྲི་མོག་ཆ་རེ་རེ། །སྲོ་ལོ་བདུན་ཐང་གསུམ་གཉིས་བསྲེས་ཐང་གིས། །གློ་ནད་རིགས་བརྒྱད་གང་ཡིན་སེལ་བར་བྱེད། །ཁྱད་པར་གློ་ནག་སྐབས་སུ་བཞིགས་པ་ཡིན། །

【鉴别】（1）显微鉴别　本品粉末非腺毛、草酸钙簇晶、晶纤维显微特征明显，易于查看。

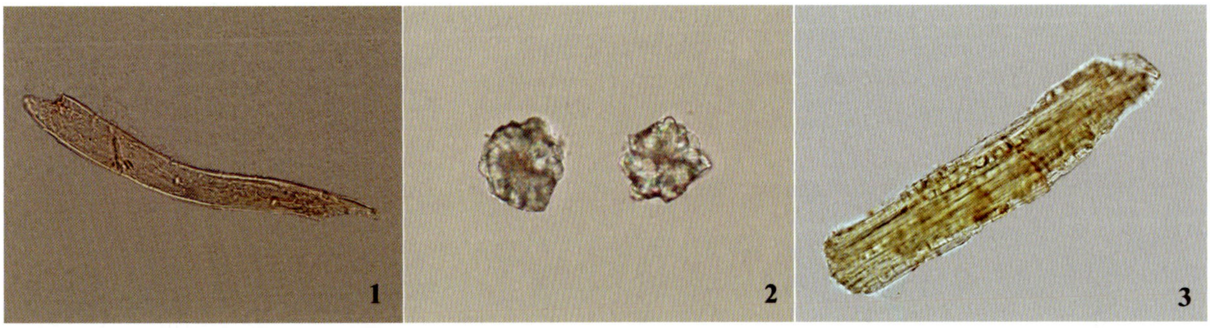

七味索罗汤散粉末显微特征

1—非腺毛（藏紫草）　2—草酸钙簇晶（岩白菜）　3—晶纤维（甘草）

（2）薄层鉴别　建立了以红景天苷对照品为对照的薄层鉴别方法。

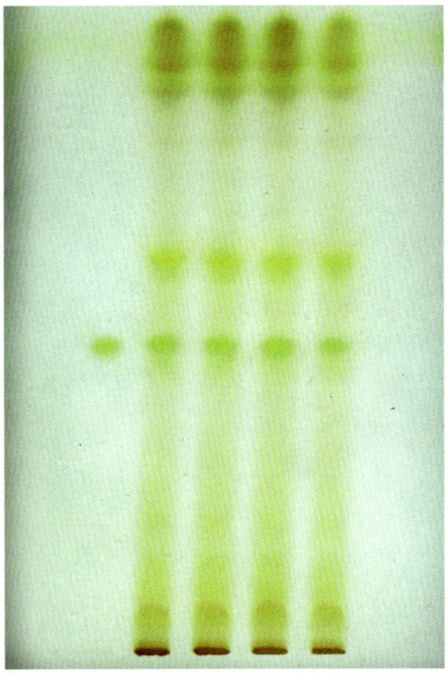

1 2 3 4 5

七味索罗汤散薄层色谱图

1—红景天苷对照品　2~5—七味索罗汤散样品

【功能与主治】 见《配方精选集》宗曼益西绒布著。

起草单位：阿坝藏族羌族自治州食品药品检验研究中心

复核单位：四川省药品检验研究院

八味槟榔丸 Bawei Binglang Wan

གོ་ཡུ་བརྒྱད་པ། 果玉杰巴

【处方】苏麦 108 g　　渣驯膏 16 g　　大托叶云实 108 g
人工麝香 10 g　　芒果核 108 g　　蒲桃 108 g
刀豆 108 g　　槟榔 434 g

【制法】以上八味，粉碎成细粉，过筛，混匀，用水泛丸，干燥，即得。

【性状】本品为黄褐色至棕黑色的水丸；气微香，味苦。

【鉴别】（1）取本品，置显微镜下观察：内种皮厚壁细胞黄棕色、红棕色或深棕色，表面观多角形，壁厚，胞腔内含硅质块（苏麦）。内胚乳细胞多破碎，完整者呈不规则多角形或类方形，直径 56~112 μm，纹孔较多，类圆形或矩圆形（槟榔）。

（2）取本品 5 g，研细，加乙醚 50 ml，再加碳酸盐缓冲液（取碳酸钠 1.91 g 和碳酸氢钠 0.56 g，加水使溶解成 100 ml）5 ml，放置 30 分钟，时时振摇，放置过夜，分取乙醚液，挥干，残渣加甲醇 1 ml 使溶解，滤过，滤液作为供试品溶液。另取氢溴酸槟榔碱对照品，加甲醇制成每 1 ml 含 1 mg 的溶液，作为对照品溶液。照薄层色谱法（通则 0502）试验，吸取上述两种溶液各 2~5 μl，分别点于同一硅胶 G 薄层板上，以环己烷 - 乙酸乙酯 - 浓氨试液（7.5：7.5：0.2）为展开剂，置氨蒸气预饱和的展开缸内，展开，取出，晾干，置碘蒸气中熏至斑点清晰。供试品色谱中，在与对照品色谱相应的位置上，显相同颜色的斑点。

【检查】除溶散时限外，其他应符合丸剂项下有关的各项规定（通则 0108）。

【浸出物】照醇溶性浸出物测定法（通则 2201）项下的热浸法测定，用 70% 乙醇作溶剂，不得少于 23.0%。

【功能与主治】མཁལ་ནད་སྤྱི་དང་ཁྱད་པར་མཁལ་གཅོང་སེལ། །

温肾益肾。用于慢性肾病等各种肾病。

【用法与用量】温开水送服或嚼服。一次 0.5~3 g，一日 1~2 次；或遵医嘱。

【规格】（1）每 4 丸重 1 g；（2）每丸重 0.5 g；（3）每丸重 1~1.5 g

【贮藏】密封。

八味槟榔丸质量标准起草说明

【制剂名称】制剂中文名为八味槟榔丸，拼音名为 Bawei Binglang Wan，藏文名为“གོ་ཡུ་བརྒྱད་པ།”，藏文音译名按《藏医秘诀宝源》翻译为“果玉杰巴”。

【处方来源】《藏医秘诀宝源》《མན་ངག་རིན་ཆེན་འབྱུང་གནས།》

གོ་ཡུ་བརྒྱད་པ། གཞན་ཡང་སུག་སྨེལ་བྲག་ཞུན་འབྲས་སྣ་གསུམ། །སླ་རྩི་མཁལ་མ་ཞོ་ཤ་ཆ་མཉམ་སྦྱར། །དེ་ཀུན་མཉམ་པའི་གོ་ཡུ་སྦྱོར་བརྒྱད་པ། །མཁལ་ནད་སྤྱི་སྨན་ངོ་མཚར་བྱུང་བའི་ལུགས། །

【鉴别】（1）显微鉴别　本品粉末内种皮厚壁细胞、内胚乳细胞等显微特征明显，易于查看。

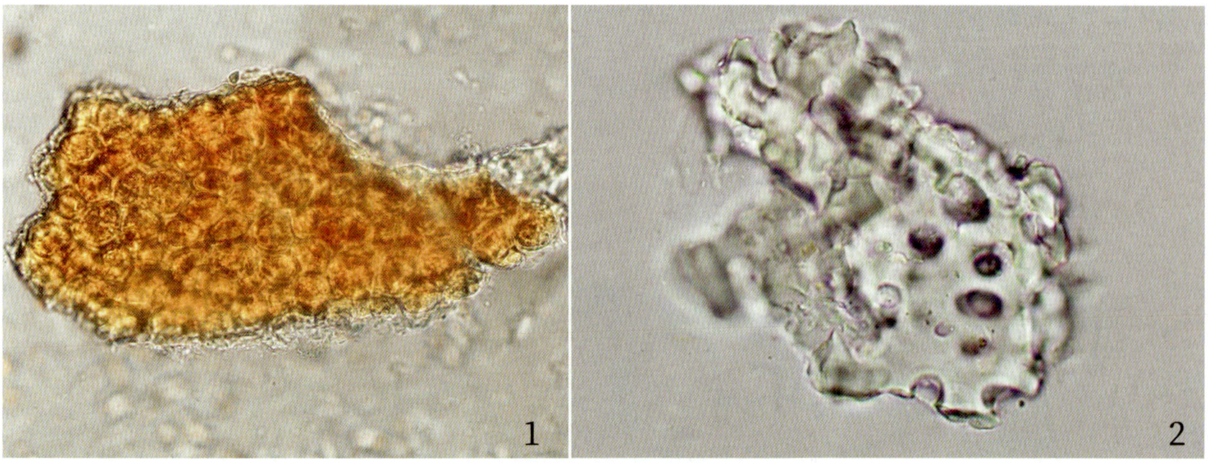

八味槟榔丸粉末显微特征

1—内种皮厚壁细胞（苏麦）　2—内胚乳细胞（槟榔）

（2）薄层鉴别　建立了以氢溴酸槟榔碱对照品为对照的薄层鉴别方法。

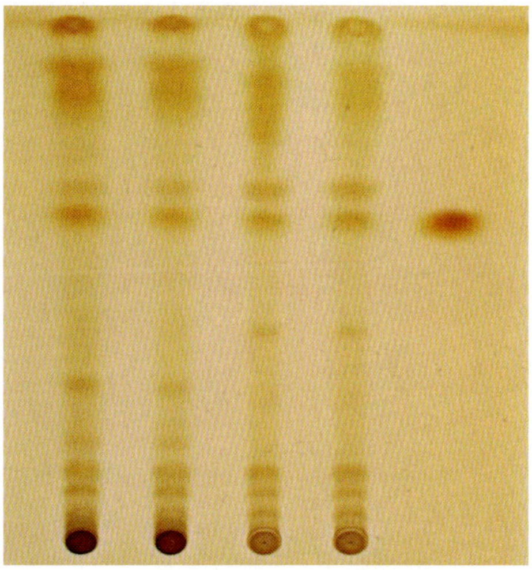

1　2　3　4　5

八味槟榔丸薄层色谱图

1~4—八味槟榔丸样品　5—氢溴酸槟榔碱对照品

【功能与主治】见《藏医秘诀宝源》。

起草单位：凉山州食品药品检验所

复核单位：四川省药品检验研究院

三十七味红花丸

Sanshiqiwei Honghua Wan

ཉི་ཤུའི་ཀ་བཤ།

尼迪嘎梧

【处方】红花 76 g　檀香 38 g　紫檀香 38 g
寒水石 38 g　渣驯膏 38 g　珊瑚 8 g
珍珠 8 g　青金石 8 g　丁香 25 g
朱砂 13 g　叠裂黄堇 25 g　茜草 38 g
矮紫堇 25 g　岩白菜 25 g　硇砂 13 g
石榴子 38 g　荜茇 25 g　沉香 38 g
熊胆粉 8 g　禹粮土 38 g　滑石 25 g
磁石 25 g　诃子 38 g　毛诃子 38 g
余甘子 38 g　藏菖蒲 25 g　细叶亚菊 25 g
海枣 25 g　茅膏菜 13 g　人工牛黄 13 g
人工麝香 8 g　斑蝥 38 g　海金沙 25 g
琥珀 25 g　苏麦 25 g　甘草 38 g
水牛角 13 g

【制法】以上三十七味，粉碎成细粉，过筛，混匀，用水泛丸，干燥，即得。

【性状】本品为红色至黑棕色水丸；气微香，味微苦、辣。

【鉴别】（1）取本品，置显微镜下观察：不规则块片呈斜方形板片状或槽状，层纹明显（寒水石）。花粉粒类圆形、椭圆形或橄榄形，直径约至 60 μm，具 3 个萌发孔，外壁有齿状突起（红花）。花粉粒极面观三角形，赤道表面观双凸镜形，具 3 副合沟（丁香）。纤维多成束，呈淡红色（茜草）。

（2）取本品 3 g，研细，加丙酮 30 ml，超声处理 20 分钟，滤过，药渣再加丙酮 30 ml，同上述操作，弃去滤液，药渣加 80% 丙酮溶液 30 ml，超声处理 30 分钟，滤过，滤液蒸干，残渣加 80% 丙酮溶液 0.5 ml 使溶解，作为供试品溶液。另取红花对照药材 0.2 g，加丙酮 5 ml，同法制成对照药材溶液。照薄层色谱法（通则 0502）试验，吸取上述两种溶液 5~10 μl，分别点于同一硅胶 H 薄层板上使成条状，以乙酸乙酯 - 甲醇 - 甲酸 - 水（7∶0.4∶2∶3）为展开剂，展开，取出，晾干。供试品色谱中，在与对照药材色谱相应的位置上，显相同颜色的斑点。

（3）取本品 5 g，研细，加乙醇 50 ml，超声处理 30 分钟，滤过，滤液浓缩至 1 ml，作为供试品溶液。另取石榴子对照药材 0.5 g，加乙醇 5 ml，同法制成对照药材溶液。照薄层色谱法（通则 0502）试验，吸取上述两种溶液各 1~2 μl，分别点于同一硅胶 G 薄层板上，以三氯甲烷 - 甲醇（6∶4）为展开剂，展开，取出，晾干，喷以 10% 硫酸乙醇溶液，在 105℃加热至斑点清晰。供试品色谱中，在与对照药材色谱相应的位置上，显相同颜色的主斑点。

【检查】 除溶散时限外，应符合丸剂项下有关的各项规定（通则 0108）。

【浸出物】 照醇溶性浸出物测定法（通则 2201）项下的热浸法测定，用 70% 乙醇作溶剂，不得少于 21.0%。

【功能与主治】 ཁྲག་རྒྱུར་སྙོམས་ཞིང་ཞ་རེངས་དབང་པོ་ཉམས། རྨ་རིད་གསོ་དཀའ་མདོག་མི་སྡུག་པ་སེལ། ནད་མེད་སྟོབས་དང་དབང་པོ་བློ་གྲོས་སྐྱེད། ཁ་དོག་གསལ་ཞིང་བདེ་བ་སྐྱིད་པར་འགྱུར།

调和气血，通筋活络，安神定惊。用于气血不调、中风偏瘫、四肢痉挛、认知障碍、伤口溃烂等。

【用法与用量】 温开水送服或嚼服。一次 0.5~3 g，一日 1~2 次；或遵医嘱。

【注意】 本品含朱砂，不宜大量服用或少量久服；孕妇及肝肾功能不全者禁用。

【规格】（1）每 4 丸重 1 g；（2）每丸重 0.5 g；（3）每丸重 1~1.5 g

【贮藏】 密封。

三十七味红花丸质量标准起草说明

【制剂名称】 制剂中文名为三十七味红花丸，拼音名为 Sanshiqiwei Honghua Wan，藏文名为“ཉི་ཟླའི་གདུ།”，藏文音译名按《米旁文集》木刻版翻译为“尼迪嘎梧”。

【处方来源】《米旁文集》木刻版《འཇུ་མི་ཕམ་སྨན་ཡིག་གཅེས་བཏུས།》

ཕན་བྱེད་ཉི་ཟླའི་གདུ་ཞེས་བྱ་བ། །རིན་ཆེན་སྔོག་སྦྱིན་སྨན་གྱི་རྒྱལ་པོ་བཤད། །རླུང་ཁྲག་རྒྱུ་བའི་བུ་གས་ཕྱི་ནང་ཀུན། །འབྲེལ་བྱས་ལུས་ནི་བསྐྱེད་ཅིང་གནས་པ་དང་། །སྲོག་གི་རྩ་བར་གྱུར་པས་རྩ་ཡིན་ཏེ། །སྟོབས་དང་དབང་པོ་འབད་རྩོལ་དྲན་པ་བསྐྱེད། །དེ་ལ་ཉེས་ལ་འཁྲུགས་པའི་ནད་དབང་གིས། །རྩ་ཉམས་གྱུར་ན་སྲོག་དང་དབང་པོའང་ཉམས། །དེ་ཕྱིར་ལུས་སྲོག་འཚོ་བའི་རྩ་བར་གྱུར། །རྩ་རྣམས་གྱེས་པའི་རྩ་བ་ཡིད་བཟང་མའི། །ཐབས་ཤེས་ཉི་ཟླ་རྒྱུ་བའི་སྟོབས་འབར་ན། །ནད་དང་སྡུག་བསྔལ་རྒྱུད་པའི་གྲང་རེག་ཞི། །ཕུན་ཚོགས་བདེ་བའི་དབྱིད་ནི་རྒྱས་འགྱུར་བས། །དེ་ཕྱིར་སྙིང་རྗེའི་ཐུགས་ལྡན་རྒྱལ་བ་དང་། །དྲང་སྲོང་རིག་འཛིན་དགོངས་པའི་མཁའ་དབྱིངས་ལས། །ཕྱིན་རླབས་བདུད་རྩིའི་ཆར་སྦྲིན་དུས་སུ་མཛེས། །གུར་གུམ་མེ་ཏོག་བཀྲ་བའི་གནས་བཟང་དུ། །གཙོ་བོ་གུར་གུམ་བཟང་པོ། །ཙན་དན་དཀར་དམར་ཟློན་པའི་བསིལ་གྲིབ་ན། །ཡིད་འོང་ལྷ་ཡི་བུ་དང་བུ་མོ་ཅོང་ཞི་བྲག་ཞུན་གཉིས། །རིན་ཆེན་བྱུ་རུ་མུ་ཏིག་མུ་མེན་བརྒྱན། །ཀུན་དུ་[དུ]དགའ་བ་ལི་ཤིའི་དྲི་བསུང་འཕྲོ། །གཉིས་མེད་མཉམ་པར་རོལ་པའི་ཐིག་ལེ་འཛིན། །རྒྱ་མཚལ་ཅོག་ལ་མ། །དབང་ལྷག་ཡོན་ཏན་བརྒྱད་ལ་འདོད་རྒྱུར་རོལ། །རྒྱ་དུས། བཙོད། རེ་སྐོན། ག་དུར། རྒྱ་ཚྭ། སེ་འབྲུ། པི་ཤིང་། ཨ་གར་བརྒྱད་དོ། །ལས་བཞིའི་ཕྲིན་ལས་དངོས་གྲུབ་དཔལ་དུ་འབར། །དོམ་མཁྲིས། སེ་རྒྱུར། ཧ་ཤིག ཁབ་ལེན་རྣམས་སོ། །མཐོ་རིས་དཔལ་གྱི་འབྱོར་པ་བདུན་དང་ལྡན། །ཨ་རུ། བ་རུ། སྐྱུ་རུ། ཤུ་དག །མཁན་ཆུང་། ཧ་རི་ཧ་ཀ ཟོ་རྟག་ཅུ་བཅས་སོ། །ཡེ་ཤེས་དྲུག་གི་འགྲོ་དྲུག་གནས་སུ་འདྲེན། །གི་ཝཾ། ཟླ་རྩི། བྱང་པ་དུག་བཏོན། གསེར་བྱེ། སྤོས་དཀར། སུག་སྨེལ།

ནད་མེད་དགའ་བདེའི་རོ་ལ་རྟག་ཏུ་རོལ། །ཤིང་མངར་རོ། འགྱུར་མེད་ཐིག་ལེ་གཅིག་གི་ངང་དུ་གནས། །བསེ་རུ། །དེ་ལྟར་བྱང་ཆུབ་ཕྱོགས་ཆོས་གྲངས་ལྡན་སྨན། །ཞིབ་བཏགས་རིལ་བུ་ཚད་དང་ལྡན་པར་དྲིལ། །ཐོ་རངས་མངར་གསུམ་ཏིང་ཁྲོལ་སྦྱར་མ་བཏང་། །གང་གིས་བསྟེན་པ་དེ་ཡི་ལུས་ལ་ནི། །ཉེས་དང་ཚ་དུག་མཚོན་དང་ལྷན་སྐྱེས་ཀྱི། །ཤིན་ཏུ་གསོ་དཀའ་རྒྱ་རིད་བརྒྱལ་ལྷག་སྨྱོ། །ཞ་རེངས་མདོག་མི་སྡུག་དང་དབང་པོ་ཉམས། །མི་བཟད་རིག་པའི་སྡུག་བསྔལ་ཞེན་གྱུར་པ། །འདི་མིན་ཞི་བའི་ཐབས་གཞན་ག་ལ་ཡོད། །སྟོབས་དང་དབང་པོ་ཁ་དོག་ཚེ་དང་དཔལ། །ནད་མེད་ཡང་ཚེ་བློ་གྲོས་བདེ་བ་སྐྱེད། །གཞན་ཡང་བཙོས་རྟག་ཆ་ལ་བབ་པའི་ནད། །འདི་ལ་ཁ་བསྒྱུར་སྦྱར་རམ་ལྷག་སྤྲད་བཏང་། །ཚ་དགར་ལ་སོགས་བཙོས་གཞན་རྟག་པ་སེལ། །

【鉴别】（1）显微鉴别　本品粉末不规则块片、花粉粒、纤维等显微特征明显，易于查看。

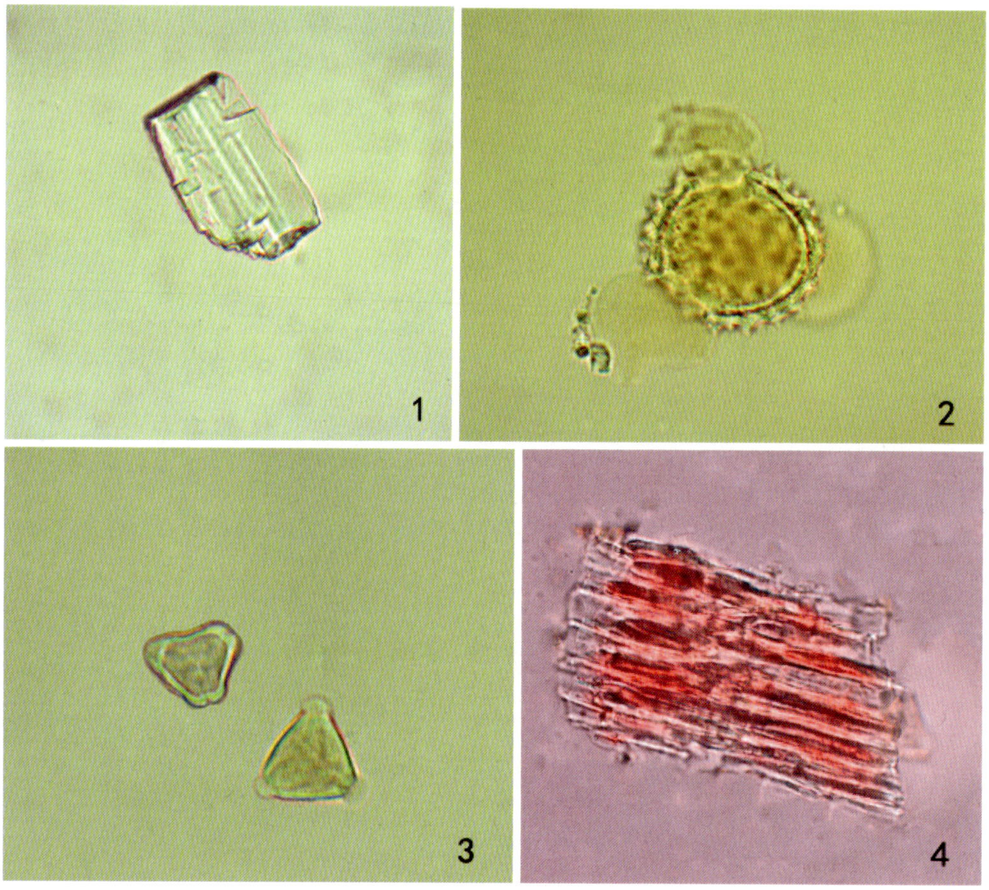

三十七味红花丸粉末显微特征

1—不规则块片（寒水石）　2—花粉粒（红花）　3—花粉粒（丁香）　4—纤维（茜草）

（2）薄层鉴别　建立了以红花对照药材和石榴子对照药材为对照的薄层鉴别方法。

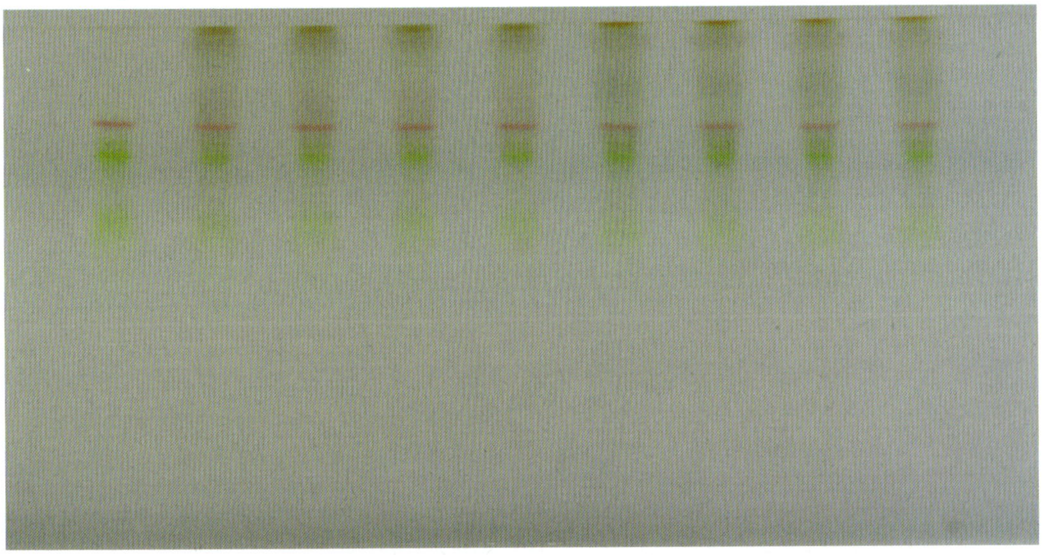

1 2 3 4 5 6 7 8 9

三十七味红花丸薄层色谱图（一）

1—红花对照药材　2~9—三十七味红花丸样品

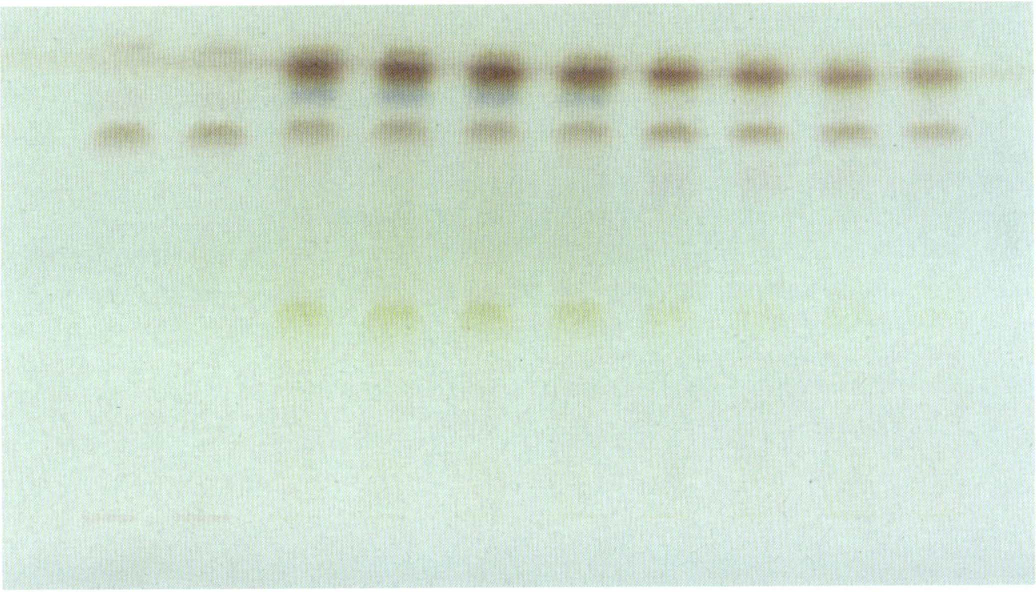

1 2 3 4 5 6 7 8 9 10

三十七味红花丸薄层色谱图（二）

1~2—石榴子对照药材　3~10—三十七味红花丸样品

【功能与主治】 见《米旁文集》木刻版。

起草单位：甘孜藏族自治州食品药品检验所

复核单位：资阳市食品药品检验检测中心

三十七味槟榔丸 ཀོ་ཡུ་བདེ་བའི་དཔག་བསམ།

Sanshiqiwei Binglang Wan 果玉德威巴桑

【处方】

槟榔 63 g	石灰华 28 g	红花 28 g
丁香 28 g	肉豆蔻 28 g	苏麦 28 g
草果 28 g	诃子 28 g	毛诃子 28 g
余甘子 28 g	螃蟹 30 g	硇砂 28 g
海金沙 28 g	大托叶云实 28 g	芒果核 28 g
刀豆 28 g	石榴子 28 g	高良姜 28 g
渣驯膏 28 g	喜马拉雅紫茉莉 28 g	黄精 28 g
天冬 28 g	西藏凹乳芹 28 g	蒺藜 28 g
水獭肉 30 g	喜山鬣蜥 30 g	螃蟹甲 28 g
菥蓂子 28 g	手参 28 g	冬虫夏草 28 g
冬葵果 28 g	荜茇 28 g	人工麝香 10 g
寒水石（奶制）16 g	欧曲佐珠钦木 16 g	胡椒（黑胡椒）16 g
烈香杜鹃 5 g		

【制法】以上三十七味，粉碎成细粉，过筛，混匀，用水泛丸，干燥，即得。

【性状】本品为黄棕色至黑棕色水丸；气微香，味微辣。

【鉴别】（1）取本品，置显微镜下观察：淀粉粒多为单粒，类圆形，直径 10~25 μm，脐点点状、裂缝状或星状；复粒由 2~8 分粒组成，脐点明显（肉豆蔻）。花粉粒类圆形、椭圆形或橄榄形，直径约至 60 μm，具 3 个萌发孔，外壁有齿状突起（红花）。石细胞类圆形、卵圆形或长方形，孔沟明显，具层纹（毛诃子）。内胚乳细胞多破碎，完整者呈不规则多角形或类方形，直径 56~112 μm，纹孔较多，类圆形或矩圆形（槟榔）。

（2）取本品 5 g，研细，加乙醇 50 ml，超声处理 30 分钟，滤过，滤液蒸干，残渣加乙醇 1 ml 使溶解，作为供试品溶液。另取没食子酸对照品，加乙醇制成每 1 ml 含 0.2 mg 的溶液，作为对照品溶液。照薄层色谱法（通则 0502）试验，吸取上述两种溶液各 5~10 μl，分别点于同一聚酰胺薄膜上，以乙酸乙酯 - 甲酸（3∶1）为展开剂，展开，取出，晾干，喷以 5% 三氯化铁乙醇溶液。供试品色谱中，在与对照品色谱相应的位置上，显相同颜色的斑点。

（3）取本品 5 g，研细，加浓氨试液 2 ml 及三氯甲烷 50 ml，超声处理 30 分钟，滤过，滤液用 2% 盐酸溶液 30 ml 振摇提取，提取液用浓氨试液调节 pH 值至 8~9，再用三氯甲烷振摇提取 2 次，每次 20 ml，合并三氯甲烷液，蒸干，残渣加三氯甲烷 0.5 ml 使溶解，作为供试品溶液。另取槟榔对照药材 0.5 g，加三氯甲烷 30 ml 与浓氨试液 lml，同法制成对照药材溶液。照薄层色谱法（通则 0502）试验，吸取上述两种溶液各 10 μl，分别点于同一硅胶 G 薄层板上，以正己烷 - 乙酸乙酯 - 浓氨试液（14∶14∶0.4）为展开剂，置氨蒸气饱和的展开缸内，展开，取出，晾干，置碘蒸气中熏至斑点显色清晰。供试品色谱中，在与对照药材色谱相应的位置上，显相同颜色的斑点。

【检查】除溶散时限外，应符合丸剂项下有关的各项规定（通则 0108）。

【浸出物】照醇溶性浸出物测定法（通则 2201）项下的热浸法测定，用 70% 乙醇作溶剂，不得少于 21.0%。

【功能与主治】མཁལ་གཅོང་དང་མཁལ་རླུང་། མཁལ་ནུས་ཉམས་པ་གསོ་ཞིང་། ལུས་ཟུངས་ཟད་པ་དང་འདོད་པ་ལས་སུ་མི་རུང་བ་སོགས་ལ་ཕན་པ་མ་ཟད། རྒྱུན་དུ་བསྟེན་ཆེ་ཆེ་འཕེལ་བ་དང་། ལུས་སྟོབས་དང་མདངས་གསལ་བར་བྱེད་པ། རོ་ཙ་བསྐྱེད་ཅིང་ས་བོན་ཉམས་པ་གསོ་བ་སོགས་ཕན་ནུས་མཐའ་ཡས་སོ། །

补肾强身。用于神衰倦怠、头晕心悸、眼花耳聋、阳痿少精。

【用法与用量】温开水送服或嚼服。一次 0.5~3 g，一日 1~2 次；或遵医嘱。

【注意】本品含硫化汞，不宜大量服用或少量久服；孕妇及肝肾功能不全者禁用。

【规格】（1）每 4 丸重 1 g；（2）每丸重 0.5 g；（3）每丸重 1~1.5 g

【贮藏】密封。

三十七味槟榔丸质量标准起草说明

【制剂名称】制剂中文名为三十七味槟榔丸，拼音名为 Sanshiqiwei Binglang Wan，藏文名为“ཀོ་ཡུ་བདེ་བའི་དཔག་བསམ།”，藏文音译名按《临床札记 · 庄严》翻译为“果玉德威巴桑”。

【处方来源】《临床札记 · 庄严》《ཟིན་ཏིག་མཛེས་རྒྱན་བདུད་རྩི་སྨན་མཛོད།》

ཀོ་ཡུ་བདེ་བསམ་སྐུ་མདུན་ཕྱག་ལེན་ལྟར་ན། ཀོ་ཡུ་（དམར་པོ་འཇང་རིལ་ཅན་གཙོ་བོ་དང་གཞན་དམར་སྐྱ་གཉིས་བཅས）༢༠༠། ཙུ་གང་༠༣༠གུར་གུམ་༠༤༠། ལི་ཤི༠༦༠། སུག་སྨེལ་༠༦༠། ཛཱ་ཏི་༠༦༠། ཀོ་ལ་༠༦༠། ཨ་རུ་༠༡༠། སྐྱུ་རུ་༠༡༠། སྲིག་ཤིན༠༡༥། བ་རུ་༠༡༠། རྒྱ་ཚྭ་༠༠༥། གསེར་བྱེ་༠༠༥། འཇམ་འབྲས་༡༠༠། ཨ་འབྲས་༡༠༠། མཁལ་ཚོ༡༠༠། སེ་འབྲུ་༠༤༠། ཤ་དམར་༠༠༨། ཟླ་རྩེ་༠༠༦། ད་ལིས་༠༣༠། ཙོང་ཞི་འདམ་འཛག་༠༣༠། བྲག་ཞུན་༡༠༠། བ་སྤྲུ་༡༠༠། ར་མཉེ་༡༠༠། ཉེ་ཤིང་༡༠༠། ཟྭ་བ་༡༠༠། གཟེ་མ་༡༠༠། སྲམ་ཤ་༡༠༠། རྩངས་ཤ་༡༠༠། ལུག་མུར་༠༢༠། ཟེ་ག༠༥༠། དབང་ལག་༢༠༠། དབྱར་རྩ་དགུན་འབུ་༡༠༠། དངུལ་ཆུ་སྦྱང་འདུལ་༠༠༥། ཟླུམ་འབྲུ་༠༥༠། པི་ལིང་༠༣༠། ཕོ་རིས་༠༣༠། མར་ཀ་ར་བུ་རམ་སྦྲང་བཅས་སོ། །ཤ་རྣམས་ཞིབ་དྲིལ་གཞུང་ལྟར་དུག་འདོན་དགོས། །ཞེས་སོ། །

【鉴别】（1）显微鉴别　本品粉末淀粉粒、花粉粒、石细胞等显微特征明显，易于查看。

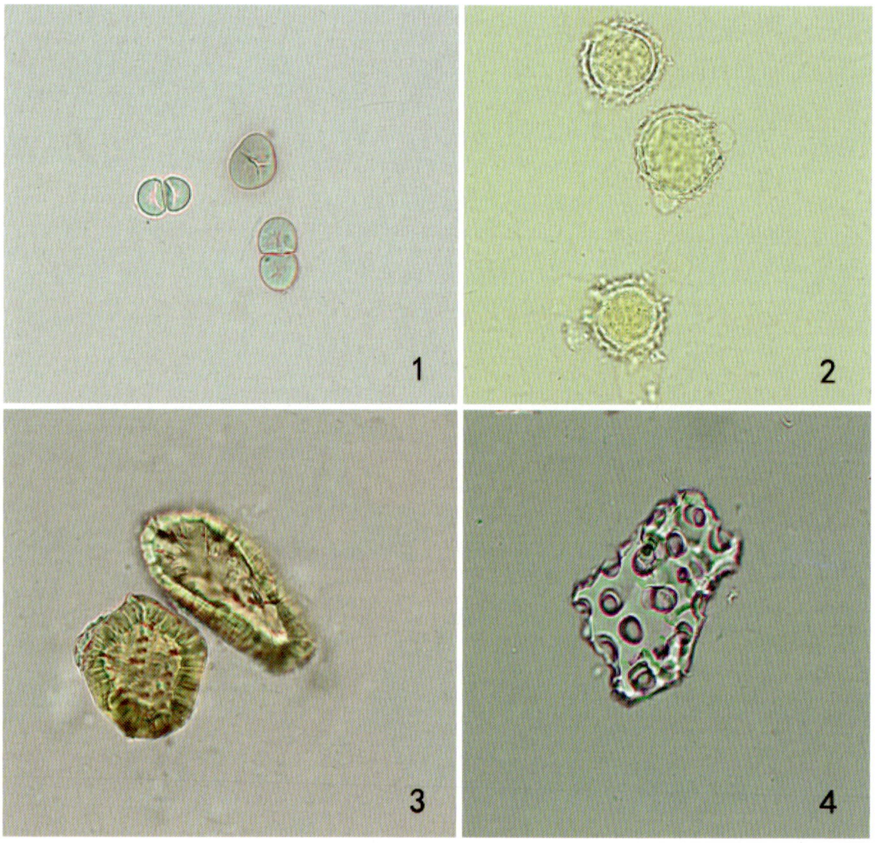

三十七味槟榔丸粉末显微特征

1—淀粉粒（肉豆蔻） 2—花粉粒（红花） 3—石细胞（毛诃子） 4—内胚乳细胞（槟榔）

（2）薄层鉴别 建立了以没食子酸对照品和槟榔对照药材为对照的薄层鉴别方法。

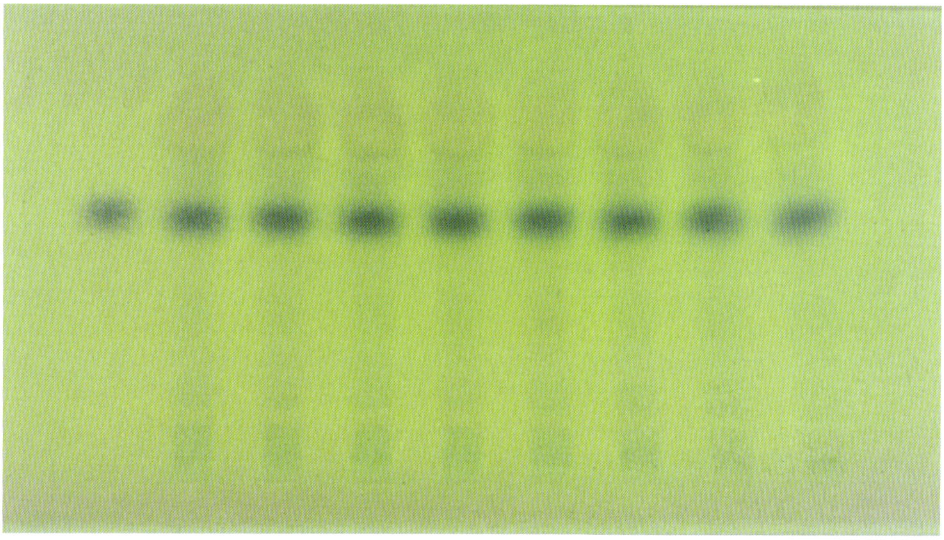

1 2 3 4 5 6 7 8 9

三十七味槟榔丸薄层色谱图（一）

1—没食子酸对照品 2~9—三十七味槟榔丸样品

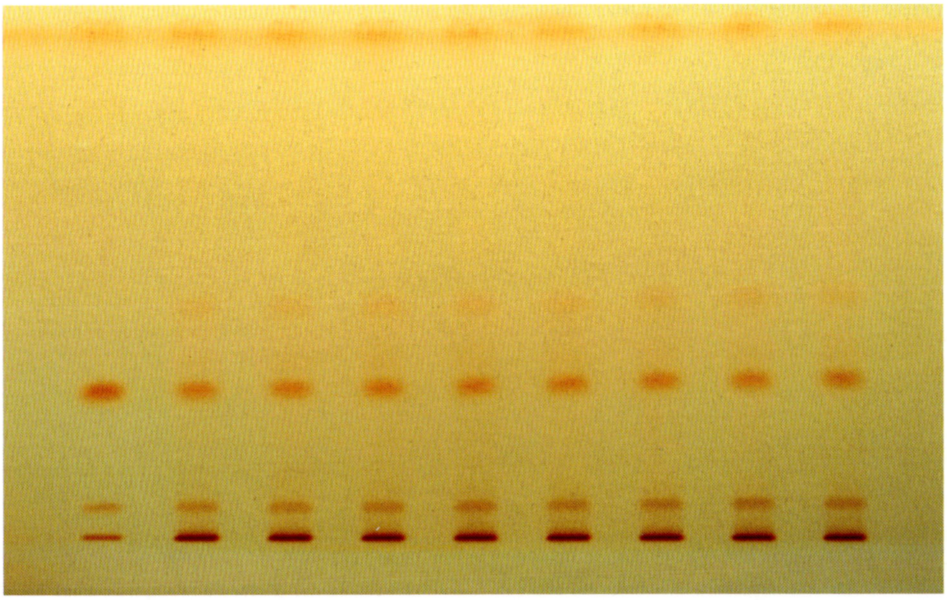

三十七味槟榔丸薄层色谱图（二）

1—槟榔对照药材　2~9—三十七味槟榔丸样品

【功能与主治】 见《临床札记·庄严》。

起草单位：甘孜藏族自治州食品药品检验所

复核单位：资阳市食品药品检验检测中心

三十味岗提散 གངས་ཐིགས་སུམ་ཅུ།

Sanshiwei Gangti San 岗提松久

【处方】岗提 76 g　赭石 38 g　针铁矿 38 g
寒水石 38 g　磁石 38 g　阳起石 38 g
滑石 38 g　自然铜 38 g　珍珠 26 g
珊瑚 6 g　朱砂 13 g　塞嘎 38 g
榜嘎 38 g　檀香 38 g　紫檀香 51 g
洼瓣花 13 g　诃子 51 g　水柏枝 38 g
志达萨增 51 g　禹粮土 38 g　石灰华 26 g
红花 26 g　丁香 26 g　肉豆蔻 25 g
苏麦 26 g　草果 26 g　绿绒蒿 25 g
木棉花 26 g　达布 26 g　人工牛黄 25 g

【制法】以上三十味药物，粉碎，过筛，混匀，即得。

【性状】本品为棕色至浅褐色的粉末；气香，味咸。

【鉴别】（1）取本品，置显微镜下观察：花粉粒极面观三角形，赤道表面观双凸镜形，具 3 副合沟（丁香）。石细胞类方形、类多角形或呈纤维状，直径 14~40 μm，长至 130 μm，壁厚，孔沟细密（诃子）。不规则块片呈斜方形板片状或槽状，层纹明显（寒水石）。盾状毛由 100 多个单细胞毛毗连而成，末端分离，单个细胞长 80~220 μm，直径约 5 μm，毛脱落后的疤痕由 7~8 个圆形细胞聚集而成，细胞壁稍厚（达布）。星状非腺毛易见，由多个呈长披针形的细胞组成，为 4~14 分叉，每分叉为一个单细胞，长 135~474 μm，胞腔线形，有的胞腔内含棕色物（木棉花）。

（2）取本品 10 g，加丙酮 50 ml，超声处理 20 分钟，滤过，药渣再加丙酮 30 ml，同上述操作，弃去滤液，药渣加 80% 丙酮溶液 30 ml，超声处理 30 分钟，滤过，滤液蒸干，残渣加 80% 丙酮溶液 0.5 ml 使溶解，作为供试品溶液。另取红花对照药材 0.2 g，加丙酮 5 ml，同法制成对照药材溶液。照薄层色谱法（通则 0502）试验，吸取上述两种溶液各 5~10 μl，分别点于同一硅胶 H 薄层板上，以乙酸乙酯 - 甲酸 - 水 - 甲醇（7∶2∶3∶0.4）为展开剂，展开，取出，晾干。供试品色谱中，在与对照药材色谱相应的位置上，显相同颜色的斑点。

（3）取本品 5 g，加无水乙醇 30 ml，超声处理 20 分钟，滤过，滤液蒸干，残渣加无水乙醇 1 ml 使溶解，作为供试品溶液。另取诃子对照药材 0.5 g，加无水乙醇 5 ml，超声处理

20分钟，滤过，滤液作为对照药材溶液。照薄层色谱法（通则0502）试验，吸取上述两种溶液各5~10 μl，分别点于同一聚酰胺薄层板上，以乙酸乙酯-丁酮-甲酸-水（10：1：1：1）为展开剂，展开，取出，晾干，喷以10%硫酸乙醇溶液，105℃加热至斑点显色清晰。供试品色谱中，在与对照药材色谱相应的位置上，显相同颜色的斑点。

【检查】**双酯型生物碱限量** 取本品适量，研细，取约12 g，精密称定，置具塞锥形瓶中，加氨试液适量使润透，加二氯甲烷100 ml，摇匀，超声处理（功率300 W，频率40 kHz）30分钟，滤过，滤液于50℃以下挥至约20 ml，用2%盐酸溶液振摇提取2次，每次20 ml，合并水溶液，用氨试液调节pH值至8~9，用二氯甲烷提取3次，每次20 ml，合并二氯甲烷液，用无水硫酸钠脱水，低温挥干，残渣用10%甲醇（用磷酸调节pH值至2）使溶解，转移至5 ml量瓶中，加上述10%甲醇至刻度，摇匀，滤过，取续滤液作为供试品溶液。取乌头双酯型生物碱对照提取物（已标示新乌头碱、次乌头碱和乌头碱的含量）约10 mg，精密称定，置25 ml量瓶中，加上述10%甲醇稀释至刻度，摇匀，滤过，精密量取1 ml，置25 ml量瓶中，加上述10%甲醇稀释至刻度，摇匀，作为对照品溶液。照高效液相色谱法（通则0512）试验，以十八烷基硅烷键合硅胶为填充剂；以乙腈为流动相A，以0.2%冰醋酸（用三乙胺调节pH值至6.2）为流动相B，按下表中的规定进行梯度洗脱，检测波长235 nm，理论板数按新乌头碱峰计算应不低于2 000。分别精密吸取供试品溶液与对照品溶液各20 μl，注入液相色谱仪，测定，计算。本品每1 g含榜嘎以乌头碱（$C_{34}H_{47}NO_{11}$）、次乌头碱（$C_{33}H_{45}NO_{10}$）和新乌头碱（$C_{33}H_{45}NO_{11}$）的总量计，不得过0.015 mg。

时间（分钟）	流动相A（%）	流动相B（%）
0~44	21 → 31	79 → 69
44~65	31 → 35	69 → 65
65~70	35	65

其他 应符合散剂项下有关的各项规定（通则0115）。

【浸出物】照醇溶性浸出物测定法（通则2201）项下的热浸法测定，用70%乙醇作溶剂，不得少于15.0%。

【功能与主治】དབྱིག་དུག་ལ་སོགས་དུག་གི་རིགས་རྣམས་དང་། །ཚད་པ་རྩ་དཀར་ལ་སོགས་ནད་ཀྱི་རིགས། །ནང་རྩར་བབ་པའི་གཉེན་པོ་ཟླ་མེད་འདི། །ཡུན་དུ་བསྟེན་པས་ནང་དུ་ཞེན་པའི་ནད། །རྐང་དང་རྩ་ཡི་གཉིང་ནས་ཕྱི་རུ་འདེད། །གཉིང་ཚད་དུག་ཚད་འགྲམ་ཚད་ཚད་སྙིང་འདོན། །ཕྱི་ལུས་སྐམ་ཕོལ་ཚ་ཚག་བེམས་སོགས་བྱུང་། །ཕོན་པའི་རྟགས་ཡིན་དྲི་རྒྱུས་ཡང་ཡང་བཀྲུ། །སྨན་གྱིས་ཡུན་རེད་ནད་ཀུན་གཉིང་ནས་འབྱིན། །མགོ་སྐྱོན་སྙིང་བབ་སྨྱོ་བརྗེད་གདོན་ཆི་འཁྲུགས། །དུག་དང་ཚ་བ་ནང་རྩར་བབ་པ་སེལ། །

清热解毒，通经活络。用于“白脉”病、中风、癫痫、癔病、毒热症及各种热病。

【用法与用量】温开水送服。一次0.5~3 g，一日1~2次；或遵医嘱。

【注意】本品含朱砂，不宜大量服用或少量久服；孕妇及肝肾功能不全者禁用。

【贮藏】密闭，防潮。

三十味岗提散质量标准起草说明

【制剂名称】 制剂中文名为三十味岗提散，拼音名为 Sanshiwei Gangti San，藏文名为“གངས་ཐིགས་སུམ་ཅུ།”，藏文音译名按《居米旁文集》翻译为“岗提松久”。

【处方来源】 《居米旁文集》《འཇུ་མི་ཕམ་སྨན་ཡིག་གཅེས་བཏུས།》

གངས་ཏིག་[ཐིགས་]སྤྲུལ་རྒྱབ་མདུང་རྩེ་ཙོང་ཞི་དང་། །ཁབ་ལེན་རྡོ་རྒྱུས་ཏ་ཤིག་པ་ཕང་ལོང་། །སུ་ཏིག་ཅེ་[ཅུ་]ཏ་མཚལ་དཀར་སྨད་དཀར་དང་། །བོང་དཀར་ཙན་དན་དཀར་དམར་རྒྱ་ཨ་བ། །ཨ་རུ་འོམ་ལོ་ས་འཛིན་སེ་རྒྱ་ར། །བཟང་དྲུག་ཤུཀྟྲལ་ན་[ནཱ་]ག་གེ་སར་དང་། །སྟར་བུ་གི་ཝཾ་གངས་ཐིག་[ཐིགས་]སུམ་ཅུ་པས། །དབྱིག་དུག་ལ་སོགས་དུག་གི་རིགས་རྣམས་དང་། །ཚད་པ་རྩ་དཀར་ལ་སོགས་ནད་ཀྱི་རིགས། །ནང་རྩར་བབ་པའི་གཉེན་[ཅུང་ཟད་བྱ]པོ་ཟླ་མེད་འདི། །ཡུན་དུ་བསྟེན་པས་ནང་དུ་ཞེན་པའི་ནད། །རྐང་དང་རྩ་ཡི་གཉིང་ནས་ཕྱི་རུ་འདེད། །གཉིང་ཚད་དུག་ཚད་འགྲམ་ཚད་ཚད་སྙིང་འདོན། །ཕྱི་ལུས་སྐམ་ཁོལ་ཚ་ཚག་པེམས་སོགས་བྱུང་། །[བདུད་རྩི་ལྷ་ལུམ་གྲུབ་ནའང་ལེགས།]ཐོན་པའི་རྟགས་ཡིན་དེ་རྒྱུས་ཡང་ཡང་བགྱ། །སྨན་གྱིས་ཡུན་དང་ནད་ཀུན་གཉིང་ནས་འབྱིན། །མགོ་སྐྱོན་སྙིང་བབ་སྐྱོ་བརྗེད་གདོན་ནི་འབྲུགས། །དུག་དང་ཚ་བ་ནང་རྩར་བབ་པ་སེལ། །

【鉴别】（1）显微鉴别　本品粉末花粉粒、石细胞、不规则碎片等显微特征明显，易于查看。

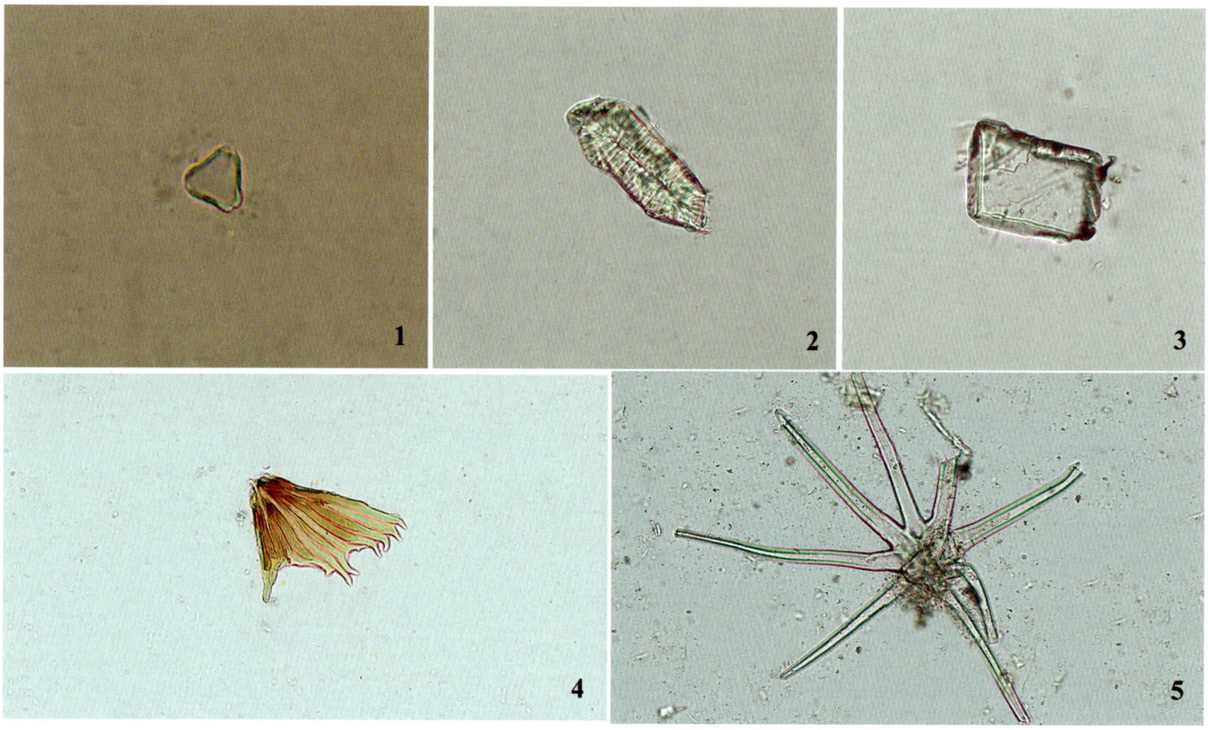

三十味岗提散粉末显微特征

1—花粉粒（丁香）　2—石细胞（诃子）　3—不规则块片（寒水石）

4—盾状毛（沙棘）　5—星状非腺毛（木棉花）

（2）薄层鉴别　建立了以红花对照药材和诃子对照药材为对照的薄层鉴别方法。

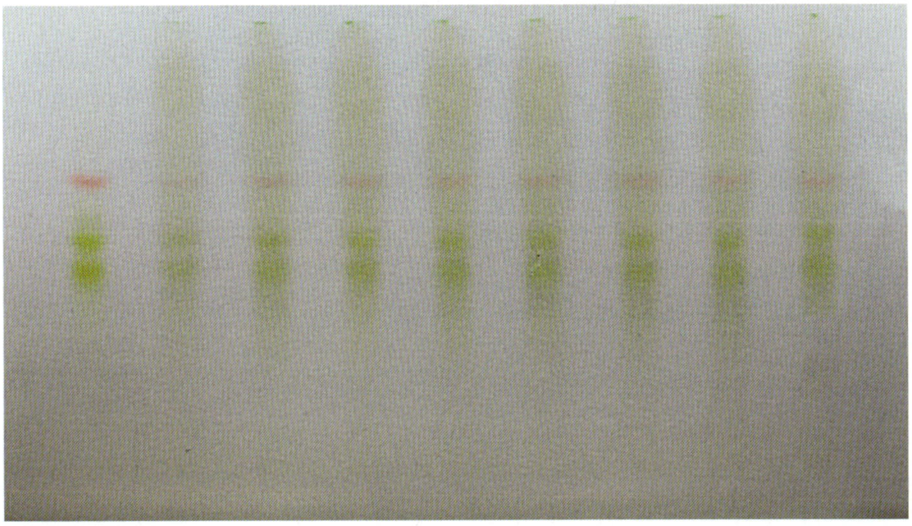

1　2　3　4　5　6　7　8　9

三十味岗提散薄层色谱图（一）

1—红花对照药材　2~9—三十味岗提散样品

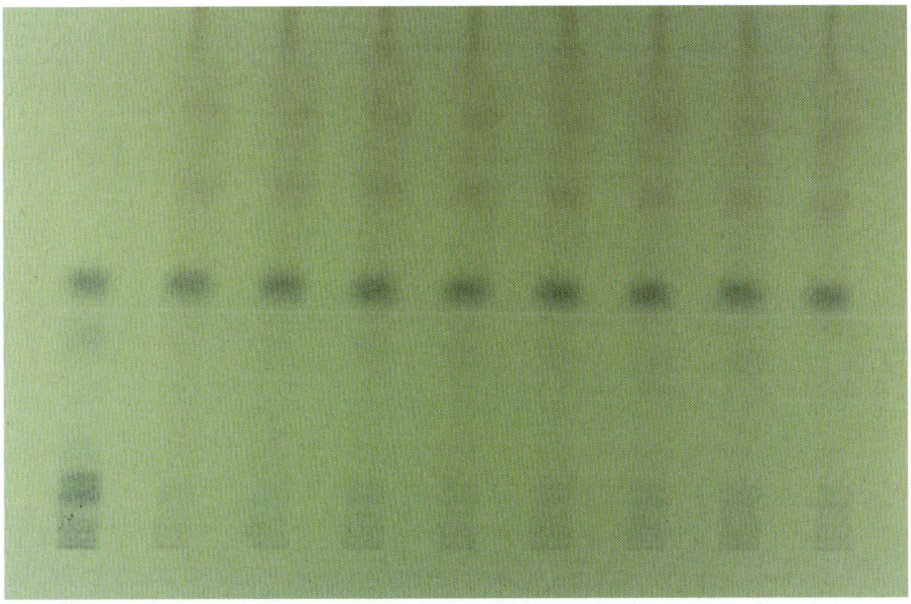

1　2　3　4　5　6　7　8　9

三十味岗提散薄层色谱图（二）

1—诃子对照药材　2~9—三十味岗提散样品

【检查】 **双酯型生物碱限量**　采用 HPLC 法，以乌头双酯型生物碱对照提取物（已标示新乌头碱、次乌头碱和乌头碱的含量）为对照，测定制剂中乌头双酯型生物碱的含量。藏药榜嘎为毛茛科植物唐古特乌头 *Aconitum tanguticum*（Maxim.）Stapf、船盔乌头 *A. naviculare*

（Bruhl.）Stapf 的干燥全草。榜嘎因基原和炮制工艺不同，其双酯型生物碱含量差异较大，在制定限度时，参照《中国药典》（2020 年版）乌头类药材炮制品“制川乌、制草乌、附片”双酯型生物碱的限度规定（分别为：0.040%、0.040%、0.020%），以 0.040% 为参考限度，根据处方中榜嘎的用量折算，规定“本品每 1 g 含榜嘎以乌头碱（$C_{34}H_{47}NO_{11}$）、次乌头碱（$C_{33}H_{45}NO_{10}$）和新乌头碱（$C_{33}H_{45}NO_{11}$）的总量计，不得过 0.015 mg”。

【功能与主治】 见《居米旁文集》。

起草单位：阿坝藏族羌族自治州食品药品检验研究中心
复核单位：资阳市食品药品检验检测中心

三味苏麦汤散 སུག་སྨེལ་སུམ་ཐང་།

Sanwei Sumaitang San 苏麦松汤

【处方】 苏麦 334 g　　荜茇 333 g　　香旱芹 333 g

【制法】 以上三味，粉碎成细粉，过筛，混匀，即得。

【性状】 本品为黄棕色至棕色粉末；气香，味微辣。

【鉴别】（1）取本品，置显微镜下观察：种皮表皮细胞淡黄色，表面观呈长条形，常与下皮细胞上下层垂直排列；石细胞多紧密排列，孔沟明显，胞腔较小多黑色，有的内含硅质块（苏麦）。梯纹导管和网纹导管较大，常相互交错成束；纤维淡黄绿色，呈长梭形，孔沟明显（香旱芹）。

（2）取本品 2 g，加乙醚 15 ml，振摇 10 分钟，弃去乙醚液，残渣挥去乙醚，加乙酸乙酯 15 ml，加热回流 1 小时，滤过，滤液蒸干，残渣加乙醇 2 ml 使溶解，作为供试品溶液。另取荜茇对照药材 0.5 g，同法制成对照药材溶液。照薄层色谱法（通则 0502）试验，吸取上述两种溶液各 2 μl，分别点于同一硅胶 G 薄层板上，以环己烷 - 丙酮（10∶3）为展开剂，展开，取出，晾干，喷以 10% 硫酸乙醇溶液，加热至斑点显色清晰，置紫外光灯（365 nm）下检视。供试品色谱中，在与对照药材色谱相应的位置上，显相同颜色的荧光斑点。

【检查】 应符合散剂项下有关的各项规定（通则 0115）。

【浸出物】 照醇溶性浸出物测定法（通则 2201）项下的热浸法测定，用 70% 乙醇作溶剂，不得少于 14.0%。

【功能与主治】 གཉིད་མེད་ཡེར་བ་འགུགས་པར་བྱེད།

助眠。用于失眠。

【用法与用量】 温开水送服。一次 0.5~3 g，一日 1~2 次；或遵医嘱。

【贮藏】 密闭，防潮。

三味苏麦汤散质量标准起草说明

【制剂名称】 制剂中文名为三味苏麦汤散，拼音名为 Sanwei Sumaitang San，藏文名为“སུག་སྨེལ་སུམ་ཐང་།”，藏文音译名按《四部医典》翻译为“苏麦松汤”。

【处方来源】《四部医典》《དཔལ་ལྡན་རྒྱུད་བཞི།》

སུག་སྨེལ་སུམ་ཐང་ནི། སུག་སྨེལ་ཟི་ར་དཀར་པོ་པི་པི་ལིང་། །འོ་མར་བསྐུས་ཐང་གཉིད་མེད་ཡེར་བ་འགུགས། །

【鉴别】（1）显微鉴别　本品粉末种皮表皮细胞、石细胞、导管等显微特征明显，易于查看。

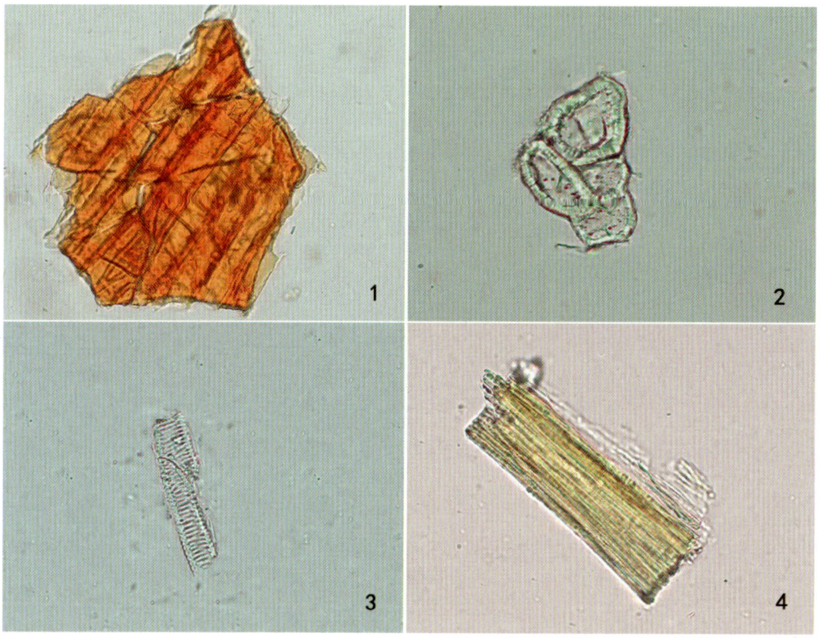

三味苏麦汤散粉末显微特征

1—种皮表皮细胞（苏麦）　2—石细胞（苏麦）　3—导管（香旱芹）　4—纤维（香旱芹）

（2）薄层鉴别　建立了以荜茇对照药材为对照的薄层鉴别方法。

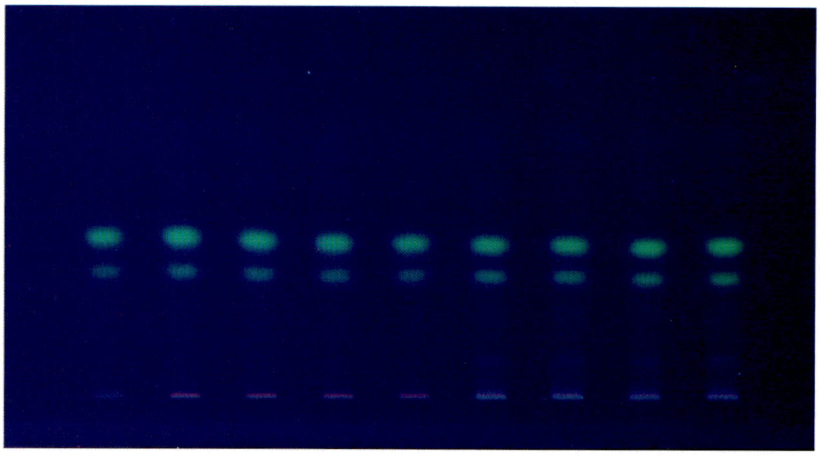

三味苏麦汤散薄层色谱图

1—荜茇对照药材　2~9—三味苏麦汤散样品

【功能与主治】见《四部医典》。

起草单位：甘孜藏族自治州食品药品检验所

复核单位：资阳市食品药品检验检测中心

五味余甘子汤散

Wuwei Yuganzitang San

སྐྱུ་རུ་ལྔ་ཐང་།

居如昂汤

【处方】 余甘子 200 g　　鸭嘴花 200 g　　茜草 200 g
矮紫堇 200 g　　紫草茸 200 g

【制法】 以上五味，粉碎成细粉，过筛，混匀，即得。

【性状】 本品为黄棕色至深棕色的粉末；气微香，味微苦。

【鉴别】（1）取本品，置显微镜下观察：胶质块表面红棕色或紫褐色，凹凸不平，有皱纹，一面凹入成沟（紫草茸）。石细胞圆三角形或不规则形，直径 17~75 μm，壁厚，孔沟明显（余甘子）。网纹导管直径 25~75 μm（鸭嘴花）。

（2）取本品 3 g，加甲醇 25 ml，超声处理 30 分钟，滤过，滤液作为供试品溶液。另取余甘子对照药材 0.5 g，同法制成对照药材溶液。照薄层色谱法（通则 0502）试验，吸取上述两种溶液各 2 μl，分别点于同一聚酰胺薄膜上，以乙酸乙酯 - 甲酸（3∶1）为展开剂，展开，取出，晾干，喷以 5% 三氯化铁乙醇溶液。供试品色谱中，在与对照药材色谱相应的位置上，显相同颜色的斑点。

【检查】 应符合散剂项下有关的各项规定（通则 0115）。

【浸出物】 照醇溶性浸出物测定法（通则 2201）项下的热浸法测定，用 70% 乙醇作溶剂，不得少于 25.0%。

【功能与主治】 བསྐུས་ཐང་བཏང་བས་སྣ་ཁྲག་འཕྱལ་དུ་གཅོད། །གཞན་ཡང་སྨུག་པོའི་མཆི་དང་གློ་ཚ་ནོར། །བུད་མེད་ཟླ་མཚན་རྒྱུན་དུ་འབྱམས་ལ་ཕན། །ཁྲག་ནོར་མ་ལུས་ཁོང་དུ་སྡེད་པའི་མཆོག །

收敛止血。用于“木布”病引起的出血、咯血、鼻衄、月经过多等。

【用法与用量】 温开水送服。一次 0.5~3 g，一日 1~2 次；或遵医嘱。

【贮藏】 密闭，防潮。

五味余甘子汤散质量标准起草说明

【制剂名称】 制剂中文名为五味余甘子汤散，拼音名为 Wuwei Yuganzitang San，藏文名为“སྐྱུ་རུ་ལྔ་ཐང་།”，藏文音译名按《配方精选集》宗曼益西绒布著翻译为“居如昂汤”。

【处方来源】《配方精选集》宗曼益西绒布著《གཙང་སྨན་པའི་སྨན་ཡིག་གཅེས་བསྡུས།》

སྐྱུ་རུ་ལྔ་ཐང་ནི། ཡང་ན་སྐྱུ་རུ་བ་ཤ་ཆ་རེ་རེ། །རི་ཚོས་རྒྱ་སྐྱེགས་རེ་སྣོན་གོང་མ་མཉམ། །བསྡུས་ཐང་བཏང་བས་སྣ་ཁྲག་འཕྱལ་དུ་གཅོད། །གཞན་ཡང་སྨུག་པོའི་མཆོ་དང་གློ་ཚ་ཤོར། །བུད་མེད་ཟླ་མཚན་རྒྱུན་དུ་འབྱམས་ལ་ཕན། །ཁྲག་ཤོར་མ་ལུས་ཁོང་དུ་སྡེད་པའི་མཆོག །

【鉴别】（1）显微鉴别　本品粉末不规则团块、石细胞、网纹导管显微特征明显，易于查看。

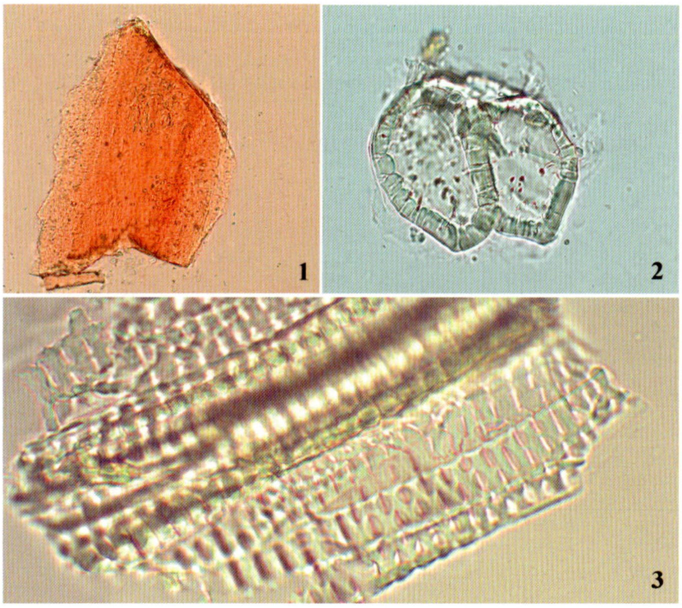

五味余甘子汤散粉末显微特征

1—不规则团块（紫草茸）　2—石细胞（余甘子）　3—网纹导管（鸭嘴花）

（2）薄层鉴别　建立了以余甘子对照药材为对照的薄层鉴别方法。

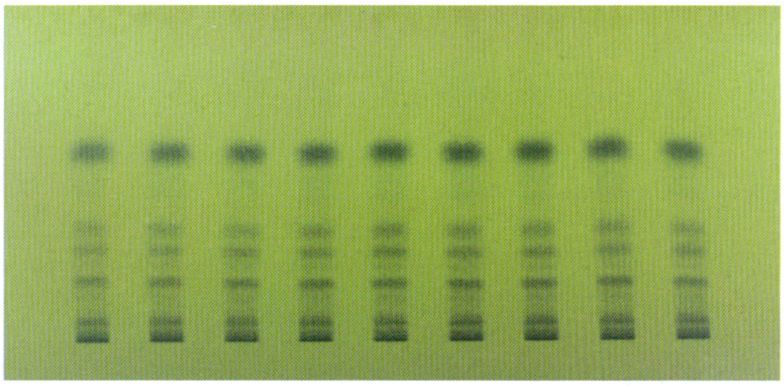

1　2　3　4　5　6　7　8　9

五味余甘子汤散薄层色谱图

1—余甘子对照药材　2~9—五味余甘子汤散样品

【功能与主治】 见《配方精选集》宗曼益西绒布著。

起草单位：甘孜藏族自治州食品药品检验所

复核单位：资阳市食品药品检验检测中心

牛黄利尿丸

Niuhuang Liniao Wan

གླང་ཆེན་གངྒ་ཆུ་བསྐྱུར།

龙钦岗嘎曲觉

【处方】 人工牛黄 30 g　红花 60 g　绿绒蒿 61 g
巴力嘎 60 g　蒂达 61 g　渣驯膏 61 g
川木香 60 g　鸭嘴花 61 g　波棱瓜子 61 g
诃子 60 g　毛诃子 61 g　余甘子 61 g
塞嘎 60 g　蒺藜 61 g　冬葵果 61 g
螃蟹 60 g　芫荽 61 g

【制法】 以上十七味，粉碎成细粉，过筛，混匀，用水泛丸，干燥，即得。

【性状】 本品为黄棕色至棕色水丸；气微香，味微苦。

【鉴别】（1）取本品，置显微镜下观察：花粉粒类圆形、边缘光滑，有的可见瘤状突起，直径 30~60 μm（鸭嘴花）。网纹导管易见，较大，多 30~80 μm（川木香）。花粉粒类圆形、椭圆形或橄榄形，直径约至 60 μm，具 3 个萌发孔，外壁有齿状突起（红花）。螺纹导管和网纹导管多见，以螺纹导管为主，直径 12~39 μm（蒂达）。种皮表皮细胞表面观呈类多角形或不规则形，细胞排列紧密，内含棕色物质（波棱瓜子）。

（2）取本品 5 g，研细，加乙醇 50 ml，超声处理 30 分钟，滤过，滤液蒸干，残渣加乙醇 0.5 ml 使溶解，作为供试品溶液。另取没食子酸对照品，加乙醇制成每 1 ml 含 0.2 mg 的溶液。照薄层色谱法（通则 0502）试验，吸取上述两种溶液各 5 μl，分别点于同一聚酰胺薄膜上，以乙酸乙酯 - 甲酸（3：1）为展开剂，展开，取出，晾干，喷以 5% 三氯化铁乙醇溶液，供试品色谱中，在与对照品色谱相应的位置上，显相同颜色的斑点。

【检查】 除溶散时限外，应符合丸剂项下有关的各项规定（通则 0108）。

【浸出物】 照醇溶性浸出物测定法（通则 2201）项下的热浸法测定，用 70% 乙醇作溶剂，不得少于 20.0%。

【功能与主治】 མཆིན་ཁྲག་རྒྱས་པ་དང་། དུག་ནད་རུས་ལ་ཞེན་པ། སྐྱག་པོ་རྩ་ལ་བྱེར་བ། ཚ་ཆུའི་ནད་དང་ལྷག་པར་འབམ་ཆུའི་ནད་ལ་ཕན།
清肝，利尿。用于肝肿大、肝硬化、肝腹水、脉管炎、热性水肿等。

【用法与用量】 温开水送服或嚼服。一次 0.5~3 g，一日 1~2 次；或遵医嘱。

【注意】 本品含马兜铃酸，可引起肾脏损害等不良反应；儿童及老年人慎用；孕妇、婴幼儿及肾功能不全者禁用。

【规格】（1）每 4 丸重 1 g；（2）每丸重 0.5 g；（3）每丸重 1~1.5 g

【贮藏】密封。

牛黄利尿丸质量标准起草说明

【制剂名称】制剂中文名为牛黄利尿丸，拼音名为 Niuhuang Liniao Wan，藏文名为“གླང་ཆེན་གནྜ་ཆུ་བསྒྱུར།”，藏文音译名按《临床札记·庄严》翻译为“龙钦岗嘎曲觉”。

【处方来源】《临床札记 · 庄严》《ཞིན་ཏིག་མཛེས་རྒྱན་བདུད་རྩི་སྨན་མཛོད།》

གླང་ཆེན་གནྜ་ཆུ་བསྒྱུར་འདྲ་མིན་ནི། །གི་ཝཾ་དགུ་སྙིང་འབྲས་གསུམ་སྲད་(དཀར་ནག་)གཟེ་མ། །ཟླུམ་པ་ཐིག་ཐིན་ཙ་སུ་སྦྱར་བ་ཡི། །གླང་ཆེན་གནྜའི་ཆུ་བསྒྱུར་ཞེས་བྱ་སྟེ། །ཡུད་པ་དམར་ན་མཚལ་དང་ཙུ་གང་དང་། །ཚན་དན་བསྣན་པས་སྐྱག་པོ་བྱེར་ཆུ་དང་། །དུག་ནད་ཉུས་ཞེན་དམུ་ཆུ་མཆིན་རྒྱས་ནད། །རྐང་འབམ་དབུགས་ཐུང་ནད་ཀུན་འཇོམས་པར་བྱེད། ། (གི་ཕང་དགུ་པ་ནི། གི་ཕང་གུར་གུམ་ཨུཏྤལ་བ་ལེ་ཀ །ཏིག་ཏ་ཟྭག་ཞུན་རུ་ཏ་བ་ཤ་ཀ །གསེར་གྱི་མེ་ཏོག་ག་ར་གི་ཕང་དགུ །)

【鉴别】（1）显微鉴别 本品粉末花粉粒、网纹导管、种皮表皮细胞等显微特征明显，易于查看。

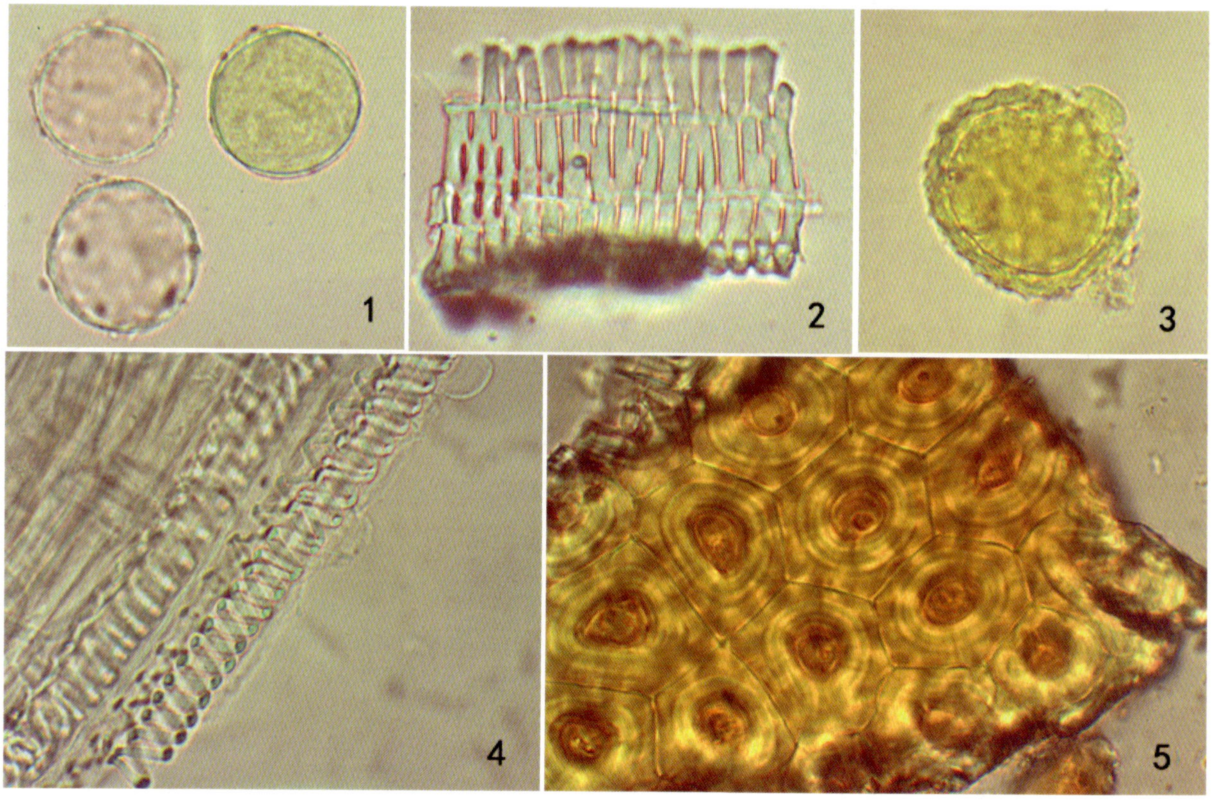

牛黄利尿丸粉末显微特征

1—花粉粒（鸭嘴花） 2—网纹导管（川木香） 3—花粉粒（红花）

4—螺纹导管（蒂达） 5—种皮表皮细胞（波棱瓜子）

（2）薄层鉴别　建立了以没食子酸对照品为对照的薄层鉴别方法。

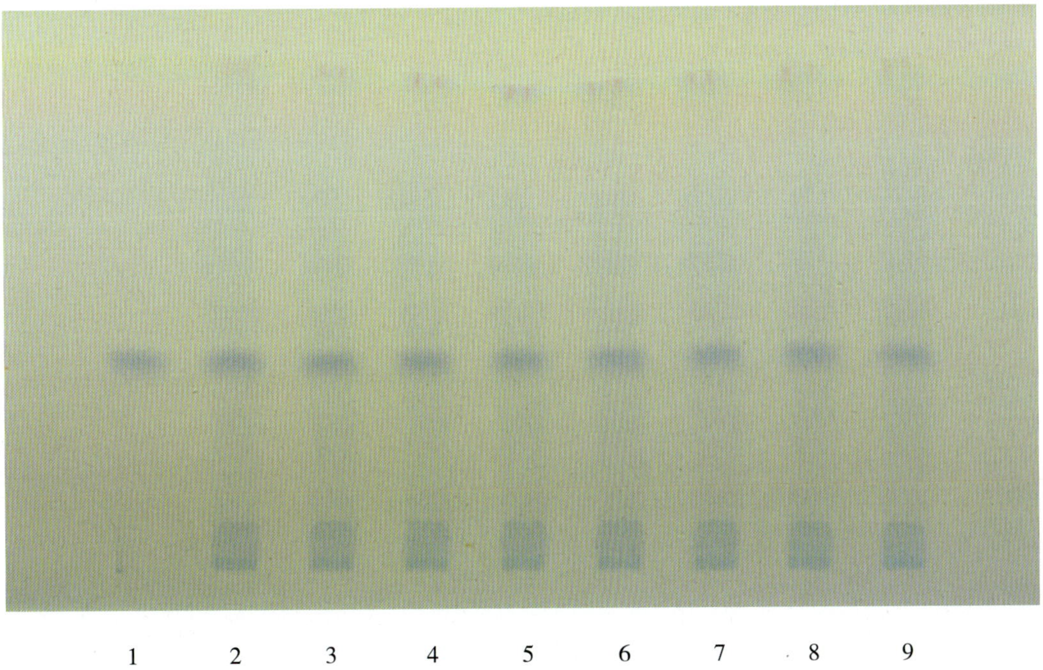

牛黄利尿丸薄层色谱图

1—没食子酸对照品　2~9—牛黄利尿丸样品

【功能与主治】 见《临床札记·庄严》。

起草单位：甘孜藏族自治州食品药品检验所

复核单位：资阳市食品药品检验检测中心

龙青久吉丸 སྤང་ཆེན་བཅུ་གཅིག

Longqingjiuji Wan 龙青久吉

【处方】人工牛黄 30 g　红花 97 g　紫檀香 97 g
石灰华 97 g　鸭嘴花 97 g　矮紫堇 97 g
渣驯膏 97 g　蒂达 97 g　土木香 97 g
芫荽 97 g　绿绒蒿 97 g

【制法】以上十一味，粉碎成细粉，过筛，混匀，用水泛丸，干燥，即得。

【性状】本品为棕黄色至红棕色的水丸；气微香，味苦。

【鉴别】（1）取本品，置显微镜下观察：花粉粒类圆形、椭圆形或橄榄形，直径约至 60 μm，具 3 个萌发孔，外壁有齿状突起（红花）。木纤维成束，棕红色或黄棕色，壁稍厚，纹孔较密；有的木纤维束周围细胞含草酸钙方晶，形成晶纤维，含晶细胞的壁不均匀木化，增厚（紫檀香）。

（2）取本品 5 g，研细，加甲醇 30 ml，超声处理 20 分钟，滤过，滤液蒸干，残渣加乙醇 1 ml 使溶解，作为供试品溶液。另取胆酸对照品，加乙醇制成每 1 ml 含 1 mg 的溶液，作为对照品溶液。照薄层色谱法（通则 0502）试验，吸取上述两种溶液各 5~10 μl，分别点于同一硅胶 G 薄层板上，以正己烷 - 乙酸乙酯 - 甲醇 - 醋酸（20：25：3：2）的上层溶液为展开剂，展开，取出，晾干，喷以 10% 硫酸乙醇溶液，加热至斑点显色清晰，置紫外光灯（365 nm）下检视。供试品色谱中，在与对照品色谱相应的位置上，显相同颜色的荧光斑点。

【检查】除溶散时限外，应符合丸剂项下有关的各项规定（通则 0108）。

【浸出物】照醇溶性浸出物测定法（通则 2201）项下的热浸法测定，用 70% 乙醇作溶剂，不得少于 19.0%。

【功能与主治】སྨན་པའི་ཚ་བ་རྒྱས་ལ་བསྟེགས།

清肝热，助消化。用于“木布”热性疾病及肝炎。

【用法与用量】温开水送服或嚼服。一次 0.5~3 g，一日 1~2 次；或遵医嘱。

【规格】（1）每 4 丸重 1 g；（2）每丸重 0.5 g；（3）每丸重 1~1.5 g

【贮藏】密封。

龙青久吉丸质量标准起草说明

【制剂名称】制剂中文名为龙青久吉丸，拼音名为 Longqingjiuji Wan，藏文名为

“གླང་ཆེན་བཅུ་གཅིག”，藏文音译名按《临床札记·精粹》翻译为“龙青久吉”。

【处方来源】《临床札记·精粹》《ཟིན་ཏིག་གཅེས་པར་བཏུས་པའི་ཁ་སྐོང་ཡང་ཏིག་སྨན་གྱི་སྦྱོར་སྡེ་འཆི་མེད་བདུད་རྩིའི་བཅུད་ལེན།》

ཉམས་ཡིག་གླང་ཆེན་བཅུ་གཅིག་ནི། །གི་ཝང་ཙན་དན་ཙ་གུར་བ་ཤ་ཀ །རི་སྔོན་བྲག་ཞུན་ཏིག་ཏ་མ་ནུ་དང་། །ཨ་རུ་ཨུཏྤལ་གར་སྦྲུར་བསྐོལ་གྲང་འཕྲུལ། །གླང་ཆེན་བཅུ་གཅིག་སྨུག་པོའི་ཚ་བ་འཇོམས། །

【鉴别】（1）显微鉴别　本品粉末花粉粒、木纤维显微特征明显，易于查看。

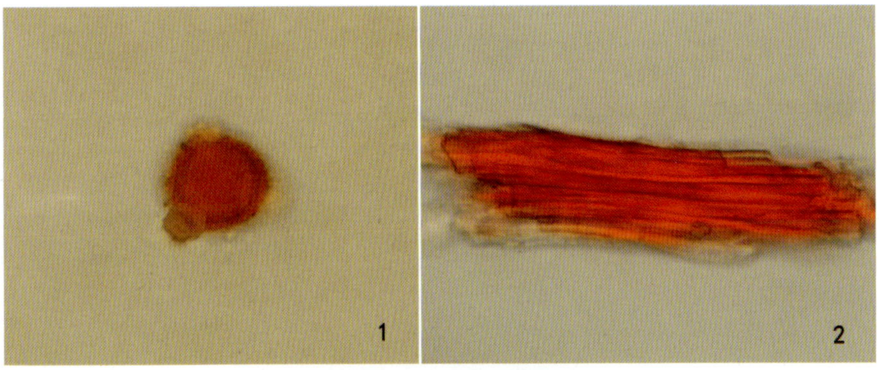

龙青久吉丸粉末显微特征

1—花粉粒（红花）　2—木纤维（紫檀香）

（2）薄层鉴别　建立了以胆酸对照品为对照的薄层鉴别方法。

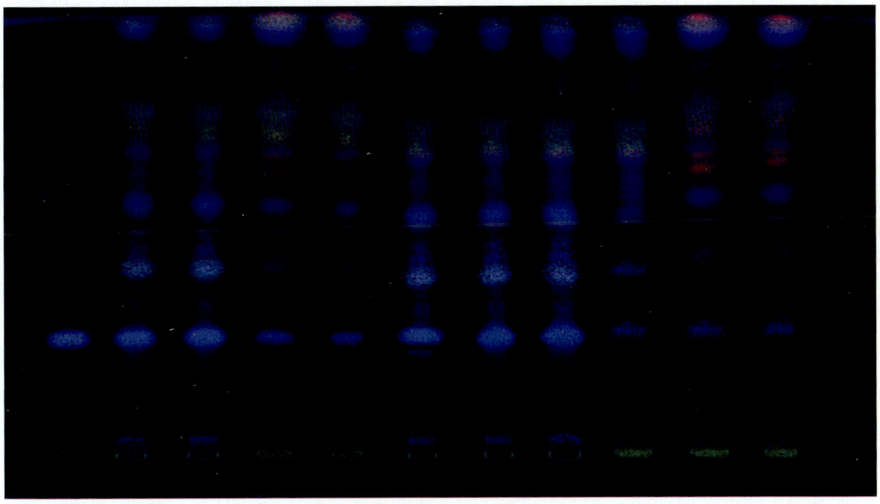

1　2　3　4　5　6　7　8　9　10　11

龙青久吉丸薄层色谱图

1—胆酸对照品　2~11—龙青久吉丸样品

【功能与主治】见《临床札记·精粹》。

起草单位：阿坝藏族羌族自治州食品药品检验研究中心

复核单位：四川省药品检验研究院

四味干姜丸　སྨན་སྒ་བཞི་པ།

Siwei Ganjiang Wan　曼嘎秀巴

【处方】干姜 615 g　　阿魏 110 g　　土木香 110 g
紫硇砂 165 g

【制法】以上四味，粉碎成细粉，过筛，混匀，用水泛丸，干燥，即得。

【性状】本品为黄白色至淡黄色的水丸；气香，味辛。

【鉴别】（1）取本品，置显微镜下观察：淀粉粒众多，长卵形、三角状卵形、椭圆形、类圆形或不规则形，直径 5~14 μm，脐点点状，位于较小端，也有呈裂缝状者，层纹有的明显（干姜）。网纹导管多见，易破碎，具缘纹孔导管少见（土木香）。

（2）取本品 2 g，研细，加乙酸乙酯 20 ml，超声处理 10 分钟，滤过，滤液作为供试品溶液。另取干姜对照药材 1 g，同法制成对照药材溶液。照薄层色谱法（通则 0502）试验，吸取上述两种溶液各 5~10 μl，分别点于同一硅胶 G 薄层板上，以石油醚（60~90℃）-三氯甲烷-乙酸乙酯（2∶1∶1）为展开剂，展开，取出，晾干，喷以香草醛硫酸试液，在 105℃加热至斑点显色清晰。供试品色谱中，在与对照药材色谱相应的位置上，显相同颜色的主斑点。

【检查】除溶散时限外，应符合丸剂项下有关的各项规定（通则 0108）。

【浸出物】照醇溶性浸出物测定法（通则 2201）项下的热浸法测定，用 70% 乙醇作溶剂，不得少于 28.0%。

【功能与主治】མཁལ་རྐེད་རྩིབ་ལོགས་ཟུག་དང་དབུགས་མི་བདེ། །སྐྱིགས་བུ་ཁ་གདོང་གཡོ་བའི་ནད་རྣམས་སེལ། །
温里散寒，行气止痛。用于口眼㖞斜、腰酸背痛、呼吸不畅、嗝逆嗳气等。

【用法与用量】温开水送服或嚼服。一次 0.5~3 g，一日 1~2 次；或遵医嘱。

【规格】（1）每 4 丸重 1 g；（2）每丸重 0.5 g；（3）每丸重 1~1.5 g

【贮藏】密封。

四味干姜丸质量标准起草说明

【制剂名称】制剂中文名为四味干姜丸，拼音名为 Siwei Ganjiang Wan，藏文名为“སྨན་སྒ་བཞི་པ།”，藏文音译名按《四部医典》翻译为“曼嘎秀巴”。

【处方来源】《四部医典》《དཔལ་ལྡན་རྒྱུད་བཞི།》

སྨན་སྣ་བཞི་པ་ནི། སྣ་དང་ཤིང་ཀུན་ཨ་རུ་ཁ་རུ་ཚ། །བྱུར་དཀར་སྦྱར་བའི་སྨན་སྣ་བཞི་པ་སྟེ། །མཁལ་རྐེད་རྫིང་ལོགས་ཟུག་དང་དབུགས་མི་བདེ། །གྲིགས་བུ་ཁ་གདོང་གཡོ་བའི་ནད་རྣམས་སེལ། །

【鉴别】（1）显微鉴别　本品粉末淀粉粒和导管显微特征明显，易于查看。

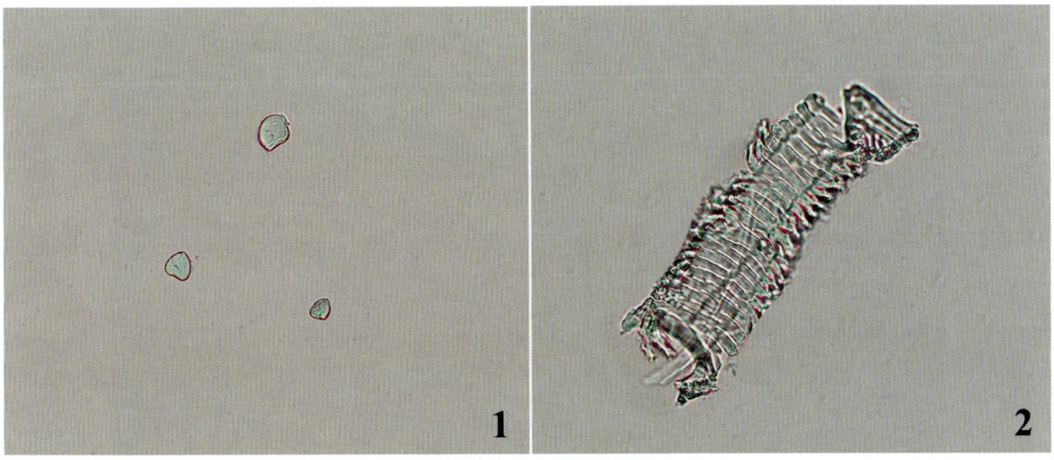

四味干姜丸粉末显微特征

1—淀粉粒（干姜）　2—导管（土木香）

（2）薄层鉴别　建立了以干姜对照药材为对照的薄层鉴别方法。

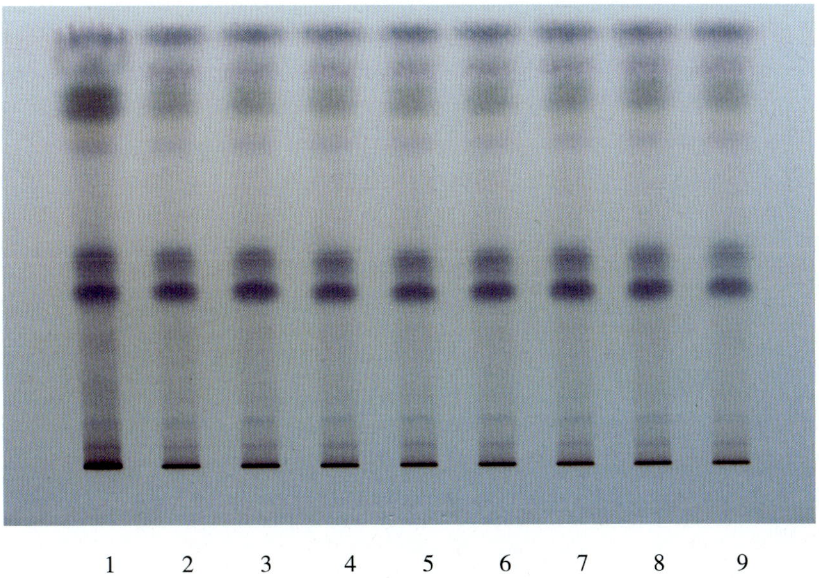

四味干姜丸薄层色谱图

1—干姜对照药材　2~9—四味干姜丸样品

【功能与主治】 见《四部医典》。

起草单位：阿坝藏族羌族自治州食品药品检验研究中心

复核单位：资阳市食品药品检验检测中心

四味石榴丸　སེ་འབྲུ་བཞི་པ།

Siwei Shiliu Wan　赛朱秀巴

【处方】 石榴子 400 g　　肉桂 200 g　　苏麦 200 g
荜茇 200 g

【制法】 以上四味，粉碎成细粉，过筛，混匀，用水泛丸，干燥，即得。

【性状】 本品为淡黄色至棕色的水丸；气芳香，味辛辣。

【鉴别】（1）取本品，置显微镜下观察：石细胞类圆形或类长方形，直径 32~88 μm，壁一面菲薄（肉桂）。种皮细胞红棕色，表面观呈长多角形（荜茇）。内种皮厚壁细胞黄棕色、红棕色或深棕色，表面观多角形，壁厚，胞腔内含硅质块（苏麦）。

（2）取本品 2 g，研细，加丙酮 10 ml，超声处理 15 分钟，滤过，滤液作为供试品溶液。另取桂皮醛对照品，加乙醇制成每 1 ml 含 1 μl 的溶液，作为对照品溶液。照薄层色谱法（通则 0502）试验，吸取上述两种溶液各 3~6 μl，分别点于同一硅胶 G 薄层板上，以石油醚（60~90℃）- 乙酸乙酯（17：3）为展开剂，展开，取出，晾干，喷以二硝基苯肼乙醇试液。供试品色谱中，在与对照品色谱相应的位置上，显相同颜色的斑点。

（3）取本品 5 g，研细，加无水乙醇 50 ml，超声处理 30 分钟，滤过，滤液蒸干，残渣加水 15 ml 使溶解，加三氯甲烷振摇提取 2 次，每次 15 ml，合并三氯甲烷液，蒸干，残渣加三氯甲烷 1 ml 使溶解，作为供试品溶液。另取胡椒碱对照品，加三氯甲烷制成每 1 ml 含 1 mg 的溶液，作为对照品溶液。照薄层色谱法（通则 0502）试验，吸取上述两种溶液各 5 μl，分别点于同一硅胶 G 薄层板上，以环己烷 - 乙酸乙酯（3：2）为展开剂，展开，取出，晾干，置紫外光灯（365 nm）下检视。供试品色谱中，在与对照品色谱相应的位置上，显相同颜色的荧光斑点。

【检查】 除溶散时限外，应符合丸剂项下有关的各项规定（通则 0108）。

【浸出物】 照醇溶性浸出物测定法（通则 2201）项下的热浸法测定，用 70% 乙醇作溶剂，不得少于 25.0%。

【功能与主治】 ཕོ་བའི་གཞི་འཛིན་མེ་དྲོད་གསོ་བར་བྱེད། །ནད་གཞི་ཅི་ལས་གྱུར་ཀྱང་དང་ག་འབྱེད། །
健胃消食，散寒止痛。用于消化不良，胃寒腹痛。

【用法与用量】 温开水送服或嚼服。一次 0.5~3 g，一日 1~2 次；或遵医嘱。

【规格】（1）每 4 丸重 1 g；（2）每丸重 0.5 g；（3）每丸重 1~1.5 g

【贮藏】 密闭，防潮。

四味石榴丸质量标准起草说明

【制剂名称】制剂中文名为四味石榴丸，拼音名为Siwei Shiliu Wan，藏文名为“སེ་འབྲུ་བཞི་པ།”，藏文音译名按《临床札记·精粹》翻译为“赛朱秀巴”。

【处方来源】《临床札记·精粹》《ཟིན་ཏིག་གཅེས་པར་བཏུས་པའི་ཁ་སྐོང་ཡང་ཏིག་སྨན་གྱི་སྦྱོར་སྡེ་འཆི་མེད་བདུད་རྩིའི་བཅུད་ལེན།》སེ་འབྲུ་བཞི་པ། སེ་འབྲུ་ཤིང་ཚ་སུག་སྨེལ་པི་པི་ལིང་། །

【鉴别】（1）显微鉴别 本品粉末石细胞、种皮细胞、内种皮厚壁细胞显微特征明显，易于查看。

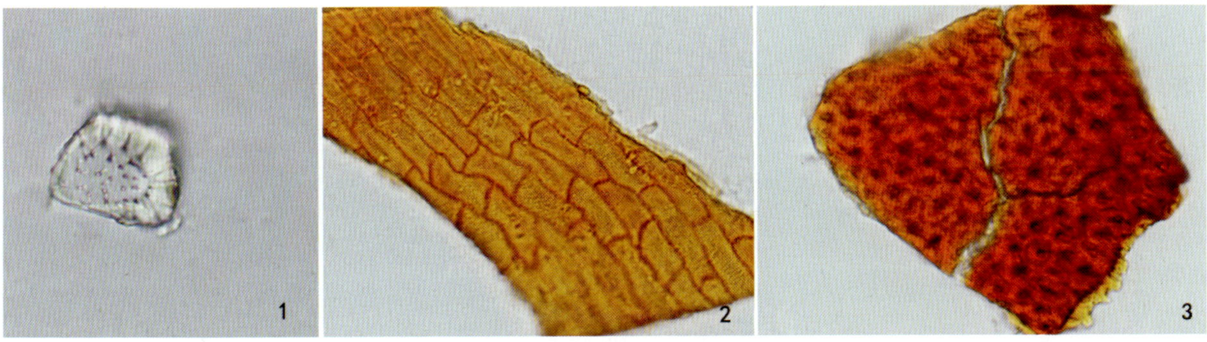

四味石榴丸粉末显微特征

1—石细胞（肉桂） 2—种皮细胞（荜茇） 3—内种皮厚壁细胞（苏麦）

（2）薄层鉴别 建立了以桂皮醛对照品、胡椒碱对照品为对照的薄层鉴别方法。

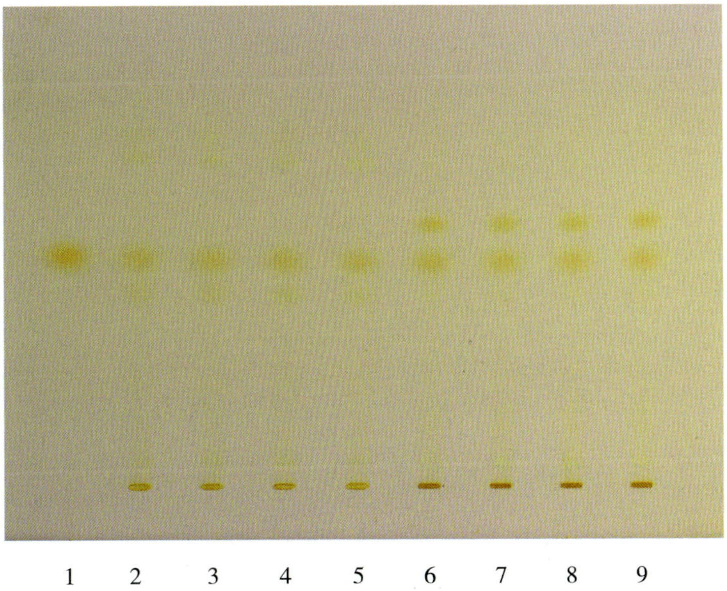

四味石榴丸薄层色谱图（一）

1—桂皮醛对照品 2~9—四味石榴丸样品

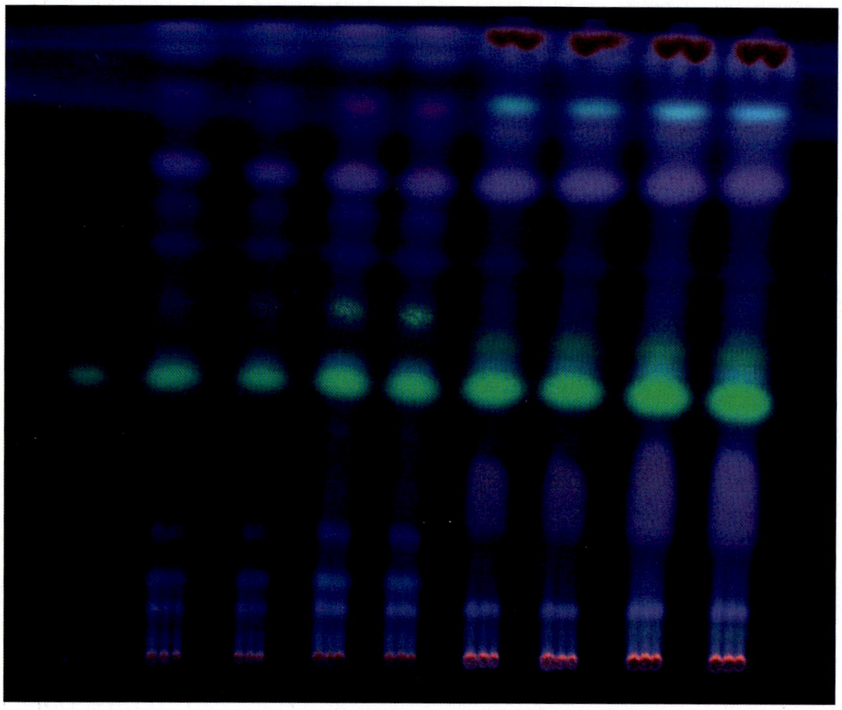

四味石榴丸薄层色谱图（二）

1—胡椒碱对照品　2~9—四味石榴丸样品

【功能与主治】 见《临床札记·精粹》。

起草单位：阿坝藏族羌族自治州食品药品检验研究中心

复核单位：四川省药品检验研究院

宁内仲津丸

Ningneizhongjin Wan

སྙིང་ནད་དྲུང་འཇིབ།

宁内仲津

【处方】榜那 44 g 诃子 270 g 沉香 90 g
肉豆蔻 90 g 丁香 90 g 广枣 90 g
苏麦 90 g 槟榔 90 g 藏菖蒲 46 g
人工麝香 10 g 川木香 90 g

【制法】以上十一味，粉碎成细粉，过筛，混匀，用水泛丸，干燥，即得。

【性状】本品为浅黄褐色至深黄褐色的水丸；气香，味苦。

【鉴别】（1）取本品，置显微镜下观察：花粉粒极面观三角形，赤道表面观双凸镜形，具 3 副合沟（丁香）。内种皮厚壁细胞黄棕色、红棕色或深棕色，表面观多角形，壁厚，胞腔内含硅质块（苏麦）。石细胞类方形、类多角形或呈纤维状，直径 14~40 μm，长至 130 μm，壁厚，孔沟细密（诃子）。内胚乳细胞多破碎，完整者呈不规则多角形或类方形，直径 56~112 μm，纹孔较多，类圆形或矩圆形（槟榔）。

（2）取本品 2 g，研细，加甲醇 20 ml，超声处理 30 分钟，滤过，滤液浓缩至约 2 ml，作为供试品溶液。另取去氢木香内酯对照品、木香烃内酯对照品，加甲醇分别制成每 1 ml 含 0.5 mg 的溶液，作为对照品溶液。照薄层色谱法（通则 0502）试验，吸取上述三种溶液各 5 μl，分别点于同一硅胶 G 薄层板上，以环己烷 - 甲酸乙酯 - 甲酸（15∶5∶1）的上层溶液为展开剂，展开，取出，晾干，喷以 5% 香草醛硫酸溶液，加热至斑点显色清晰。供试品色谱中，在与对照品色谱相应的位置上，显相同颜色的斑点。

【检查】**双酯型生物碱限量** 取本品适量，研细，取约 7 g，精密称定，置具塞锥形瓶中，加氨试液适量使润透，加二氯甲烷 100 ml，摇匀，超声处理（功率 300 W，频率 40 kHz）30 分钟，滤过，滤液于 50℃以下挥至约 20 ml，用 2% 盐酸溶液振摇提取 2 次，每次 20 ml，合并水溶液，用氨试液调节 pH 值至 8~9，用二氯甲烷振摇提取 3 次，每次 20 ml，合并二氯甲烷液，用无水硫酸钠脱水，低温挥干，残渣用 10% 甲醇（用磷酸调节 pH 值至 2）使溶解，转移至 5 ml 量瓶中，加上述 10% 甲醇至刻度，摇匀，滤过，取续滤液作为供试品溶液。取乌头双酯型生物碱对照提取物（已标示新乌头碱、次乌头碱和乌头碱的含量）约 10 mg，精密称定，置 25 ml 量瓶中，加上述 10% 甲醇稀释至刻度，摇匀，滤过，精密量取 1 ml，置 25 ml 量瓶中，加上述 10% 甲醇稀释至刻度，摇匀，作为对照品溶液。照高效液相色谱法（通则 0512）试验，以十八烷基硅烷键合硅胶为填充剂；以乙腈为流动相 A，以 0.2% 冰醋酸（用三乙胺调节 pH 值至 6.2）为流动相 B，按下表中的规定进行梯度洗脱，检测波长 235 nm，理论板数按新乌头碱峰计算应不低于 2 000。分别精密吸取供试品溶液与对照品溶液各 20 μl，注入液相色谱仪，测定，计算。本品每 1 g 含榜那以乌头碱（$C_{34}H_{47}NO_{11}$）、次乌头碱（$C_{33}H_{45}NO_{10}$）和新乌头碱（$C_{33}H_{45}NO_{11}$）的总量计，不得过 0.018 mg。

时间（分钟）	流动相 A（%）	流动相 B（%）
0~44	21 → 31	79 → 69
44~65	31 → 35	69 → 65
65~70	35	65

其他　除溶散时限外，应符合丸剂项下有关的各项规定（通则 0108）。

【浸出物】 照醇溶性浸出物测定法（通则 2201）项下的热浸法测定，用 70% 乙醇作溶剂，不得少于 28.0%。

【功能与主治】 འདི་ཡིས་སྙིང་ནད་དྲུང་ནས་འབྱིན། །

活血行气，止痛安神。用于胸闷、气短、胸痛、晕厥、失眠、心悸、心慌等。

【用法与用量】 温开水送服或嚼服。一次 0.5~3 g，一日 1~2 次；或遵医嘱。

【规格】（1）每 4 丸重 1 g；（2）每丸重 0.5 g；（3）每丸重 1~1.5 g

【贮藏】 密封。

宁内仲津丸质量标准起草说明

【制剂名称】 制剂中文名为宁内仲津丸，拼音名为 Ningneizhongjin Wan，藏文名为“སྙིང་ནད་དྲུང་འབྱིན།”，藏文音译名按《迷旁医著》翻译为“宁内仲津”。

【处方来源】《迷旁医著》《འཇུ་མི་ཕམ་སྨན་ཡིག་གཅེས་བཏུས།》

སྙིང་ནད་དྲུང་འབྱིན་ནི། སྙིང་ནད་གསོ་དཀའི་སྨན་མཆོག་ཁྱད་པར་ཅན། །བཙན་དུག་བཟང་པོ་འབྲི་ཆིལ་མ། །སྦྱོས་བྱེད་ཉིང་ཁུའི་ནང་དུ་སྦང་། །བཞིའམ་དྲུག་འགྱུར་ཨ་རུའི་ཤ །ལྷན་གཅིག་འདྲེས་རེས་འདམ་འཐག་བྱ། །ཨ་གར་ཛ་[ཛཱ]ཏི་ལི་ཤི་དང་། །སྙིང་ཞོ་ཤུག་སྐྱེལ་གོ་ཡུ་དང་། །ཕྱུ་དག་ཟླ་ཚེ་ཙ་ཏ་ཚ་བའི་སྨན། །འདི་ཡིས་སྙིང་ནད་དྲུང་ནས་འབྱིན། །

【鉴别】（1）显微鉴别　本品粉末花粉粒、内种皮厚壁细胞、石细胞等显微特征明显，易于查看。

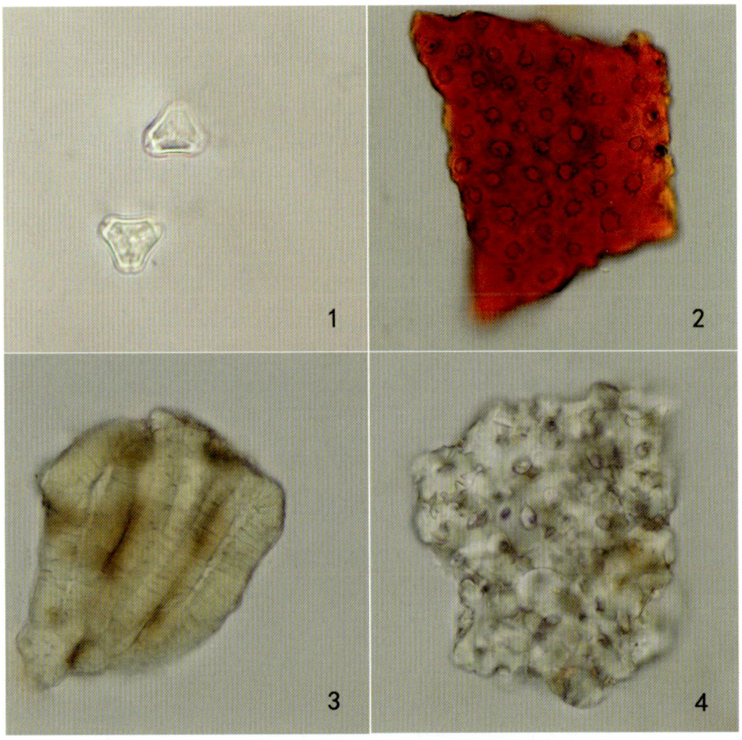

宁内仲津丸粉末显微特征

1—花粉粒（丁香） 2—内种皮厚壁细胞（苏麦） 3—石细胞（诃子） 4—内胚乳细胞（槟榔）

（2）薄层鉴别　建立了以去氢木香内酯对照品、木香烃内酯对照品为对照的薄层鉴别方法。

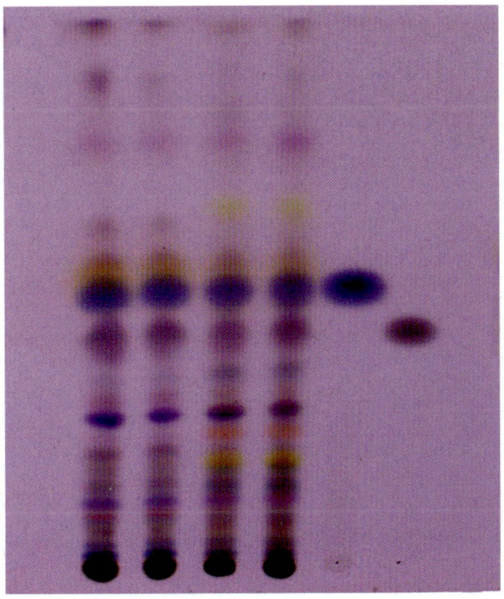

1　2　3　4　5　6

宁内仲津丸薄层色谱图

1~4—宁内仲津丸样品 5—去氢木香内酯对照品 6– 木香烃内酯对照品

【检查】 **双酯型生物碱限量** 采用HPLC法，以乌头双酯型生物碱对照提取物（已标示新乌头碱、次乌头碱和乌头碱的含量）为对照，测定制剂中乌头双酯型生物碱的含量。藏药榜那为毛茛科植物伏毛铁棒锤 *Aconitum flavum* Hand.-Mazz.、铁棒锤 *A. pendulum* Busch、工布乌头 *A. kongboense* Lauener、江孜乌头 *A. ludlowii* Exell 的干燥块根。榜那因基原和炮制工艺不同，其双酯型生物碱含量差异较大，在制定限度时，参照《中国药典》（2020年版）乌头类药材炮制品“制川乌、制草乌、附片”双酯型生物碱的限度规定（分别为：0.040%、0.040%、0.020%），以0.040%为参考限度，根据处方中榜那的用量折算，规定“本品每1 g含榜那以乌头碱（$C_{34}H_{47}NO_{11}$）、次乌头碱（$C_{33}H_{45}NO_{10}$）和新乌头碱（$C_{33}H_{45}NO_{11}$）的总量计，不得过0.018 mg”。

【功能与主治】 见《迷旁医著》。

起草单位：阿坝藏族羌族自治州食品药品检验研究中心
复核单位：四川省药品检验研究院

宁炯巴沃尼昂丸

Ningjiong Bawoni'ang Wan

གཉན་སྒྲོང་དཔའ་བོ་ཉེར་ལྔ།

宁炯巴沃尼昂

【处方】大果大戟 253 g　白狼毒 103 g　亚大黄 52 g
榜那 52 g　瑞香狼毒 52 g　硫黄 52 g
硇砂 52 g　螃蟹 52 g　人工麝香 10 g
穆库没药 52 g　人工牛黄 27 g　藏菖蒲 27 g
羌活 27 g　刺儿恩 27 g　石灰华 27 g
红花 27 g　丁香 27 g　诃子 27 g
兔耳草 27 g　棘豆 27 g

【制法】以上二十味，粉碎成细粉，过筛，混匀，用水泛丸，干燥，即得。

【性状】本品为浅棕色至褐色的水丸；气香，味微淡。

【鉴别】（1）取本品，置显微镜下观察：花粉粒众多，极面观三角形，赤道表面观双凸镜形，具 3 副合沟（丁香）。石细胞类方形、类多角形或呈纤维状，直径 14~40 μm，长至 130 μm，壁厚，孔沟细密（诃子）。花粉粒类圆形、椭圆形或橄榄形，直径约至 60 μm，具 3 个萌发孔，外壁有齿状突起（红花）。

（2）取本品 5 g，研细，加丙酮 50 ml，超声处理 20 分钟，滤过，药渣再加丙酮 30 ml，同上述操作，弃去滤液，药渣加 80% 丙酮溶液 30 ml，超声处理 30 分钟，滤过，滤液蒸干，残渣加 80% 丙酮溶液 0.5 ml 使溶解，作为供试品溶液。另取红花对照药材 0.1 g，加丙酮 10 ml，同法制备对照药材溶液。照薄层色谱法（通则 0502）试验，吸取上述两种溶液各 5~10 μl，分别点于同一硅胶 H 薄层板上，以乙酸乙酯 - 甲酸 - 水 - 甲醇（7∶2∶3∶0.4）为展开剂，展开，取出，晾干。供试品色谱中，在与对照药材色谱相应的位置上，显相同颜色的斑点。

【检查】**双酯型生物碱限量**　取本品适量，研细，取约 6 g，精密称定，置具塞锥形瓶中，加氨试液适量使润透，加二氯甲烷 50 ml，摇匀，超声处理（功率 300 W，频率 40 kHz）30 分钟，滤过，滤液于 50℃以下挥至约 20 ml，用 2% 盐酸溶液振摇提取 2 次，每次 20 ml，合并水溶液，用氨试液调节 pH 值至 8~9，用二氯甲烷振摇提取 3 次，每次 20 ml，合并二氯甲烷液，用无水硫酸钠脱水，低温挥干，残渣用 10% 甲醇（用磷酸调节 pH 值至 2）使溶解，转移至 5 ml 量瓶中，加上述 10% 甲醇至刻度，摇匀，滤过，取续滤液作为供试品溶液。取乌头双酯型生物碱对照提取物（已标示新乌头碱、次乌头碱和乌头碱的含量）约 10 mg，精密称定，置 25 ml 量瓶中，加上述 10% 甲醇稀释至刻度，摇匀，滤过，精密量取 1 ml，置 25 ml 量瓶中，加上述 10% 甲醇稀释至刻度，摇匀，作为对照品溶液。照高效液相色谱法（通则 0512）试验，以十八烷基硅烷键合硅胶为填充剂；以乙腈为流动相 A，以 0.2% 冰醋酸（用三乙胺调节 pH 值至 6.2）为流动相 B，按下表中的规定进行梯度洗脱，检测波长 235 nm，理论板数按新乌头碱峰计算应不低于 2 000。分别精密吸取供试品溶液与对照品溶液各 20 μl，注入液相色谱仪，测定，计算。本品每 1 g 含榜那以乌头碱（$C_{34}H_{47}NO_{11}$）、次乌头碱（$C_{33}H_{45}NO_{10}$）和新乌头碱（$C_{33}H_{45}NO_{11}$）的总量计，不得过 0.021 mg。

时间（分钟）	流动相 A（%）	流动相 B（%）
0~44	21 → 31	79 → 69
44~65	31 → 35	69 → 65
65~70	35	65

其他　除溶散时限外，应符合丸剂项下有关的各项规定（通则 0108）。

【浸出物】 照醇溶性浸出物测定法（通则 2201）项下的热浸法测定，用 70% 乙醇作溶剂，不得少于 27.0%。

【功能与主治】 གག་ཧྲོག་གཟེར་དང་ཡ་མའི་རིགས། །ཆུ་སེར་བདུན་དུག་གཉན་གཟེར་དུག །ཐམས་ཅད་འཇོམས་པར་བྱེད་པའི་མཆོག །

清热解毒，除湿泻下，消肿止痛。用于“亚玛”病、白喉病、咽喉炎、肠炎等。

【用法与用量】 温开水送服或嚼服。一次 0.5~3 g，一日 1~2 次；或遵医嘱。

【规格】（1）每 4 丸重 1 g；（2）每丸重 0.5 g；（3）每丸重 1~1.5 g

【贮藏】 密封。

宁炯巴沃尼昂丸质量标准起草说明

【制剂名称】 制剂中文名为宁炯巴沃尼昂丸，拼音名为 Ningjiong Bawoni′ang Wan，藏文名为“གཉན་སྦྲོང་དཔའ་བོ་ཉེར་ལྔ།”，藏文音译名按《临床札记·庄严》为“宁炯巴沃尼昂”。

【处方来源】《临床札记·庄严》《ཟིན་ཏིག་མཛེས་རྒྱན་བདུད་རྩི་སྨན་མཛོད།》

དཔའ་བོ་ཉེར་ལྔའི་སྦྱོར་བ་ནི། །ཐར་ནུ་དུར་བྱིད་ཆུ་ཙ་གསུམ། །སྦྱོང་བར་བྱེད་པའི་སྨན་གསུམ་ཡིན། །བཙན་དུག་སྟག་ཤ་རེ་ལྷག་གསུམ། །གསོད་པར་བྱེད་པའི་སྨན་གསུམ་ཡིན། །སུ་ཟེ་རྒྱ་ཚ་ཐིག་ཐིན་གསུམ། །ཙ་ལ་རྒྱུག་པའི་སྨན་གསུམ་ཡིན། །གླ་རྩི་གུ་གུལ་གི་ཝཾ་གསུམ། །འདུལ་བར་བྱེད་པའི་སྨན་གསུམ་ཡིན། །ཤུ་དག་སྤྲུ་ནག་ཨ་བྱག་གསུམ། །མཐའ་ནས་སྐྱོད་པའི་སྨན་གསུམ་ཡིན། །གུར་གུམ་ཅུ་གང་ལི་ཤི་གསུམ། །འདུ་བ་ཆ་སྙོམས་སྨན་གསུམ་ཡིན། །ཨ་རུ་ཧོང་ལེན་ཤ་ཆེན་གསུམ། །ཚོད་འཛིན་བྱེད་པའི་སྨན་གསུམ་ཡིན། །སོ་སོས་ཁ་བསྒྱུར་ནད་སྟེང་ཁྲིད། །རིལ་བུ་སྲན་དཀར་ཆུང་ཤོས་ཙམ། །བདུན་དགུ་ཉེར་གཅིག་རིམ་པས་དབྱུང་། །གག་ཧྲོག་གཟེར་དང་ཡ་མའི་རིགས། །ཆུ་སེར་བདུན་དུག་གཉན་གཟེར་དུག །ཐམས་ཅད་འཇོམས་པར་བྱེད་པའི་མཆོག །ཞེས་སོ། །

【鉴别】（1）显微鉴别　本品粉末花粉粒、石细胞显微特征明显，易于查看。

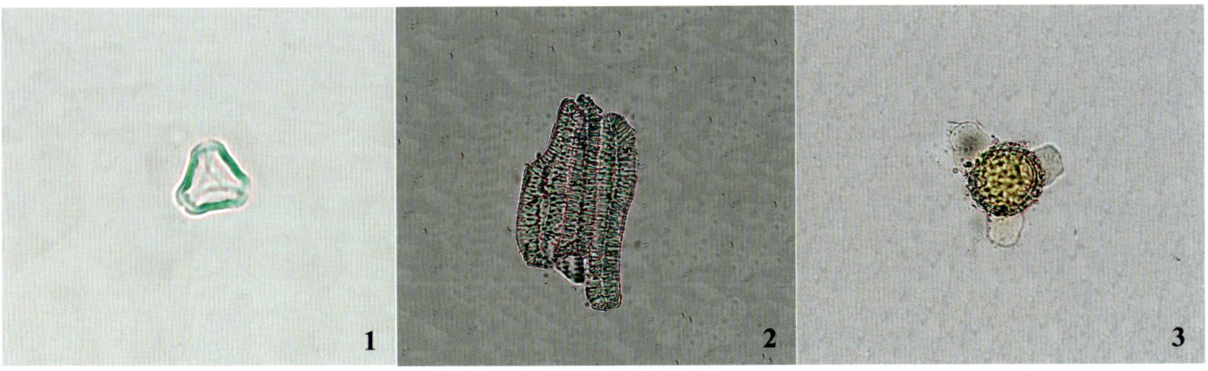

宁炯巴沃尼昂丸粉末显微特征

1—花粉粒（丁香） 2—石细胞（诃子） 3—花粉粒（红花）

（2）薄层鉴别　建立了以红花对照药材为对照的薄层鉴别方法。

宁炯巴沃尼昂丸薄层色谱图

1~8—宁炯巴沃尼昂丸样品　9—红花对照药材

【检查】 **双酯型生物碱限量**　采用 HPLC 法，以乌头双酯型生物碱对照提取物（已标示新乌头碱、次乌头碱和乌头碱的含量）为对照，测定制剂中乌头双酯型生物碱的含量。藏药榜那为毛茛科植物伏毛铁棒锤 *Aconitum flavum* Hand.-Mazz.、铁棒锤 *A. pendulum* Busch、工布乌头 *A. kongboense* Lauener、江孜乌头 *A. ludlowii* Exell 的干燥块根。榜那因基原和炮制工艺不同，其双酯型生物碱含量差异较大，在制定限度时，参照《中国药典》（2020 年版）乌头类药材炮制品“制川乌、制草乌、附片”双酯型生物碱的限度规定（分别为：0.040%、0.040%、0.020%），以 0.040% 为参考限度，根据处方中榜那的用量折算，规定“本品每 1 g 含榜那以乌头碱（$C_{34}H_{47}NO_{11}$）、次乌头碱（$C_{33}H_{45}NO_{10}$）和新乌头碱（$C_{33}H_{45}NO_{11}$）的总量计，不得过 0.021 mg”。

【功能与主治】 见《临床札记·庄严》。

起草单位：阿坝藏族羌族自治州食品药品检验研究中心

复核单位：资阳市食品药品检验检测中心

尼琼丸 ཉི་ཁྱུང་།

Niqiong Wan 尼琼

【处方】石榴子 173 g　西藏凹乳芹 24 g　苏麦 68 g
黄精 68 g　肉桂 68 g　天冬 68 g
喜马拉雅紫茉莉 68 g　荜茇 68 g　蒺藜 68 g
诃子 87 g　藏菖蒲 26 g　川木香 68 g
榜那 68 g　人工麝香 10 g　红花 68 g

【制法】以上十五味，粉碎成细粉，过筛，混匀，用水泛丸，干燥，即得。

【性状】本品为黄棕色至红棕色的水丸；气香，味淡。

【鉴别】（1）取本品，置显微镜下观察：内种皮厚壁细胞黄棕色、红棕色或深棕色，表面观多角形，壁厚，胞腔内含硅质块（苏麦）。种皮细胞红棕色，表面观呈长多角形（荜茇）。草酸钙针晶易见（天冬、黄精）。花粉粒类圆形、椭圆形或橄榄形，直径约至 60 μm，具 3 个萌发孔，外壁有齿状突起（红花）。内果皮纤维木化，上下层纵横交错排列，少数单个散在，有时纤维束与石细胞群相连结（蒺藜）。

（2）取本品 5 g，研细，加丙酮 30 ml，超声处理 20 分钟，滤过，药渣再加丙酮 30 ml，同上述操作，弃去滤液，药渣加 80% 丙酮溶液 30 ml，超声处理 30 分钟，滤过，滤液蒸干，残渣加 80% 丙酮溶液 1 ml 使溶解，作为供试品溶液。另取红花对照药材 0.5 g，同法制成对照药材溶液。照薄层色谱法（通则 0502）试验，吸取上述两种溶液各 5~10 μl，分别点于同一硅胶 H 薄层板上，以乙酸乙酯 - 甲酸 - 水 - 甲醇（7：2：3：0.4）为展开剂，展开，取出，晾干。供试品色谱中，在与对照药材色谱相应的位置上，显相同颜色的斑点。

（3）取本品 5 g，研细，加无水乙醇 30 ml，加热回流 30 分钟，滤过，滤液蒸干，残渣加水 20 ml 使溶解，滤过，滤液用石油醚（60~90℃）振摇提取 2 次，每次 20 ml，弃去石油醚液，水液再用乙酸乙酯振摇提取 2 次，每次 20 ml，合并乙酸乙酯液，蒸干，残渣加甲醇 1 ml 使溶解，作为供试品溶液。另取没食子酸对照品，加甲醇制成每 1 ml 含 1 mg 的溶液，作为对照品溶液。照薄层色谱法（通则 0502）试验，吸取上述两种溶液各 2~5 μl，分别点于同一硅胶 G 薄层板上，以乙酸乙酯 - 丁酮 - 甲酸 - 水（10：1：1：1）为展开剂，展开，取出，晾干，喷 2% 三氯化铁乙醇溶液。供试品色谱中，在与对照品色谱相应的位置上，显相同颜色的斑点。

【检查】**双酯型生物碱限量**　取本品适量，研细，取约 5 g，精密称定，置具塞锥形瓶中，加氨试液适量使润透，加二氯甲烷 50 ml，摇匀，超声处理（功率 300 W，频率 40 kHz）30 分钟，滤过，滤液于 50℃以下挥至约 20 ml，用 2% 盐酸溶液振摇提取 2 次，每次 20 ml，合并水溶液，用氨试液调节 pH 值至 8~9，用二氯甲烷振摇提取 3 次，每次 20 ml，合并二氯甲烷液，用无水硫酸钠脱水，低温挥干，残渣用 10% 甲醇（用磷酸调节 pH 值至 2）使溶解，转移至 5 ml 量瓶中，加上述 10% 甲醇至刻度，摇匀，滤过，取续滤液作为供试品溶液。取乌头双酯型生物碱对照提取物（已标示新乌头碱、次乌头碱和乌头碱的含量）约 10 mg，精密称定，置 25 ml 量瓶中，加上述 10% 甲醇稀释至刻度，摇匀，滤过，精密量取 1 ml，置 25 ml 量瓶中，加上述 10% 甲醇稀释至刻度，摇匀，作为对照品溶液。照高效液相色谱法（通则 0512）试验，以十八烷基硅烷键合硅胶为填充剂；以乙腈为流动相 A，以 0.2% 冰醋酸（用三乙胺调节 pH 值至 6.2）为流动相 B，按下表中的规定进行梯度洗脱，检测波长 235 nm，理论板数按新乌头碱峰计算应不低于 2 000。分别精密吸取供试品溶液与对照品溶液各 20 μl，注入液相色谱仪，测定，计算。本品每 1 g 含榜那以乌头碱（$C_{34}H_{47}NO_{11}$）、次乌头碱（$C_{33}H_{45}NO_{10}$）和新乌头碱（$C_{33}H_{45}NO_{11}$）的总量计，不得过 0.027 mg。

时间（分钟）	流动相 A（%）	流动相 B（%）
0~44	21 → 31	79 → 69
44~65	31 → 35	69 → 65
65~70	35	65

其他 除溶散时限外，应符合丸剂项下有关的各项规定（通则 0108）。

【浸出物】 照醇溶性浸出物测定法（通则 2201）项下的热浸法测定，用 70% 乙醇作溶剂，不得少于 36.0%。

【功能与主治】 གྲང་བ་སྨད་དུ་བྱེར་བས་མཁལ་རྡོད་ཤོར་བ་དང་། ས་བོན་ཉམས་ཤིང་འཛག་པ། ཆུ་སྡི། གྲང་རྣེགས། གྲང་སྡིན། གྲང་གྲུམ་སོགས་དང་། དེས་རྐྱེན་པའི་གཉན་གཟེར་རིགས་ཀུན་ལ་ཕན།

温肾固精，散寒除痹。用于腰膝酸痛、遗精、下肢无力、尿频、尿急、关节疼痛等。

【用法与用量】 温开水送服或嚼服。一次 0.5~3 g，一日 1~2 次；或遵医嘱。

【规格】（1）每 4 丸重 1 g；（2）每丸重 0.5 g；（3）每丸重 1~1.5 g

【贮藏】 密封。

尼琼丸质量标准起草说明

【制剂名称】 制剂中文名为尼琼丸，拼音名为 Niqiong Wan，藏文名为“ཉི་ཁྱུང་།”，藏文音译名按《临床札记·庄严》翻译为“尼琼”。

【处方来源】《临床札记·庄严》《ཟིན་ཏིག་མཛེས་རྒྱན་བདུད་རྩི་སྨན་མཛོད།》

ཉི་ཁྱུང་ངམ་སེ་འབྲུ་བཅོ་ལྔའི་སྦྱོར་བ་ནི། །སེ་འབྲུ་ལྔ་[སེ་འབྲུ་ཤིང་ཚ་སུག་སྨེལ་པི་ལིང་སྐྱེའམ་གུར་གུམ་ཚ་གྲང་སྐབས་བསྟུན་ནོ་]དང་ཁྱུང་ལྔ་དང་། །རྩ་བ་ལྔ་[བ་སྤྲུ་ར་མཉེ་ཉེ་ཤིང་གཟེ་མ་ལྕ་བ་ལྔ་]སྦྱར་བ་བཅོ་ལྔ་འདྲེས། །མཁལ་མར་གྲང་གཞན་རྩ་དཀར་དང་། །གྲུམ་བུ་བ་རྟ་མཁལ་གཙོང་སེལ། །

【鉴别】（1）显微鉴别　本品粉末内种皮厚壁细胞、种皮细胞、草酸钙针晶等显微特征明显，易于查看。

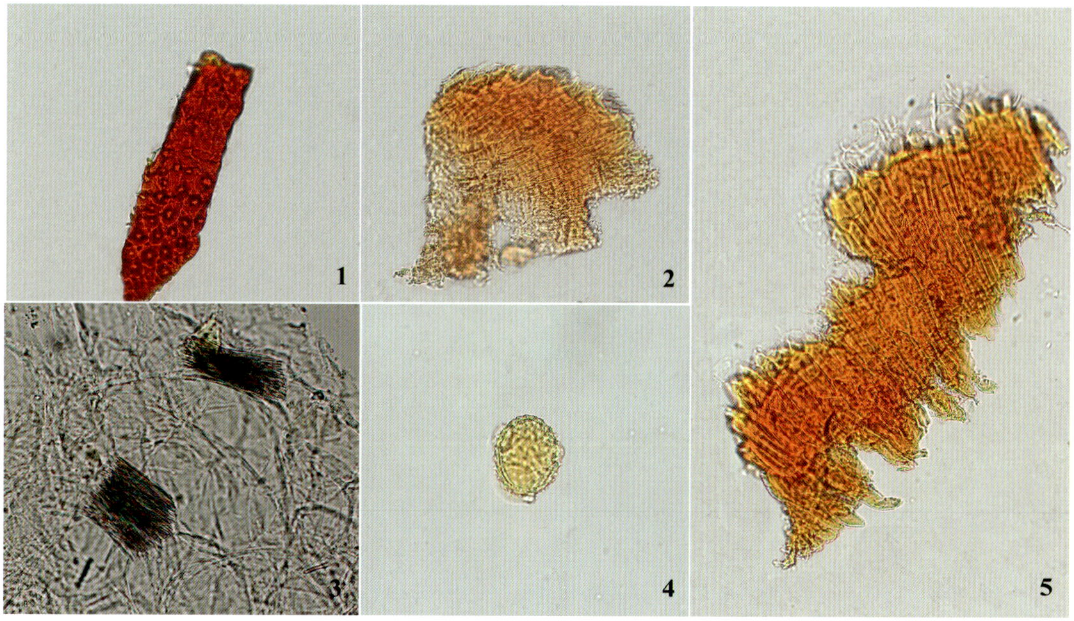

尼琼丸粉末显微特征

1—内种皮厚壁细胞（苏麦）　2—种皮细胞（荜茇）　3—草酸钙针晶（天冬、黄精）
4—花粉粒（红花）　5—内果皮纤维（蒺藜）

（2）薄层鉴别　建立了以红花对照药材和没食子酸对照品为对照的薄层鉴别方法。

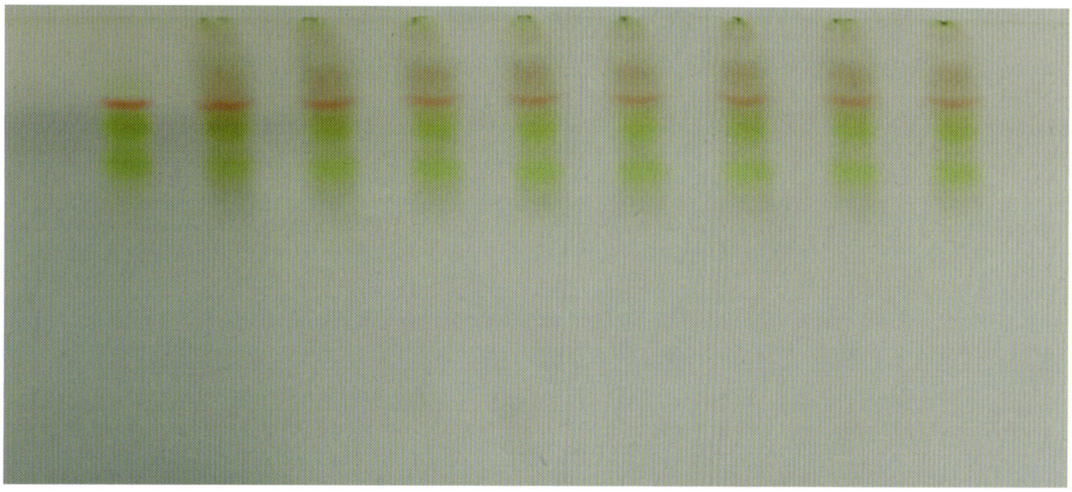

1　2　3　4　5　6　7　8　9

尼琼丸薄层色谱图（一）

1—红花对照药材　2~9—尼琼丸样品

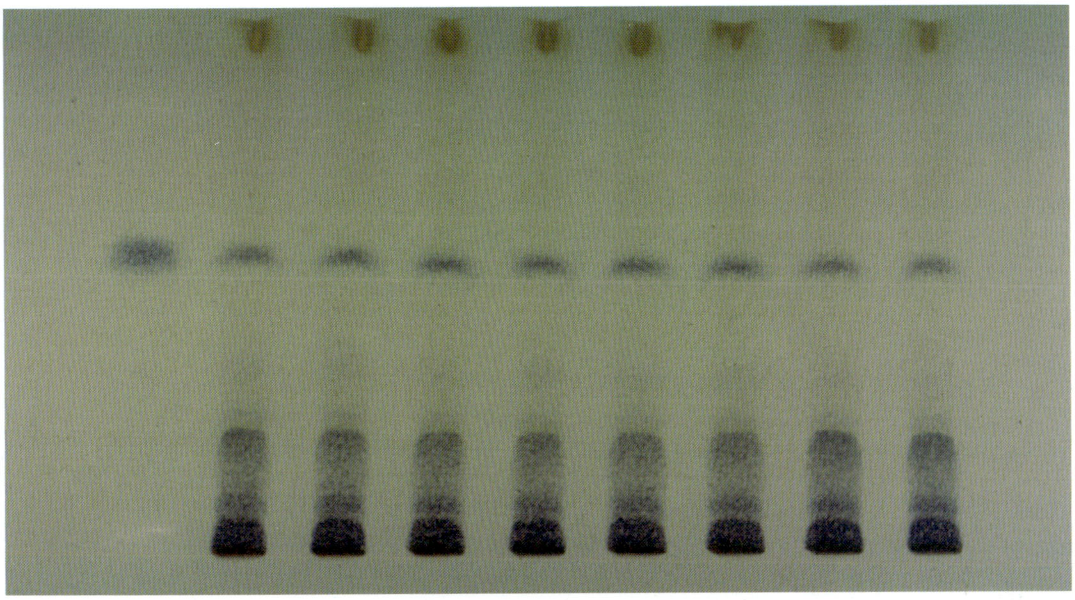

1　2　3　4　5　6　7　8　9

尼琼丸薄层色谱图（二）

1—没食子酸对照品　2~9—尼琼丸样品

【检查】 **双酯型生物碱限量**　采用 HPLC 法，以乌头双酯型生物碱对照提取物（已标示新乌头碱、次乌头碱和乌头碱的含量）为对照，测定制剂中乌头双酯型生物碱的含量。藏药榜那为毛茛科植物伏毛铁棒锤 *Aconitum flavum* Hand.-Mazz.、铁棒锤 *A. pendulum* Busch、工布乌头 *A. kongboense* Lauener、江孜乌头 *A. ludlowii* Exell 的干燥块根。榜那因基原和炮制工艺不同，其双酯型生物碱含量差异较大，在制定限度时，参照《中国药典》（2020 年版）乌头类药材炮制品“制川乌、制草乌、附片”双酯型生物碱的限度规定（分别为：0.040%、0.040%、0.020%），以 0.040% 为参考限度，根据处方中榜那的用量折算，规定“本品每 1 g 含榜那以乌头碱（$C_{34}H_{47}NO_{11}$）、次乌头碱（$C_{33}H_{45}NO_{10}$）和新乌头碱（$C_{33}H_{45}NO_{11}$）的总量计，不得过 0.027 mg”。

【功能与主治】 见《临床札记·庄严》。

起草单位：阿坝藏族羌族自治州食品药品检验研究中心

复核单位：资阳市食品药品检验检测中心

亚吉顿巴丸

Yajidunba Wan

གཡའ་ཀྱི་བདུན་པ།

亚吉顿巴

【处方】金腰草 250 g　　诃子 125 g　　光明盐 125 g
红花 125 g　　荜茇 125 g　　白及 125 g
巴力嘎 125 g

【制法】以上七味，粉碎成细粉，过筛，混匀，用水泛丸，干燥，即得。

【性状】本品为黄棕色至棕色的水丸；气香，味微苦。

【鉴别】（1）取本品，置显微镜下观察：种皮细胞红棕色，表面观呈长多角形（荜茇）。石细胞类方形、类多角形或呈纤维状，直径 14~40 μm，长至 130 μm，壁厚，孔沟细密（诃子）。花粉粒类圆形、椭圆形或橄榄形，直径约至 60 μm，具 3 个萌发孔，外壁有齿状突起（红花）。

（2）取本品 4 g，研细，加丙酮 30 ml，超声处理 20 分钟，滤过，药渣再加丙酮 30 ml，同上述操作，弃去滤液，药渣加 80% 丙酮溶液 30 ml，超声处理 30 分钟，滤过，滤液蒸干，残渣加 80% 丙酮溶液 2 ml 使溶解，作为供试品溶液。另取红花对照药材 0.5 g，除溶剂用量为 10 ml 外，同法制备对照药材溶液。照薄层色谱法（通则 0502）试验，吸取上述两种溶液各 2~5 μl，分别点于同一硅胶 H 薄层板上，以乙酸乙酯 - 甲酸 - 水 - 甲醇（7：2：3：0.4）为展开剂，展开，取出，晾干。供试品色谱中，在与对照药材色谱相应的位置上，显相同颜色的斑点。

【检查】除溶散时限外，应符合丸剂项下有关的各项规定（通则 0108）。

【浸出物】照醇溶性浸出物测定法（通则 2201）项下的热浸法测定，用 70% 乙醇作溶剂，不得少于 33.0%。

【功能与主治】མཁྲིས་ནད་ཞི་བདུན་མ་ལུས་འཇོམས། །ཁྱད་པར་ཕྲ་ཡ་ནག་པོ་སེལ། །
清热解毒，消炎利胆。用于急慢性胆囊炎、黄疸型肝炎、淤胆型肝炎等肝胆疾病。

【用法与用量】温开水送服或嚼服。一次 0.5~3 g，一日 1~2 次；或遵医嘱。

【注意】本品含马兜铃酸，可引起肾脏损害等不良反应；儿童及老年人慎用；孕妇、婴幼儿及肾功能不全者禁用。

【规格】（1）每 4 丸重 1 g；（2）每丸重 0.5 g；（3）每丸重 1~1.5 g

【贮藏】密封。

亚吉顿巴丸质量标准起草说明

【制剂名称】 制剂中文名为亚吉顿巴丸，拼音名为 Yajidunba Wan，藏文名为“གཡའ་ཀྱི་བདུན་པ།”，藏文音译名按《藏医秘诀宝源》翻译为“亚吉顿巴”。

【处方来源】《藏医秘诀宝源》《མན་ངག་རིན་ཆེན་འབྱུང་གནས།》

གཡའ་ཀྱི་བདུན་པ་གཡའ་ཀྱི་[ཞོ་ལྔ་སྐར་གང་]གསེར་མདོག་[ཞོ་ལྔ་སྐར་གང་]དང་། །རྒྱམ་ཚྭ་[ཞོ་དོ་]གུར་གུམ་[ཞོ་གསུམ་]ཕི་ལིང་[ཞོ་དོ་]བ་ལེ་ཀ[ཞོ་བཞི]། །པ་ཏོ་ལ་[སྐོགས་བཤུས་ཞོ་གང་སྐར་བཞི་]སྦྱར་མཁྲིས་ནད་ཞི་བདུན་འཇོམས། །ཁྱད་པར་མཁྲིས་པ་ཀླུ་ཡ་ནག་པོ་སེལ། །

【鉴别】（1）显微鉴别　本品粉末种皮细胞、石细胞、花粉粒显微特征明显，易于查看。

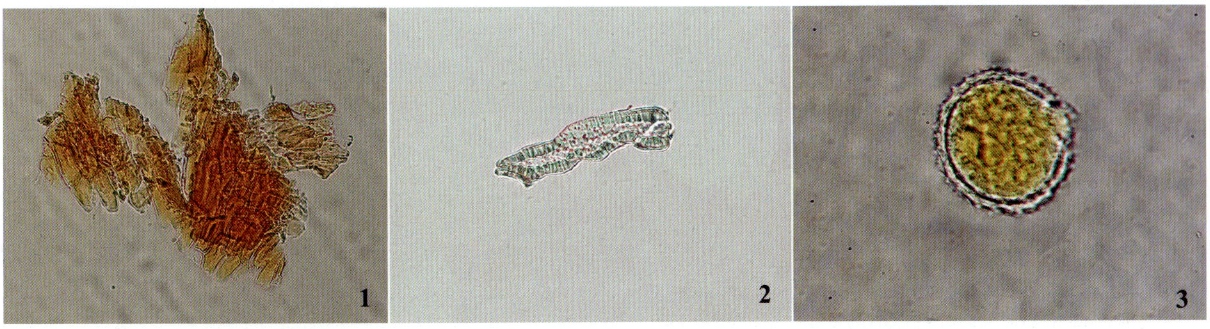

亚吉顿巴丸粉末显微特征

1—种皮细胞（荜茇）　2—石细胞（诃子）　3—花粉粒（红花）

（2）薄层鉴别　建立了以红花对照药材为对照的薄层鉴别方法。

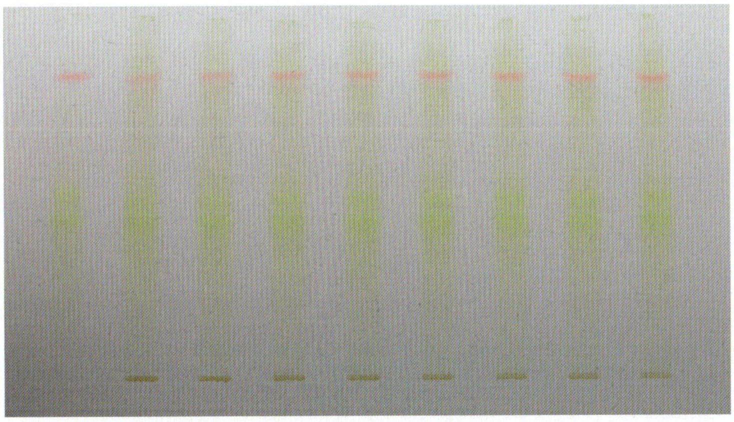

1　2　3　4　5　6　7　8　9

亚吉顿巴丸薄层色谱图

1—红花对照药材　2~9—亚吉顿巴丸样品

【功能与主治】 见《藏医秘诀宝源》。

起草单位：阿坝藏族羌族自治州食品药品检验研究中心

复核单位：资阳市食品药品检验检测中心

多喜曼秋丸

Duoximanqiu Wan

སྟོབས་བསྐྱེད་སྨན་མཆོག

多喜曼秋

【处方】诃子 39 g　　毛诃子 39 g　　余甘子 39 g
渣驯膏 39 g　　石榴子 77 g　　肉桂 39 g
苏麦 39 g　　荜茇 39 g　　人工牛黄 30 g
红花 38 g　　甘草 38 g　　洼瓣花 38 g
石灰华 38 g　　红景天 38 g　　冰糖 196 g
手参 38 g　　寒水石 196 g

【制法】以上十七味，粉碎成细粉，过筛，混匀，用水泛丸，干燥，即得。

【性状】本品为黄色或黄褐色的水丸；气微香，味苦、回甜。

【鉴别】（1）取本品，置显微镜下观察：石细胞类方形、类多角形或呈纤维状，直径 14~40 μm，长至 130 μm，壁厚，孔沟细密（诃子）。花粉粒类圆形、椭圆形或橄榄形，直径约至 60 μm，具 3 个萌发孔，外壁有齿状突起（红花）。内种皮厚壁细胞黄棕色、红棕色或深棕色，表面观多角形，壁厚，胞腔内含硅质块（苏麦）。纤维大多单个散在，长梭形，长 195~920 μm，直径约至 50 μm，壁厚，木化，纹孔不明显（肉桂）。

（2）取本品 5 g，研细，加丙酮 30 ml，超声处理 20 分钟，滤过，药渣再加丙酮 30 ml，同上述操作，弃去滤液，药渣加 80% 丙酮溶液 30 ml，超声处理 30 分钟，滤过，滤液蒸干，残渣加 80% 丙酮溶液 1 ml 使溶解，作为供试品溶液。另取红花对照药材 0.5 g，同法制成对照药材溶液。照薄层色谱法（通则 0502）试验，吸取上述两种溶液各 5~10 μl，分别点于同一硅胶 H 薄层板上，以乙酸乙酯 - 甲酸 - 水 - 甲醇（7：2：3：0.4）为展开剂，展开，取出，晾干。供试品色谱中，在与对照药材色谱相应的位置上，显相同颜色的斑点。

（3）取本品 4 g，加无水乙醇 50 ml，超声处理 30 分钟，滤过，滤液蒸干，残渣加水 15 ml 使溶解，加三氯甲烷振摇提取 2 次，每次 15 ml，合并三氯甲烷液，蒸干，残渣加三氯甲烷 1 ml 使溶解，作为供试品溶液。另取胡椒碱对照品，加三氯甲烷制成每 1 ml 含 1 mg 的溶液，作为对照品溶液。照薄层色谱法（通则 0502）试验，吸取上述两种溶液各 5 μl，分别点于同一硅胶 G 薄层板上，以环已烷 - 乙酸乙酯（3：2）为展开剂，展开，取出，晾干，喷以稀碘化铋钾试液，在日光下检视。供试品色谱中，在与对照品色谱相应的位置上，显相同颜色的斑点。

【检查】除溶散时限外，应符合丸剂项下有关的各项规定（通则 0108）。

【浸出物】照醇溶性浸出物测定法（通则 2201）项下的热浸法测定，用 70% 乙醇作溶剂，不得少于 30.0%。

【功能与主治】ཕན་ཡོན་ལུས་ཀྱི་སྟོབས་བསྐྱེད་དབང་པོ་གསལ། །ཤ་རྒྱས་མདངས་བཀྲག་ལེགས་ཤིང་གཉེར་མ་དང་། །སྐྲ་དཀར་ལ་སོགས་རྣམ་བསྲིངས་དར་ལ་འཛོག །

补益气血，滋阴补肾。用于气血不足、阴虚体弱、白发早生、面色无华。

【用法与用量】温开水送服或嚼服。一次 0.5~3 g，一日 1~2 次；或遵医嘱。

【规格】（1）每 4 丸重 1 g；（2）每丸重 0.5 g；（3）每丸重 1~1.5 g

【贮藏】密封。

多喜曼秋丸质量标准起草说明

【制剂名称】制剂中文名为多喜曼秋丸，拼音名为 Duoximanqiu Wan，藏文名为“སྟོབས་བསྐྱེད་སྨན་མཆོག”，藏文音译名按《藏医秘诀甘露海》翻译为“多喜曼秋”。

【处方来源】《藏医秘诀甘露海》《མན་ངག་བདུད་རྩིའི་རོལ་མཚོ།》

སྟོབས་བསྐྱེད་སྨན་མཆོག་ནི། བཅུད་ལེན་སྟོབས་བསྐྱེད་དབང་ལྷ་བདེ་ལྡན་ནས། །འདབ་རྒྱས་པདྨའི་ལང་ཚོ་ཞེས་བྱ་བ། །འབྲས་བུ་གསུམ་དང་ཁྲག་ཞུན་སེ་འབྲུ་བཞི། །གི་ཝང་གུར་གུམ་ཤིང་མངར་རྩ་ཨ་ཤྭ། །ཙ་གང་སྦྲ་ལོ་ཆ་མཉམ་དེ་ཀུན་དང་། །ཀ་ར་མཉམ་བྱས་ཀུན་དང་དབང་ལག་མཉམ། །དེ་ཡི་བཞི་ཆར་མོ་ཚོང་བཟང་པོ་ནི། །ཁྲམ་ཁྲུམ་བརྡུངས་ལ་ལྷུགས་སྣོད་རྒྱ་བསྐོལ་དུ། །ཡང་ཡང་བཙོས་བཤལ་སྐམ་པའི་ཕྱེ་མ་བཅས། །འདྲེས་པར་བསྲེས་ལ་རྩི་བཞིན་བདགས་པ་ཡི། །ཕྱེ་རིལ་ཚང་ངམ་ཨ་རག་འོ་བསྐོལ་ལམ། །ཆུ་བསྐོལ་གང་འོས་ནད་ཁམས་སྦྱར་ལ་གཏོང་། །ཕན་ཡོན་ལུས་ཀྱིས་སྟོབས་བསྐྱེད་དབང་པོ་གསལ། །ཤ་རྒྱས་མདངས་བཀྲག་ལེགས་ཤིང་གཉེར་མ་དང་། །སྐྲ་དཀར་ལ་སོགས་རྣམ་བསྲིངས་དར་ལ་འཛོག །མདོར་ན་ལུས་ཀྱི་མེ་དྲོད་ཞིང་ས་ལ། །ཟུངས་བདུན་འབྱུ་བཅུད་ཚད་དུ་སྨིན་པའི་འབྲས། །ཚེ་རིང་ཚོས་ནོར་བདེ་བའི་སྐལ་བཟང་ལ། །ལོངས་སུ་སྤྱོད་ཚོག་གདམས་པའི་ཡང་སྙིང་འདི། །དཔལ་ལྡན་ཟུར་མཁར་པ་ཡི་ཁྱུད་ཆོས་སོ། །

【鉴别】（1）显微鉴别　本品粉末石细胞、花粉粒、内种皮厚壁细胞等显微特征明显，易于查看。

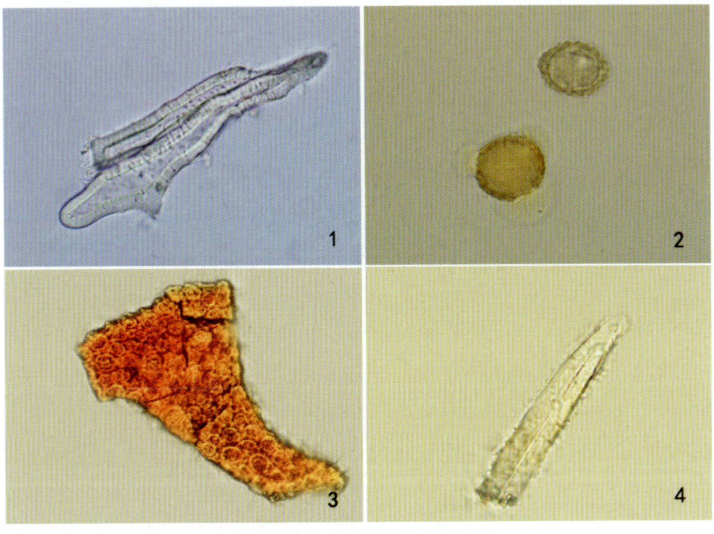

多喜曼秋丸粉末显微特征

1—石细胞（诃子）　2—花粉粒（红花）　3—内种皮厚壁细胞（苏麦）　4—纤维（肉桂）

（2）薄层鉴别　建立了以红花对照药材、胡椒碱对照品为对照的薄层鉴别方法。

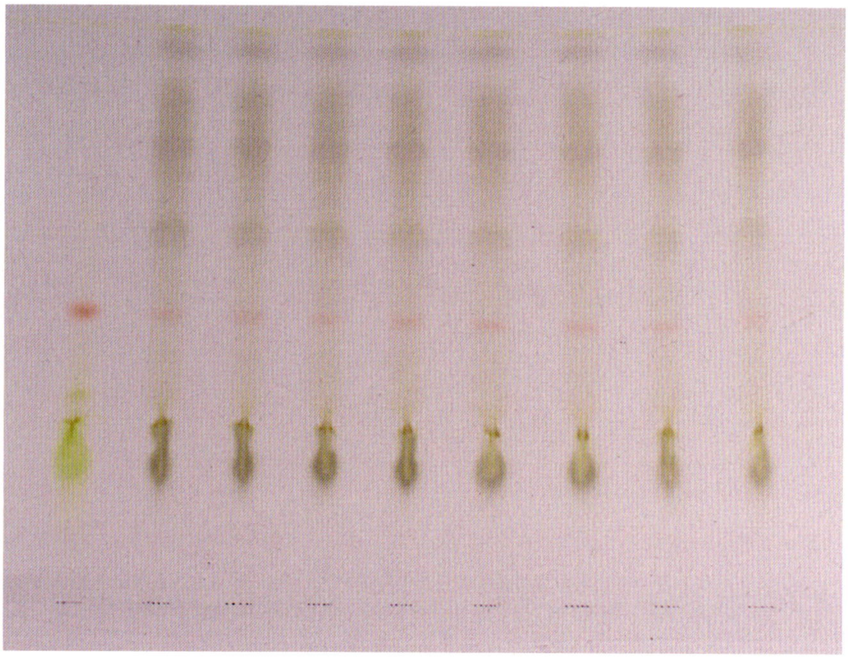

1　2　3　4　5　6　7　8　9

多喜曼秋丸薄层色谱图（一）

1—红花对照药材　2~9—多喜曼秋丸样品

1　2　3　4　5　6　7　8　9

多喜曼秋丸薄层色谱图（二）

1—胡椒碱对照品　2~9—多喜曼秋丸样品

【功能与主治】 见《藏医秘诀甘露海》。

起草单位：阿坝藏族羌族自治州食品药品检验研究中心

复核单位：四川省药品检验研究院

米旁五味冬葵丸 མི་ཕམ་ལྔམ་པ་ལྔ་པ།

Mipang Wuwei Dongkui Wan 米旁江巴昂巴

【处方】冬葵果 308 g　草玉梅 154 g　唐古特铁线莲 154 g
甘青青兰 154 g　蒺藜 230 g

【制法】以上五味，粉碎成细粉，过筛，混匀，用水泛丸，干燥，即得。

【性状】本品为黄绿色或黑色的水丸；气微，味苦。

【鉴别】（1）取本品，置显微镜下观察：内果皮纤维木化，上下层纵横交错排列，少数单个散在，有时纤维束与石细胞群相连结（蒺藜）。非腺毛呈锥形，由 1 至多个细胞组成，基部直径约 50 μm，具角质线纹和疣状凸起（甘青青兰）。

（2）取本品 2 g，研细，加无水乙醇 20 ml，超声处理 30 分钟，滤过，滤液过活性炭小柱，收集滤液浓缩至约 2 ml，作为供试品溶液。另取熊果酸对照品，加无水乙醇制成每 1 ml 含 1 mg 的溶液，作为对照品溶液。照薄层色谱法（通则 0502）试验，吸取上述两种溶液各 5~10 μl，分别点于同一硅胶 G 薄层板上，以甲苯 - 乙酸乙酯 - 冰醋酸（14：4：0.5）为展开剂，展开，取出，晾干，喷以 10% 硫酸乙醇溶液，在 105℃加热至斑点显色清晰，置紫外光灯（365 nm）下检视。供试品色谱中，在与对照品色谱相应的位置上，显相同颜色的荧光斑点。

【检查】除溶散时限外，应符合丸剂项下有关的各项规定（通则 0108）。

【浸出物】照醇溶性浸出物测定法（通则 2201）项下的热浸法测定，用 70% 乙醇作溶剂，不得少于 18.0%。

【功能与主治】གྲང་ཚ་སེལ་བར་བྱེད།
温肾利尿。用于寒性水肿病。

【用法与用量】温开水送服或嚼服。一次 0.5~3 g，一日 1~2 次；或遵医嘱。

【规格】（1）每 4 丸重 1 g；（2）每丸重 0.5 g；（3）每丸重 1~1.5 g

【贮藏】密封。

米旁五味冬葵丸质量标准起草说明

【制剂名称】制剂中文名为米旁五味冬葵丸，拼音名为 Mipang Wuwei Dongkui Wan，藏文名称为“མི་ཕམ་ལྔམ་པ་ལྔ་པ།”，音译名按《迷旁医著》翻译为“米旁江巴昂巴”。

【处方来源】《迷旁医著》《འཇུ་མི་ཕམ་སྨན་ཡིག་གཅེས་བཏུས།》

མི་ཕམ་ལྕམ་པ་ལྔ་པ་ནི། ལྕམ་འབྲས་སྲུབ་འབྲས་དབྱི་མོང་འབྲུ། ཁྲི་ཡང་ཀུ་དང་གཟེ་[མ་]ཕྲ། །སྦྱར་ཐུས་རྗེ་བཏོན་གྲང་ཚ་སེལ། །

【鉴别】（1）显微鉴别　本品粉末内果皮、非腺毛显微特征明显，易于查看。

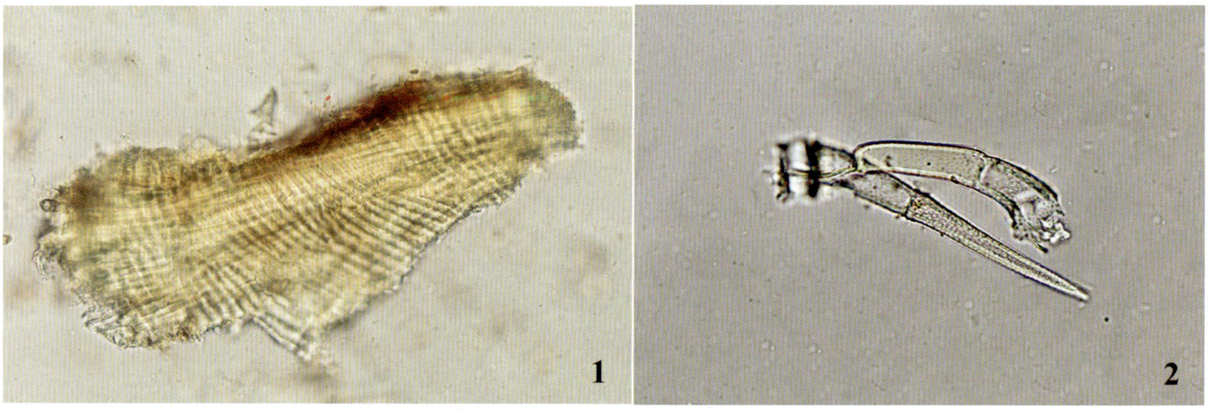

米旁五味冬葵丸粉末显微特征

1—内果皮（蒺藜）　2—非腺毛（甘青青兰）

（2）薄层鉴别　建立了以熊果酸对照品为对照的薄层鉴别方法。

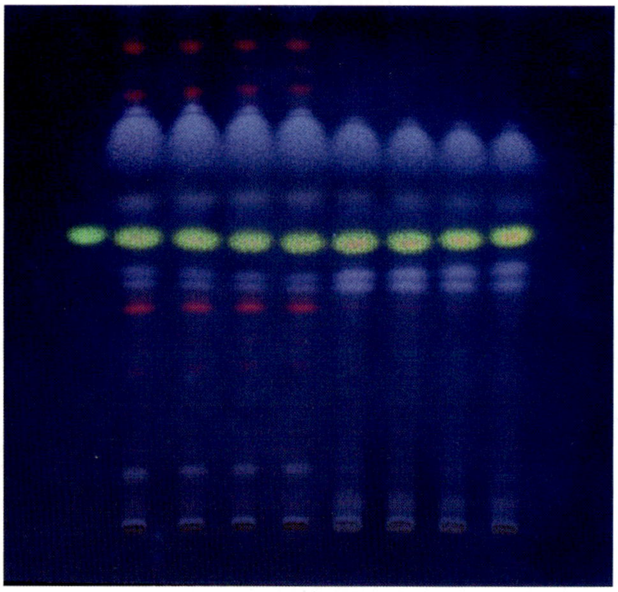

1　2　3　4　5　6　7　8　9

米旁五味冬葵丸薄层色谱图

1—熊果酸对照品　2~5—米旁五味冬葵丸样品

【功能与主治】见《迷旁医著》。

起草单位：阿坝藏族羌族自治州食品药品检验研究中心

复核单位：四川省药品检验研究院

米旁五味尼阿洛丸

མི་ཕམ་སྣ་ལོ་ལྔ་པ།

Mipang Wuwei Nialuo Wan

米旁尼阿洛昂巴

【处方】尼阿洛 267 g　藏茴香 133 g　蒂达 201 g
烈香杜鹃 133 g　止泻木子 133 g　甘青青兰 133 g

【制法】以上六味，粉碎成细粉，过筛，混匀，用水泛丸，干燥，即得。

【性状】本品为黄棕色至棕色的水丸；气香，味微苦。

【鉴别】（1）取本品，置显微镜下观察：花粉粒圆球形、类圆球形或椭圆形，直径 25~64 μm，表面有细小疣状突起，多数有 6 个孔沟，可见 3 个萌发孔（甘青青兰）。种皮表皮细胞黄棕色，呈绒毛状凸起或短的单细胞非腺毛状，先端钝圆，长短不等，壁稍厚（止泻木子）。螺纹导管和网纹导管多见，以螺纹导管为主，直径 12~39 μm（蒂达）。

（2）取本品 3 g，研细，加无水乙醇 20 ml，超声处理 30 分钟，滤过，滤液通过活性炭小柱，收集滤液浓缩至约 2 ml，作为供试品溶液。另取熊果酸对照品，加无水乙醇制成每 1 ml 含 1 mg 的溶液，作为对照品溶液。照薄层色谱法（通则 0502）试验，吸取上述两种溶液各 5~10 μl，分别点于同一硅胶 G 薄层板上，以甲苯 - 乙酸乙酯 - 冰醋酸（14 : 4 : 0.5）为展开剂，展开，取出，晾干，喷以 10% 硫酸乙醇溶液，在 105℃加热至斑点显色清晰，置紫外光灯（365 nm）下检视。供试品色谱中，在与对照品色谱相应的位置上，显相同颜色的荧光斑点。

【检查】除溶散时限外，应符合丸剂项下有关的各项规定（通则 0108）。

【浸出物】照醇溶性浸出物测定法（通则 2201）项下的热浸法测定，用 70% 乙醇作溶剂，不得少于 21.0%。

【功能与主治】རྒྱ་མའི་ནད་རིགས་ཀུན་ལ་ཕན། ।

消炎止泻。用于肠炎引起的腹痛、腹泻、腹胀等。

【用法与用量】温开水送服或嚼服。一次 0.5~3 g，一日 1~2 次；或遵医嘱。

【规格】（1）每 4 丸重 1 g；（2）每丸重 0.5 g；（3）每丸重 1~1.5 g

【贮藏】密封。

米旁五味尼阿洛丸质量标准起草说明

【制剂名称】制剂中文名为米旁五味尼阿洛丸，拼音名为 Mipang Wuwei Nialuo Wan，藏文名为“མི་ཕམ་སྣ་ལོ་ལྔ་པ།”，藏文音译名按《迷旁医著》翻译为“米旁尼阿洛昂巴”。

【处方来源】《迷旁医著》《འཇུ་མི་ཕམ་སྨན་ཡིག་གཅེས་བཏུས།》

མི་ཕམ་སྣ་ལོ་ལྔ་པ་ནི། སྣ་ལོ་གོ་སྙོད་ཏིག་ཏ་དང་། །འཇིབ་རྩེ་དང་ལི་དུག་ཞུང་གིས། །རྗོ་ལྡན་རྒྱ་མའི་ནད་རིགས་སེལ། །

【鉴别】（1）显微鉴别　本品粉末花粉粒、种皮表皮细胞、导管显微特征明显，易于查看。

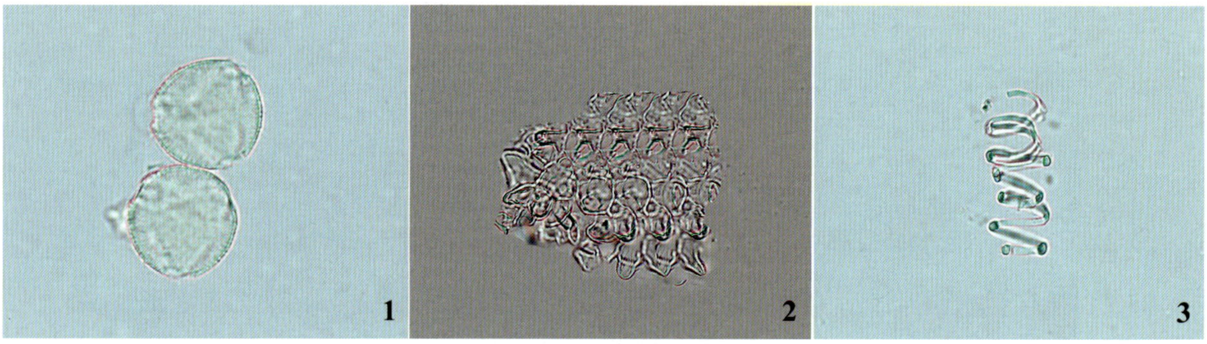

米旁五味尼阿洛丸粉末显微特征

1—花粉粒（甘青青兰）　2—种皮表皮细胞（止泻木子）　3—导管（蒂达）

（2）薄层鉴别　建立了以熊果酸对照品为对照的薄层鉴别方法。

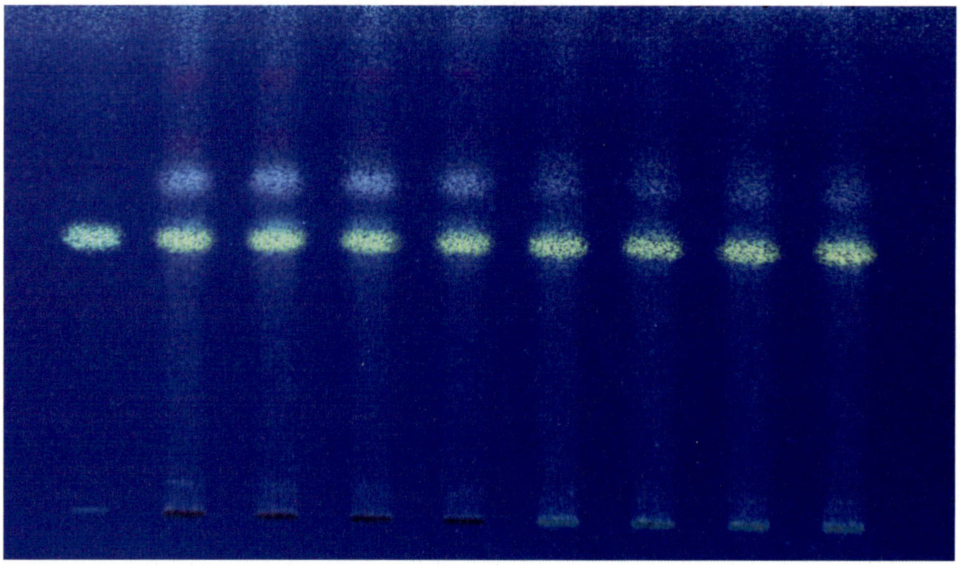

1　2　3　4　5　6　7　8　9

米旁五味尼阿洛丸薄层色谱图

1—熊果酸对照品　2~9—米旁五味尼阿洛丸样品

【功能与主治】见《迷旁医著》。

起草单位：阿坝藏族羌族自治州食品药品检验研究中心

复核单位：资阳市食品药品检验检测中心

米旁五味杜鹃丸 མི་ཕམ་ད་ལིས་ལྔ་པ།

Mipang Wuwei Dujuan Wan 米旁达里昂巴

【处方】 烈香杜鹃 324 g　藏茴香 169 g　圆穗蓼 169 g
悬钩木 169 g　小檗皮 169 g

【制法】 以上五味，粉碎成细粉，过筛，混匀，用水泛丸，干燥，即得。

【性状】 本品为黄棕色至棕色的水丸；气微，味苦。

【鉴别】（1）取本品，置显微镜下观察：内胚乳细胞多角形，壁厚，细胞内含油滴及小簇晶（藏茴香）。韧皮纤维淡黄色，成束或散在，呈长梭形，平直，直径 14~20 μm，木化（小檗皮）。

（2）取本品 0.5 g，研细，加甲醇 10 ml，超声处理 15 分钟，滤过，滤液作为供试品溶液。另取小檗皮对照药材 0.1 g，同法制成对照药材溶液。照薄层色谱法（通则 0502）试验，吸取上述两种溶液各 1~2 μl，分别点于同一硅胶 G 薄层板上，以正丁醇 - 冰醋酸 - 水（7∶1∶2）为展开剂，置氨蒸气预饱和的展开缸内，展开，取出，晾干，置紫外光灯（365 nm）下检视。供试品色谱中，在与对照药材色谱相应的位置上，显相同颜色的荧光斑点。

【检查】 除溶散时限外，应符合丸剂项下有关的各项规定（通则 0108）。

【浸出物】 照醇溶性浸出物测定法（通则 2201）项下的热浸法测定，用 70% 乙醇作溶剂，不得少于 21.0%。

【功能与主治】 སྐྱ་ཆབ་ནད་རིགས་ལྔ་པོ་འཇོམས། །
消肿，利尿。用于"培根"引起的水肿。

【用法与用量】 温开水送服或嚼服。一次 0.5~3 g，一日 1~2 次；或遵医嘱。

【规格】（1）每 4 丸重 1 g；（2）每丸重 0.5 g；（3）每丸重 1~1.5 g

【贮藏】 密封。

米旁五味杜鹃丸质量标准起草说明

【制剂名称】 制剂中文名为米旁五味杜鹃丸，拼音名为 Mipang Wuwei Dujuan Wan，藏文名为"མི་ཕམ་ད་ལིས་ལྔ་པ།"，藏文音译名按《迷旁医著》翻译为"米旁达里昂巴"。

【处方来源】《迷旁医著》《འཇུ་མི་ཕམ་སྨན་ཡིག་གཅེས་བཏུས།》

མི་ཕམ་ད་ལིས་ལྔ་པ་ནི། དྭ་[ད་]ལི་གོ་སྙོད་སྣ་སྣང་བ། །སྟག་ཚེར་སྐྱེར་ཤུན་ལྷགས་ཕྱེ་ཡིས། །རྫོ་བཏོན་མདར་གསུམ་ཏིང་ཁྲོལ་སྦྱར། །སྐྱུ་རབ་ནད་རིགས་ལྔ་པོ་འཛོམས།།

【鉴别】（1）显微鉴别　本品粉末内胚乳细胞、韧皮纤维显微特征明显，易于查看。

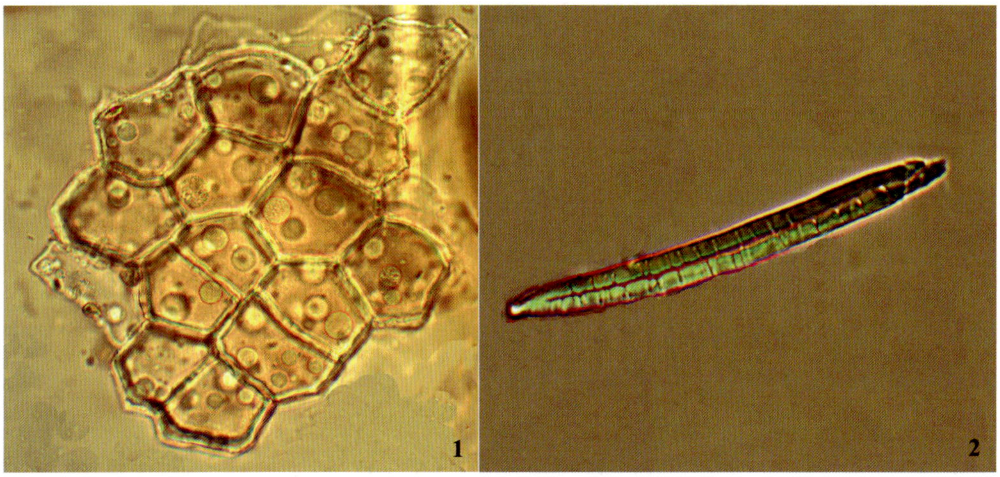

米旁五味杜鹃丸粉末显微特征

1—内胚乳细胞（藏茴香）　2—韧皮纤维（小檗皮）

（2）薄层鉴别　建立了以小檗皮对照药材为对照的薄层鉴别方法。

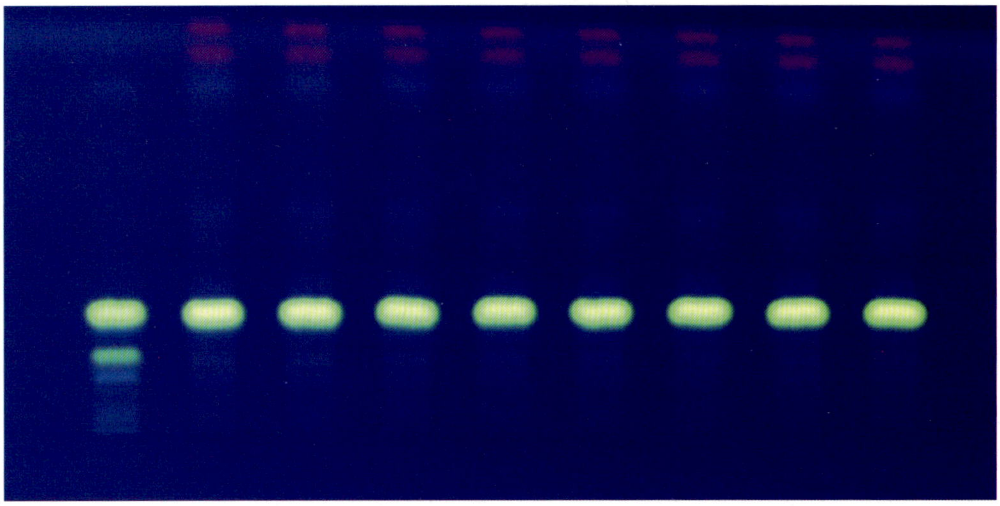

1　2　3　4　5　6　7　8　9

米旁五味杜鹃丸薄层色谱图

1—小檗皮对照药材　2~9—米旁五味杜鹃丸样品

【功能与主治】见《迷旁医著》。

起草单位：阿坝藏族羌族自治州食品药品检验研究中心

复核单位：资阳市食品药品检验检测中心

米旁五味蒂达丸 Mipang Wuwei Dida Wan

མི་ཕམ་ཏིག་ཏ་ལྔ་པ། 米旁蒂达昂巴

【处方】蒂达 334 g　　粉苞苣 250 g　　金腰草 166 g
臭蒿 84 g　　秦艽花 166 g

【制法】以上五味，粉碎成细粉，过筛，混匀，用水泛丸，干燥，即得。

【性状】本品为黄棕色至黄绿色的水丸；气香，味苦。

【鉴别】（1）取本品，置显微镜下观察：纤维众多，常碎断，壁呈连珠状增厚，具斜纹孔（蒂达）。总腺毛多无明显的柄，腺头由 2~8 个细胞组成，腺头 28~50 μm，花瓣基部上的腺柄明显可见，由 5~6 个细胞组成（臭蒿）。花粉粒类圆形、扁球形，具 3 孔沟，表面雕文不明显，直径约 36 μm（秦艽花）。

（2）取本品 5 g，研细，加甲醇 30 ml，超声处理 15 分钟，滤过，滤液蒸干，残渣加甲醇 2 ml 使溶解，作为供试品溶液。另取龙胆苦苷对照品，加甲醇制成每 1 ml 含 1 mg 的溶液，作为对照品溶液。照薄层色谱法（通则 0502）试验，吸取供试品溶液 5~10 μl，对照品溶液 1 μl，分别点于同一硅胶 GF_{254} 薄层板上，以乙酸乙酯 - 甲醇 - 水（10∶2∶1）为展开剂，展开，取出，晾干，置紫外光灯（254 nm）下检视。供试品色谱中，在与对照品色谱相应的位置上，显相同颜色的斑点。

【检查】除溶散时限外，应符合丸剂项下有关的各项规定（通则 0108）。

【浸出物】照醇溶性浸出物测定法（通则 2201）项下的热浸法测定，用 70% 乙醇作溶剂，不得少于 21.0%。

【功能与主治】མཁྲིས་པ་མི་སྨྲ་འབར་བ་ཞི། ।
清热利胆。用于急性胆囊炎。

【用法与用量】温开水送服或嚼服。一次 0.5~3 g，一日 1~2 次；或遵医嘱。

【规格】（1）每 4 丸重 1 g；（2）每丸重 0.5 g；（3）每丸重 1~1.5 g

【贮藏】密封。

米旁五味蒂达丸质量标准起草说明

【制剂名称】制剂中文名为米旁五味蒂达丸，拼音名为 Mipang Wuwei Dida Wan，藏文名为“མི་ཕམ་ཏིག་ཏ་ལྔ་པ།”，藏文音译名按《迷旁医著》翻译为“米旁蒂达昂巴”。

【处方来源】《迷旁医著》《འཇུ་མི་ཕམ་སྨན་ཡིག་གཅེས་བཏུས།》

མི་ཕམ་ཏིག་ཏ་ལྔ་པ་ནི། ཏིག་ཏ་ཟ་མཁྲིས་གཡའ་ཀྱི་མ། །ཟངས་ཆེ་ཀྱི་ལྕེ་ཏིག་ཏ་ལྔ། །རྩེ་འདོན་གསེར་གྱི་མེ་ཏོག་ཡིན། །ཚ་མཁྲིས་མེ་ལྟར་འབར་བ་ཞི། །

【鉴别】（1）显微鉴别　本品粉末木纤维、腺毛、花粉粒显微特征明显，易于查看。

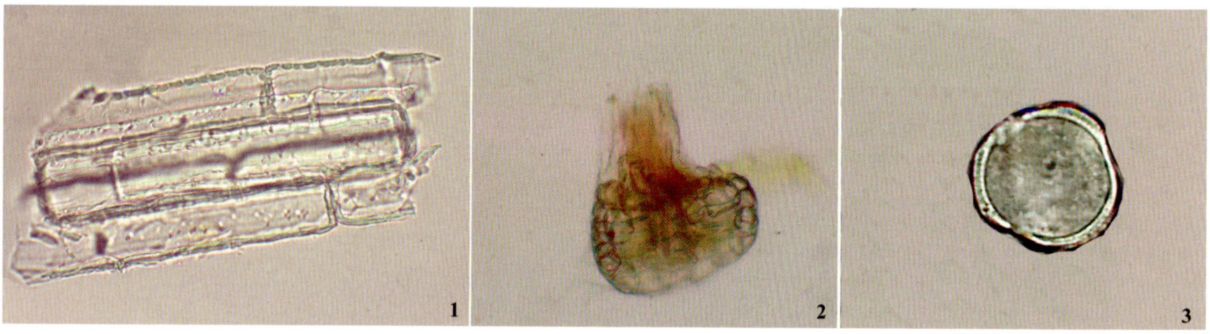

米旁五味蒂达丸粉末显微特征

1—木纤维（蒂达）　2—腺毛（臭蒿）　3—花粉粒（秦艽花）

（2）薄层鉴别　建立了以龙胆苦苷对照品为对照的薄层鉴别方法。

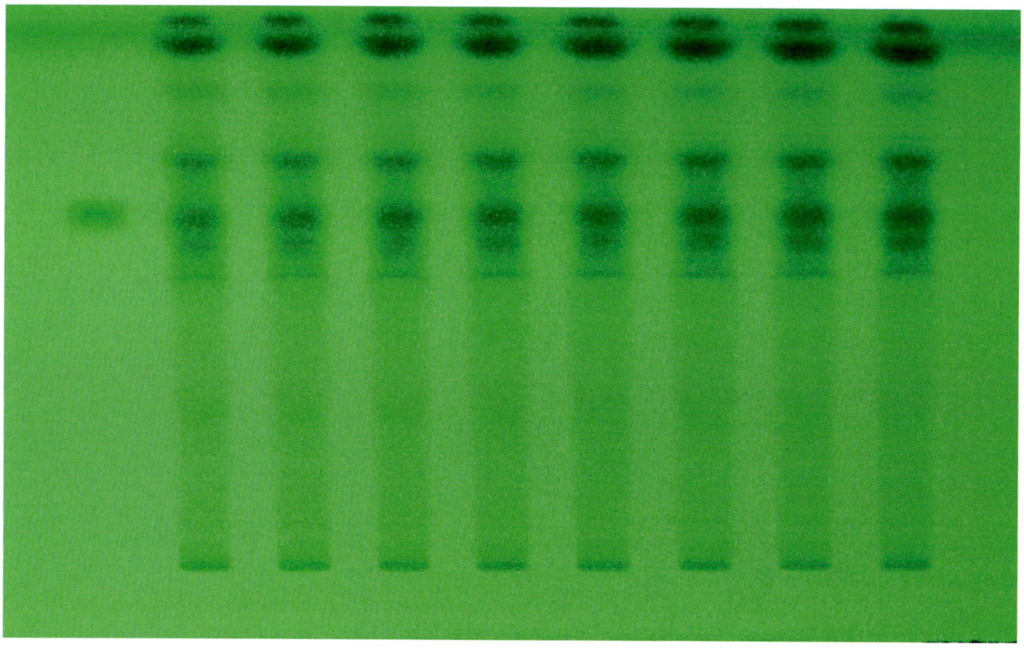

米旁五味蒂达丸薄层色谱图

1—龙胆苦苷对照品　2~9—米旁五味蒂达丸样品

【功能与主治】见《迷旁医著》。

起草单位：阿坝藏族羌族自治州食品药品检验研究中心

复核单位：资阳市食品药品检验检测中心

米旁尺觉昂巴散

Mipang Chijueangba San

མི་ཕམ་འབྲུ་གཅོད་ལྡེ་བ།

米旁尺觉昂巴

【处方】 车前草 267 g　　海韭菜 266 g　　蓝翠雀花 134 g

止泻木子 133 g　　盐麸子 200 g

【制法】 以上五味，粉碎成细粉，过筛，混匀，即得。

【性状】 本品为灰绿色至浅绿色的粉末；气香，味淡。

【鉴别】（1）取本品，置显微镜下观察：草酸钙簇晶较多，存在于子叶薄壁细胞中或单个散在，直径 7~9 μm（止泻木子）。

（2）取本品 0.5 g，加甲醇 10 ml，超声处理 30 分钟，滤过，滤液蒸干，残渣加甲醇 1 ml 使溶解，作为供试品溶液。另取大车前苷对照品，加甲醇制成每 1 ml 含 1 mg 的溶液，作为对照品溶液。照薄层色谱法（通则 0502）试验，吸取上述两种溶液各 10 μl，分别点于同一硅胶 G 薄层板上，以乙酸乙酯 - 甲醇 - 甲酸 - 水（18∶3∶1.5∶1）为展开剂，展开，取出，晾干，置紫外光灯（365 nm）下检视。供试品色谱中，在与对照品色谱相应的位置上，显相同颜色的荧光斑点。

【检查】 应符合散剂项下有关的各项规定（通则 0115）。

【浸出物】 照醇溶性浸出物测定法（通则 2201）项下的热浸法测定，用 70% 乙醇作溶剂，不得少于 23.0%。

【功能与主治】 འབྲུ་བ་གཅོད་པར་བྱེད།

消炎止泻。用于腹泻。

【用法与用量】 温开水送服。一次 0.5~3 g，一日 1~2 次；或遵医嘱。

【贮藏】 密闭，防潮。

米旁尺觉昂巴散质量标准起草说明

【制剂名称】 制剂中文名为米旁尺觉昂巴散，拼音名为 Mipang Chijueangba San，藏文名为“མི་ཕམ་འབྲུ་གཅོད་ལྡེ་བ།”，藏文音译名按《迷旁医著》翻译为“米旁尺觉昂巴”。

【处方来源】《迷旁医著》《འཇུ་མི་ཕམ་སྨན་ཡིག་གཅེས་བཏུས།》

མི་ཕམ་འབྲུ་གཅོད་ལྡེ་བ་ནི། ཐ་རམ་ན་རམ་བྱ་རྐང་དང་། །འབྲས་ཡོས་དུག་ཤུང་ལྡེ་བོ་ལ། །དུ་རིག་བཏབ་བཏང་འབྲུ་བ་གཅོད། །

【鉴别】（1）显微鉴别　本品粉末草酸钙簇晶显微特征明显，易于查看。

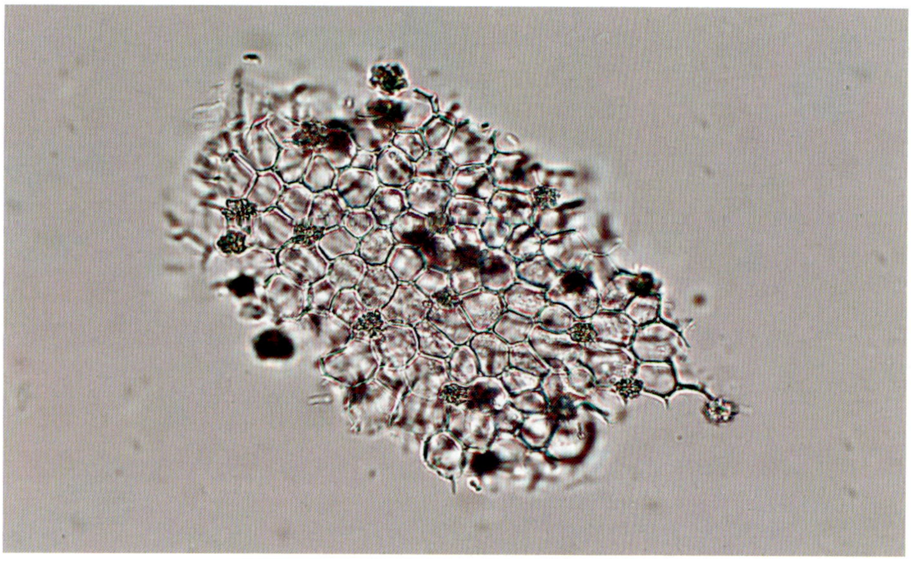

米旁尺觉昂巴散粉末显微特征

草酸钙簇晶（止泻木子）

（2）薄层鉴别　建立了以大车前苷对照品为对照的薄层鉴别方法。

1　2　3　4　5　6　7　8　9

米旁尺觉昂巴散薄层色谱图

1—大车前苷对照品　2~9—米旁尺觉昂巴散样品

【功能与主治】见《迷旁医著》。

起草单位：阿坝藏族羌族自治州食品药品检验研究中心

复核单位：资阳市食品药品检验检测中心

米旁达西堆孜丸

Mipang Daxiduizi Wan

མི་ཐམ་བྲ་ཤེལ་བདུད་རྩི།

米旁达西堆孜

【处方】铁屑（制）234 g　渣驯膏 118 g　红花 118 g
甘青青兰 118 g　寒水石 176 g　土木香 118 g
川木香 118 g

【制法】以上七味，粉碎成细粉，过筛，混匀，用水泛丸，干燥，即得。

【性状】本品为黄棕色至褐色的水丸；气微，味苦。

【鉴别】（1）取本品，置显微镜下观察：非腺毛呈锥形，由 1 至多个细胞组成，基部直径约 50 μm，具角质线纹和疣状凸起（甘青青兰）。不规则块片呈斜方形板片状或槽状，层纹明显（寒水石）。花粉粒类圆形、椭圆形或橄榄形，直径约至 60 μm，具 3 个萌发孔，外壁有齿状突起（红花）

（2）取本品 2 g，研细，加无水乙醇 20 ml，超声处理 30 分钟，滤过，滤液通过活性炭小柱，收集滤液浓缩至约 2 ml，作为供试品溶液。另取熊果酸对照品，加无水乙醇制成每 1 ml 含 1 mg 的溶液，作为对照品溶液。照薄层色谱法（通则 0502）试验，吸取上述两种溶液各 5~10 μl，分别点于同一硅胶 G 薄层板上，以甲苯 - 乙酸乙酯 - 冰醋酸（14：4：0.5）为展开剂，展开，取出，晾干，喷以 10% 硫酸乙醇溶液，在 105℃加热至斑点显色清晰，置紫外光灯（365 nm）下检视。供试品色谱中，在与对照品色谱相应的位置上，显相同颜色的荧光斑点。

（3）取本品 2 g，研细，加甲醇 20 ml，超声处理 30 分钟，滤过，滤液浓缩至约 2 ml 作为供试品溶液。另取去氢木香内酯对照品、木香烃内酯对照品，加甲醇分别制成每 lml 含 0.5 mg 的溶液，作为对照品溶液。照薄层色谱法（通则 0502）试验，吸取上述三种溶液各 5 μl，分别点于同一硅胶 G 薄层板上，以环己烷 - 甲酸乙酯 - 甲酸（15：5：1）的上层溶液为展开剂，展开，取出，晾干，喷以 1% 香草醛硫酸溶液，加热至斑点显色清晰。供试品色谱中，在与对照品色谱相应的位置上，显相同颜色的斑点。

【检查】除溶散时限外，应符合丸剂项下有关的各项规定（通则 0108）。

【浸出物】照醇溶性浸出物测定法（通则 2201）项下的热浸法测定，用 70% 乙醇作溶剂，不得少于 26.0%。

【功能与主治】 ཟླ་ཤེལ་བདུད་རྩི་ཞེས་བྱ་བོ་མཆིན་ནད། །དུག་དང་སྐྱག་པོ་ཚད་པ་སྙིང་པ་དང་། །མ་ཞུ་དུག་ཐབས་གློ་བུར་གཟེར་གྱི་རིགས། །མདོར་ན་ཚ་གྲང་ནད་རིགས་ཀུན་ལ་བརྟགས། །གཞན་ཡང་འདི་ཡི་ཡོན་ཏན་ནི། །ནད་སྙིང་རྩི་ལྟར་ཞེན་པ་དག །ཟུངས་བདུན་སྐྱོན་ཐལ་འདུ་བ་སྐྱོམས། ། མིག་གསལ་ཡིད་བདེ་ནད་ཀུན་ཞི། །རྒྱུན་དུ་བསྟེན་ན་བཅུད་ལེན་འགྱུར། །

清热解毒，疏肝明目，健胃消食。用于肝胃不和引起的“木布”病，肝区疼痛、肝硬化，消化不良、泛酸、胃脘胀痛，缺铁性贫血等。

【用法与用量】 温开水送服或嚼服。一次 0.5~3 g，一日 1~2 次；或遵医嘱。

【规格】（1）每 4 丸重 1 g；（2）每丸重 0.5 g；（3）每丸重 1~1.5 g

【贮藏】 密封。

米旁达西堆孜丸质量标准起草说明

【制剂名称】 制剂中文名为米旁达西堆孜丸，拼音名为 Mipang Daxiduizi Wan，藏文名为“མི་ཕམ་ཟླ་ཤེལ་བདུད་རྩི”，藏文音译名按《米旁文集》德格版翻译为“米旁达西堆孜”。

【处方来源】《米旁文集》德格版《འཇུ་མི་ཕམ་སྨན་ཡིག་གཅེས་བཏུས།》

མི་ཕམ་ཟླ་ཤེལ་བདུད་རྩི་ནི། ཕྱུགས་རྩི་[ཨ་རུས་བཞུས་པ་]ཐྲག་ཞུན་ཁ་ཁྱུར་[རམ་མ་རྙེད་ན་བལ་གུར་]ཁྲི་ཡ་སྣ་། ། ཅོང་ཞི་མ་ནུ་རུ་རྟ་བདུན་པ་འདི། །ཟླ་ཤེལ་བདུད་རྩི་ཞེས་བྱ་མཆིན་ནད་དང་། །དུག་དང་སྐྱག་པོ་གློ་བུར་གཟེར་གྱི་རིགས། །མདོར་ན་ཚ་གྲང་ནད་རིགས་གང་ལ་ཡང་། །བརྟག་པ་མི་དགོས་བཏང་བས་ཆོག་པ་ཡི། །བདུད་རྩི་མཚོན་སྨན་ཉིད་ཡིན་ལག་ཏུ་ཡོངས། །ཀླུ་ཡིས་ཊཱ་ཀི་སྦྱར་པའི་དུས་སུ་བྲིས། །

【鉴别】（1）显微鉴别　本品粉末非腺毛、不规则块片、花粉粒显微特征明显，易于查看。

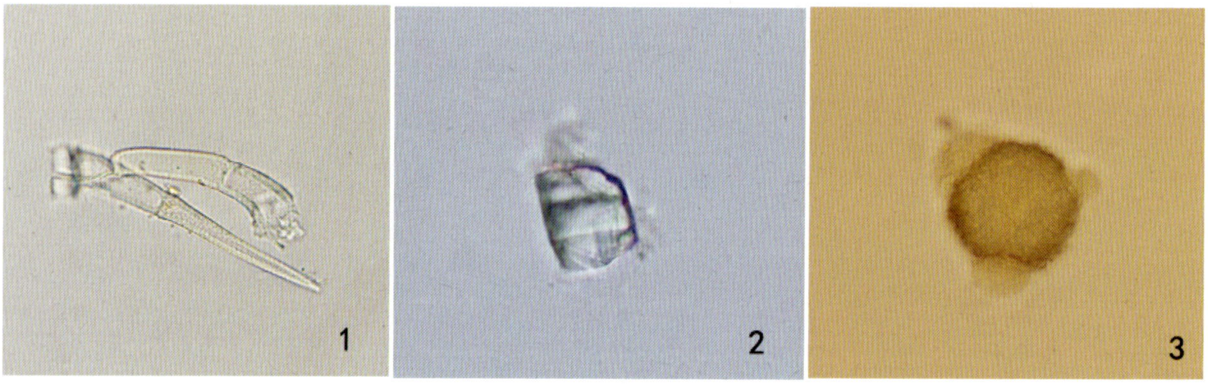

米旁达西堆孜丸粉末显微特征

1—非腺毛（甘青青兰）　2—不规则块片（寒水石）　3—花粉粒（红花）

（2）薄层鉴别　建立了以熊果酸对照品、去氢木香内酯对照品和木香烃内酯对照品为对照的薄层鉴别方法。

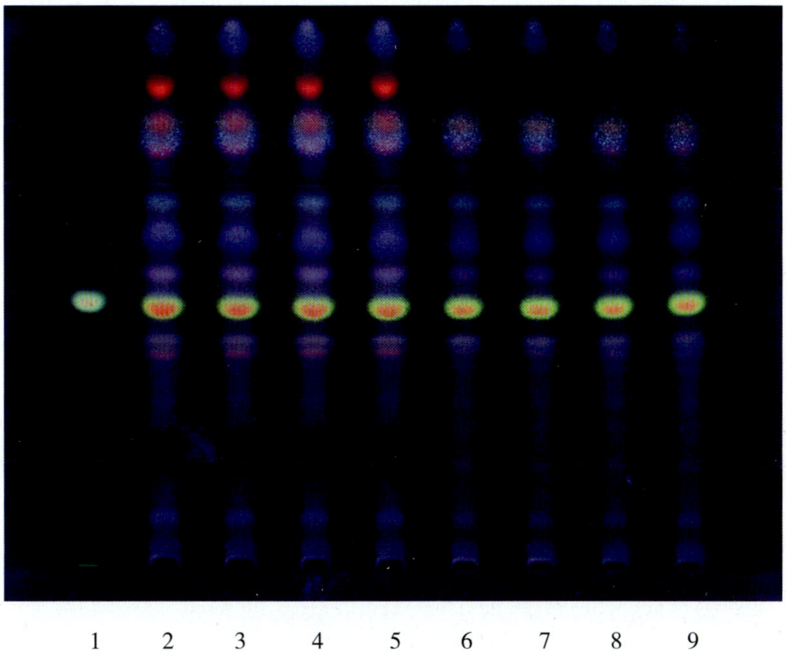

米旁达西堆孜丸薄层色谱图（一）

1—熊果酸对照品　2~9—米旁达西堆孜丸样品

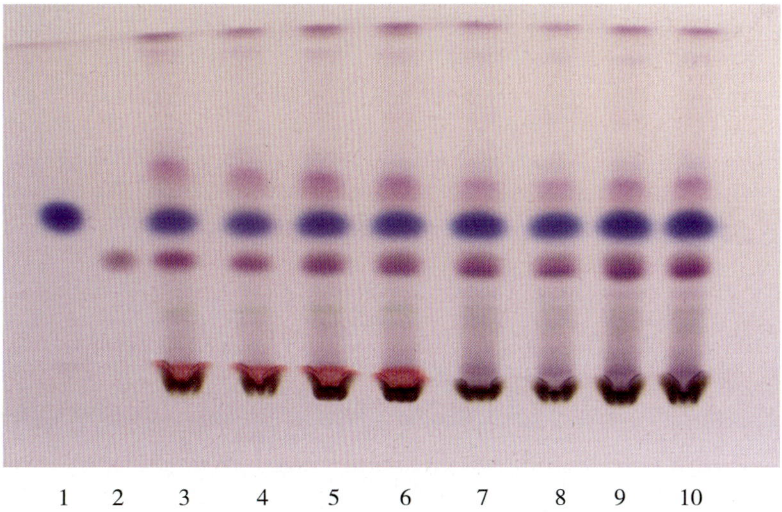

米旁达西堆孜丸薄层色谱图（二）

1—去氢木香内酯对照品　2—木香烃内酯对照品　3~10—米旁达西堆孜丸样品

【功能与主治】 见《米旁文集》德格版。

起草单位：阿坝藏族羌族自治州食品药品检验研究中心

复核单位：四川省药品检验研究院

米旁齐美阿杰丸 མི་ཕམ་འཆི་མེད་ཨར་བཀྲུད།

Mipang Qimeiajie Wan 米旁齐美阿杰

【处方】沉香 223 g　马钱子（制）111 g　诃子 111 g
琥珀 111 g　刺尔恩 111 g　红花 111 g
川木香 111 g　舟瓣芹 111 g

【制法】以上八味，粉碎成细粉，过筛，混匀，用水泛丸，干燥，即得。

【性状】本品为黄棕色至棕色的水丸；气香，味微辛。

【鉴别】（1）取本品，置显微镜下观察：石细胞类方形、类多角形或呈纤维状，直径 14~40 μm，长至 130 μm，壁厚，孔沟细密（诃子）。不规则碎块淡黄绿色或棕黄色，透明或半透明，具明显的放射状、弧形或近平行的细纹理，多为一边厚、另一边薄的斜块片（琥珀）。非腺毛单细胞，基部膨大似石细胞，壁极厚，多碎断，木化（马钱子）。花粉粒类圆形、椭圆形或橄榄形，直径约至 60 μm，具 3 个萌发孔，外壁有齿状突起（红花）。

（2）取本品 2 g，研细，加乙醚 30 ml，超声处理 30 分钟，滤过，滤液挥干，残渣加三氯甲烷 1 ml 使溶解，作为供试品溶液。另取沉香对照药材 0.5 g，同法制成对照药材溶液。照薄层色谱法（通则 0502）试验，吸取上述两种溶液各 5~10 μl，分别点于同一硅胶 G 薄层板上，以三氯甲烷 - 乙醚（10：1）为展开剂，展开，取出，晾干，置紫外光灯（365 nm）下检视。供试品色谱中，在与对照药材色谱相应的位置上，显相同颜色的荧光斑点。

（3）取本品 3 g，研细，加乙醇 30 ml，超声处理 30 分钟，滤过，滤液浓缩至约 1 ml，作为供试品溶液。另取诃子对照药材 0.5 g，加乙醇 10 ml，同法制成对照药材溶液。照薄层色谱法（通则 0502）试验，吸取上述两种溶液各 2~5 μl，分别点于同一聚酰胺薄膜上，以乙酸乙酯 - 甲酸（3：1）为展开剂，展开，取出，晾干，喷以 5% 三氯化铁乙醇溶液。供试品色谱中，在与对照药材色谱相应的位置上，显相同颜色的斑点。

【检查】**士的宁限量**　取本品适量，研细，取约 3 g，精密称定，置具塞锥形瓶中，加入浓氨试液适量使润透，加入三氯甲烷 50 ml，放置约 16 小时，时时振摇，滤过，用三氯甲烷分次洗涤滤渣与滤器，洗液与滤液合并，蒸干，残渣加甲醇使溶解，转移至 10 ml 量瓶中并稀释至刻度，摇匀，滤过，取续滤液，即得。精密称取马钱子总生物碱对照提取物（已标示士的宁含量）约 10 mg，置 50 ml 量瓶中，加甲醇使溶解并稀释至刻度，摇匀，作为对照品溶液。照高效液相色谱法（通则 0512）试验。以十八烷基硅烷键合硅胶为填充剂；以乙腈 -0.01 mol/L 庚烷磺酸钠与 0.02 mol/L 磷酸二氢钾等量混合溶液（用 10% 磷酸调节 pH 值至 2.8）（21：79）为流动相；检测波长为 254 nm。理论板数按士的宁峰计算应不低于 5 000。精密吸取对照品溶液 10 μl，供试品溶液 5~10 μl，注入液相色谱仪，测定，计算。本品每 1 g 含马钱子以士的宁（$C_{21}H_{22}N_2O_2$）计，不得过 0.91 mg。

其他 除溶散时限外，应符合丸剂项下有关的各项规定（通则 0108）。

【浸出物】 照醇溶性浸出物测定法（通则 2201）项下的热浸法测定，用 70% 乙醇作溶剂，不得少于 30.0%。

【功能与主治】 འཆི་མེད་ཡར་བརྒྱུད་སྙོད་འཚང་ཐལ་དུ་སེལ། །སྙོད་ཀྱི་རླུང་ཁྲག་འཁྲུགས་པ་ལས་གྱུར་པའི། །ནད་རིགས་ཀུན་སེལ་བདུད་རྩི་རྙིས་སྦྱར་དགེ།

调和气血，镇静安神。用于气血上壅引起的心律不齐、胸闷气短、失眠、口干舌燥。

【用法与用量】 温开水送服或嚼服。一次 0.5~3 g，一日 1~2 次；或遵医嘱。

【规格】（1）每 4 丸重 1 g；（2）每丸重 0.5 g；（3）每丸重 1~1.5 g

【贮藏】 密封。

米旁齐美阿杰丸质量标准起草说明

【制剂名称】 制剂中文名为米旁齐美阿杰丸，拼音名为 Mipang Qimeiajie Wan，藏文名为“མི་ཕམ་འཆི་མེད་ཡར་བརྒྱུད།”，藏文音译名按《米旁文集》木刻版翻译为“米旁齐美阿杰”。

【处方来源】《米旁文集》木刻版《འཇུ་མི་ཕམ་སྨན་ཡིག་གཅེས་བཏུས།》

མི་ཕམ་འཆི་མེད་ཡར་བརྒྱུད་ནི། །ཨ་གར་ཀོ་ཡི་ལ་དང་ཨ་རུ་ར། །ཙ་ཏི་སྨོས་དཀར་ཆེར་ཕྲོན་གུར་གུམ་དང་། །ཏང་ཀུན་བཅས་ལ་འཆི་མེད་ཡར་བརྒྱུད་ཟེར། །སྦྱོར་བ་གང་འོས་[སྦྲིར་ཤ་ཆེན་བཟང་། སྲིན་ལ་བྱི་ཏང་། གཉན་ལ་སླ་རྩི། ཁྲག་ལ་བ་ཀ་དང་ཧོང་ལེན་བསྣན།]སྙོད་འཚང་ཐལ་དུ་སེལ། །སྙོད་ཀྱི་རླུང་ཁྲག་འཁྲུགས་པ་ལས་གྱུར་པའི། །ནད་རིགས་ཀུན་སེལ་བདུད་རྩི་རྙིས་སྦྱར་དགེ །

【鉴别】（1）显微鉴别　本品粉末石细胞、不规则碎块、非腺毛等显微特征明显，易于查看。

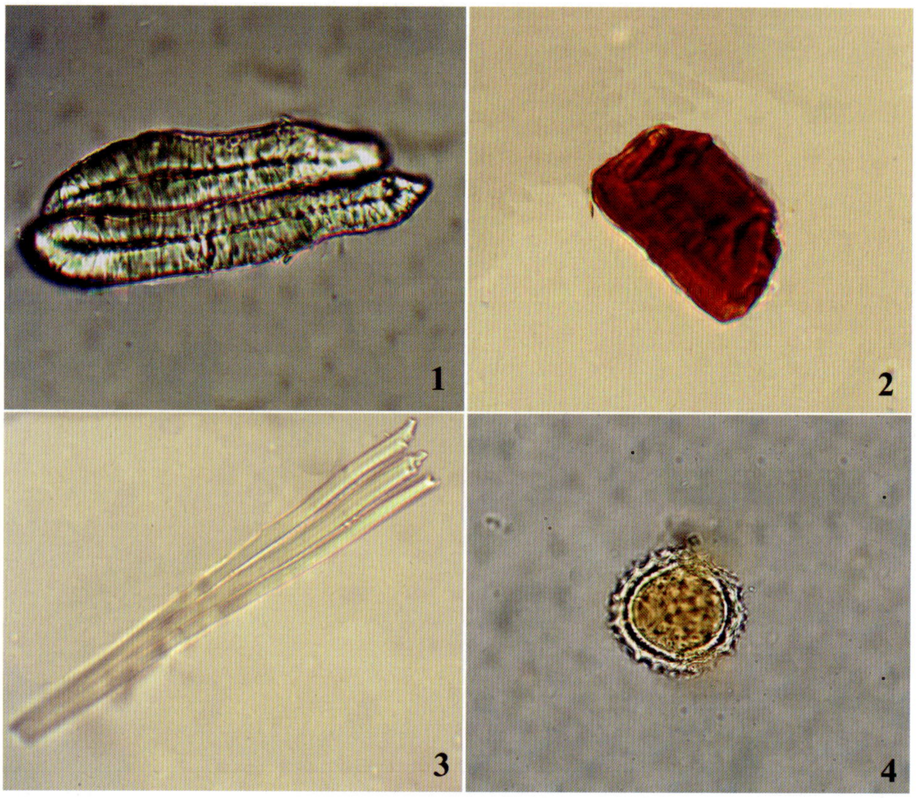

米旁齐美阿杰丸粉末显微特征

1—石细胞（诃子） 2—不规则碎块（琥珀） 3—非腺毛（马钱子） 4—花粉粒（红花）

（2）薄层鉴别 建立了以沉香对照药材和诃子对照药材为对照的薄层鉴别方法。

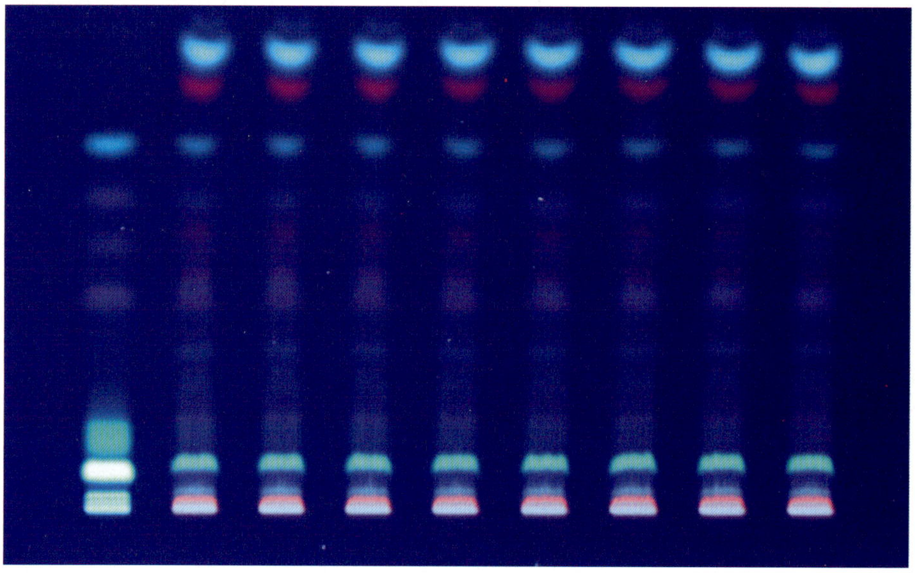

1 2 3 4 5 6 7 8 9

米旁齐美阿杰丸薄层色谱图（一）

1—沉香对照药材 2~9—米旁齐美阿杰丸样品

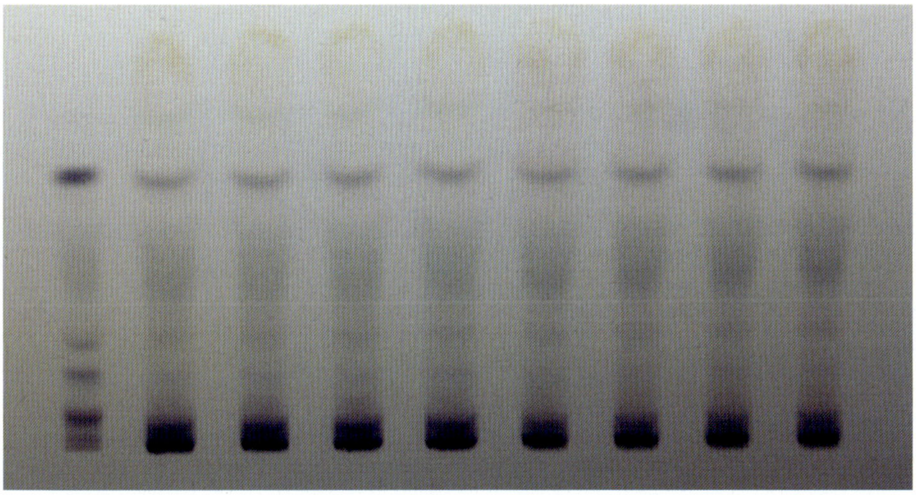

米旁齐美阿杰丸薄层色谱图（二）

1—诃子对照药材　2~9—米旁齐美阿杰丸样品

【检查】 **士的宁限量**　采用 HPLC 法，以马钱子总生物碱对照提取物（已标示士的宁含量）为对照，测定制剂中士的宁含量。根据相关文献报道，马钱子经牛奶炮制或砂烫后，士的宁的含量降低约三分之一，按照《中国药典》（2020 年版）马钱子中士的宁上限（2.20%）降低三分之一计算，炮制后士的宁应不超过 0.73%，与马钱子粉中士的宁上限（0.82%）相近。在藏医中马钱子的炮制方法各异，导致士的宁含量差异较大，在制定限度时，暂且依据《中国药典》（2020 年版）马钱子粉中士的宁的上限规定，按照处方中马钱子的用量折算，规定“本品每 1 g 含马钱子以士的宁（$C_{21}H_{22}N_2O_2$）的量计，不得过 0.91 mg”。

【功能与主治】 见《米旁文集》木刻版。

起草单位：阿坝藏族羌族自治州食品药品检验研究中心
复核单位：资阳市食品药品检验检测中心

米旁汤欣昂巴丸
Mipang Tangxin'angba Wan

མི་ཕམ་ཐང་ཤིང་ལྔ་པ།
米旁汤欣昂巴

【处方】 杉脂 334 g　　喜马拉雅紫茉莉 167 g　　蒺藜 167 g
止泻木子 166 g　　唐古特铁线莲 166 g

【制法】 以上五味，粉碎成细粉，过筛，混匀，用水泛丸，干燥，即得。

【性状】 本品为黄绿色至黑色的水丸；气微香，味微苦。

【鉴别】（1）取本品，置显微镜下观察：草酸钙簇晶多存在于薄壁细胞中（止泻木子）。内果皮纤维木化，上下层纵横交错排列，少数单个散在，有时纤维束与石细胞群相连结（蒺藜）。具缘纹孔导管多见（唐古特铁线莲）。

【检查】 除溶散时限外，应符合丸剂项下有关的各项规定（通则 0108）。

【浸出物】 照醇溶性浸出物测定法（通则 2201）项下的热浸法测定，用 70% 乙醇作溶剂，不得少于 24.0%。

【功能与主治】 གཞང་འབྲུམ་མ་ལུས་ངེས་པར་འཇོམས། །

清热解毒，消肿止痛，止血化瘀。用于痔疮引起的肛周瘙痒、便血、疼痛、肛裂、肛瘘、肛门脓肿等。

【用法与用量】 温开水送服或嚼服。一次 0.5~3 g，一日 1~2 次；或遵医嘱。

【规格】（1）每 4 丸重 1 g；（2）每丸重 0.5 g；（3）每丸重 1~1.5 g

【贮藏】 密封。

米旁汤欣昂巴丸质量标准起草说明

【制剂名称】 制剂中文名为米旁汤欣昂巴丸，拼音名为 Mipang Tangxin′ angba Wan，藏文名为“མི་ཕམ་ཐང་ཤིང་ལྔ་པ།”，藏文音译名按《迷旁医著》翻译为“米旁汤欣昂巴”。

【处方来源】《迷旁医著》《འཇུ་མི་ཕམ་སྨན་ཡིག་གཅེས་བཏུས།》

མི་ཕམ་ཐང་ཤིང་ལྔ་པ་ནི། ཐང་ཤིང་གཟེ་མ་བ་སྙུ་བ། །དུག་ཀུང་དབྱི་མོང་ལྔ་པོ་ལ། །ཅི་ཏྲ་ཀའམ་བྱི་ཏང་ཀས། །རྙི་བཏོན་དང་བར་ཕུལ་བ་ན། །གཞང་འབྲུམ་མ་ལུས་ངེས་པར་འཇོམས། །

【鉴别】（1）显微鉴别　本品粉末草酸钙簇晶、内果皮纤维、导管显微特征明显，易于查看。

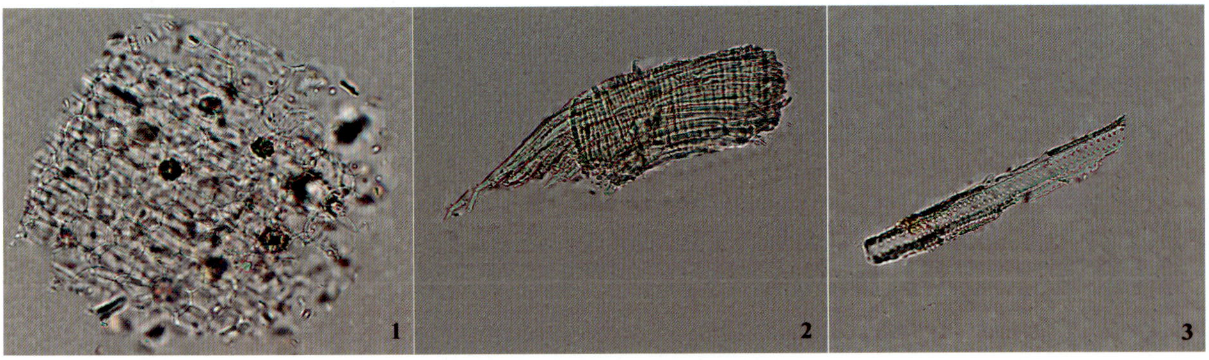

米旁汤欣昂巴丸粉末显微特征

1—草酸钙簇晶（止泻木子） 2—内果皮纤维（蒺藜） 3—导管（唐古特铁线莲）

【功能与主治】见《迷旁医著》。

起草单位：阿坝藏族羌族自治州食品药品检验研究中心

复核单位：资阳市食品药品检验检测中心

米旁阿忠昂巴丸 མི་ཕམ་ཨ་གྲོང་ལྔ་པ།

Mipang Azhongangba Wan 米旁阿忠昂巴

【处方】阿忠 175 g　高山辣根菜 264 g　松萝 352 g
沿沟草 35 g　绵参 174 g

【制法】以上五味，粉碎成细粉，过筛，混匀，用水泛丸，干燥，即得。

【性状】本品为黄棕色至棕色的水丸；气香，味微辛。

【鉴别】（1）取本品，置显微镜下观察：木纤维单个散在或数个成群，直径 10~20 μm，两端平截，有的胞腔内含黄棕色物（高山辣根菜）。菌丝无色，细长，弯曲，有分枝，直径 3~7 μm，散在或交织成团（松萝）。

（2）取本品 4 g，研细，加三氯甲烷 30 ml，超声处理 30 分钟，滤过，滤液浓缩至约 1 ml，作为供试品溶液。另取高山辣根菜对照药材 1 g，同法制成对照药材溶液。照薄层色谱法（通则 0502）试验，吸取上述两种溶液各 10 μl，分别点于同一硅胶 G 薄层板上，以环己烷 - 乙醚 - 乙酸乙酯（20：5：5：2.5）为展开剂，展开，取出，晾干，喷以 10% 硫酸乙醇溶液，在 105℃加热至斑点显色清晰。供试品色谱中，在与对照药材色谱相应的位置上，显相同颜色的斑点。

【检查】除溶散时限外，应符合丸剂项下有关的各项规定（通则 0108）。

【浸出物】照醇溶性浸出物测定法（通则 2201）项下的热浸法测定，用 70% 乙醇作溶剂，不得少于 19.0%。

【功能与主治】གློ་བའི་ཚད་པ་མ་ལུས་སེལ།།

清热止咳。用于肺炎。

【用法与用量】温开水送服或嚼服。一次 0.5~3 g，一日 1~2 次；或遵医嘱。

【规格】（1）每 4 丸重 1 g；（2）每丸重 0.5 g；（3）每丸重 1~1.5 g

【贮藏】密封。

米旁阿忠昂巴丸质量标准起草说明

【制剂名称】制剂中文名为米旁阿忠昂巴丸，拼音名为 Mipang Azhongangba Wan，藏文名为“མི་ཕམ་ཨ་གྲོང་ལྔ་པ།”，藏文音译名按《迷旁医著》翻译为“米旁阿忠昂巴”。

【处方来源】《迷旁医著》《འཇུ་མི་ཕམ་སྨན་ཡིག་གཅེས་བཏུས།》

མི་ཕམ་ཨ་གྲོང་ལྔ་པ་ནི། ཨ་གྲོང་སྔོ་ལོ་གསེར་སྐྱུད་དང་། །འདམ་བུ་ཀ་ར་གོང་ཞམས་པ། །

【鉴别】（1）显微鉴别　本品粉末木纤维、菌丝显微特征明显，易于查看。

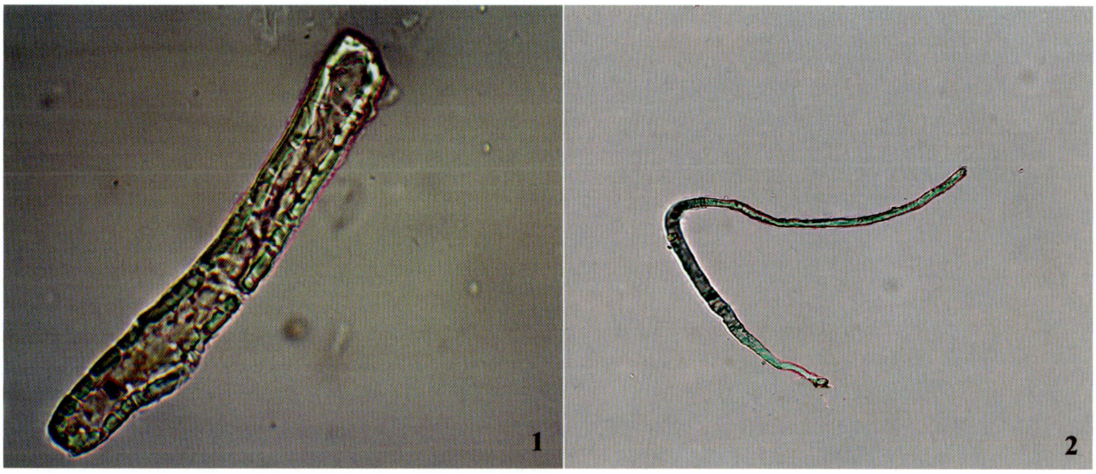

米旁阿忠昂巴丸粉末显微特征

1—木纤维（高山辣根菜）　2—菌丝（松萝）

（2）薄层鉴别　建立了以高山辣根菜对照药材为对照的薄层鉴别方法。

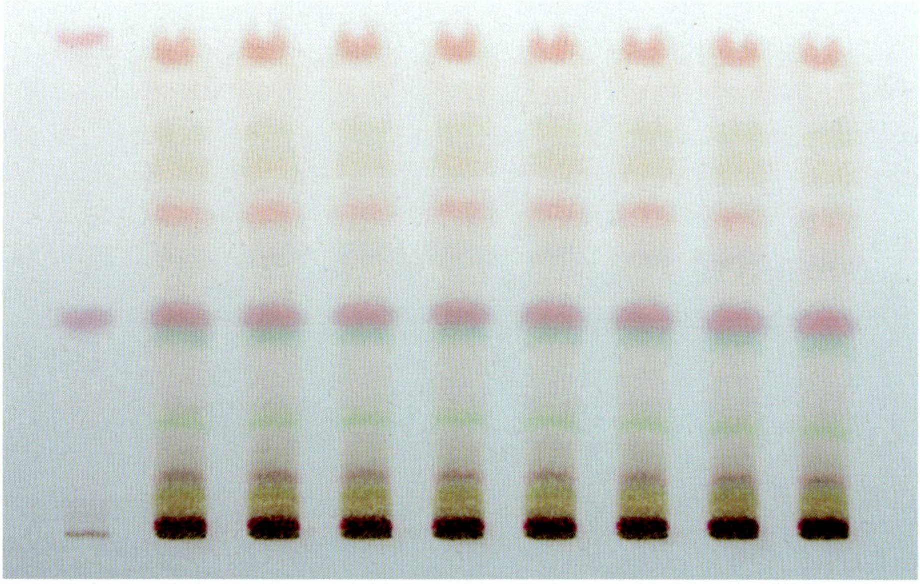

米旁阿忠昂巴丸薄层色谱图

1—高山辣根菜对照药材　2~9—米旁阿忠昂巴丸样品

【功能与主治】见《迷旁医著》。

起草单位：阿坝藏族羌族自治州食品药品检验研究中心

复核单位：资阳市食品药品检验检测中心

米旁杰瓦昂巴丸
Mipang Jiewaangba Wan

མི་ཕམ་རྒྱལ་བ་ལྔ་པ།
米旁杰瓦昂巴

【处方】 藏紫菀 144 g　　黄堇 285 g　　马蔺子 285 g
亚大黄 143 g　　大黄 143 g

【制法】 以上五味，粉碎成细粉，过筛，混匀，用水泛丸，干燥，即得。

【性状】 本品为黄棕色至黄绿色的水丸；气香，味苦。

【鉴别】（1）取本品，置显微镜下观察：草酸钙簇晶直径 20~160 μm，有的至 190 μm（大黄）。花粉粒棕黄色，直径 20~35 μm，球形或近球形，具 3 个萌发孔，呈半圆状突起，外表具刺状突起（藏紫菀）。

（2）取本品 1 g，研细，加甲醇 10 ml，浸泡 1 小时，滤过，滤液蒸干，残渣加水 10 ml 使溶解，再加盐酸 1 ml，加热回流 30 分钟，立即冷却，用乙醚分 2 次振摇提取，每次 20 ml，合并乙醚液，蒸干，残渣加三氯甲烷 1 ml 使溶解，作为供试品溶液。另取大黄酸对照品，加甲醇制成每 1 ml 含 1 mg 的溶液，作为对照品溶液。照薄层色谱法（通则 0502）试验，吸取上述供试品溶液 10 μl、对照品溶液 4 μl，分别点于同一以羧甲基纤维素钠为黏合剂的硅胶 H 薄层板上，以石油醚（30~60℃）- 甲酸乙酯 - 甲酸（15：5：1）的上层溶液为展开剂，展开，取出，晾干，置紫外光灯（365 nm）下检视。供试品色谱中，在与对照药材色谱相应的位置上，显相同颜色的荧光斑点。

【检查】 除溶散时限外，应符合丸剂项下有关的各项规定（通则 0108）。

【浸出物】 照醇溶性浸出物测定法（通则 2201）项下的热浸法测定，用 70% 乙醇作溶剂，不得少于 25.0%。

【功能与主治】 གཉན་ཚད་བད་མཁྲིས་རྒྱུང་ནད་སེལ། །

清热解瘟，除湿泻下。用于气血亏损、肝胆热证等。

【用法与用量】 温开水送服或嚼服。一次 0.5~3 g，一日 1~2 次；或遵医嘱。

【规格】（1）每 4 丸重 1 g；（2）每丸重 0.5 g；（3）每丸重 1~1.5 g

【贮藏】 密封。

米旁杰瓦昂巴丸质量标准起草说明

【制剂名称】 制剂中文名为米旁杰瓦昂巴丸，拼音名为 Mipang Jiewaangba Wan，藏文名为“མི་ཕམ་རྒྱལ་བ་ལྔ་པ།”，藏文音译名按《迷旁医著》翻译为“米旁杰瓦昂巴”。

【处方来源】《迷旁医著》《འཇུ་མི་ཕམ་སྨན་ཡིག་གཅེས་བཏུས།》

མི་ཕམ་རྒྱལ་བ་ལྔ་པ་ནི། རྒྱལ་བའི་སྤྱན་ཅན་སྔོང་རི་ཟིལ། །ཁྲིས་མ་ཙྭ་ཚ་ལྷུམ་ཚ་རྣམས། །རྒྱལ་བ་ལྔ་ཞེས་ཨ་རུ་རས། །ཇོ་བརྟན་གཉན་ཚད་བད་མཁྲིས་རྒྱང་། །

【鉴别】（1）显微鉴别　本品粉末草酸钙簇晶、花粉粒显微特征明显，易于查看。

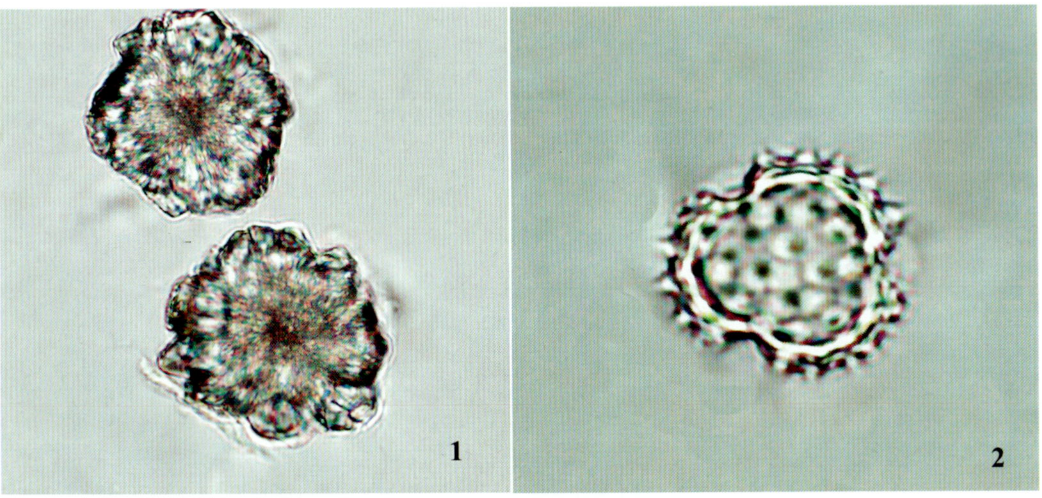

米旁杰瓦昂巴丸粉末显微特征

1—草酸钙簇晶（大黄）　2—花粉粒（藏紫菀）

（2）薄层鉴别　建立了以大黄酸对照品为对照的薄层鉴别方法。

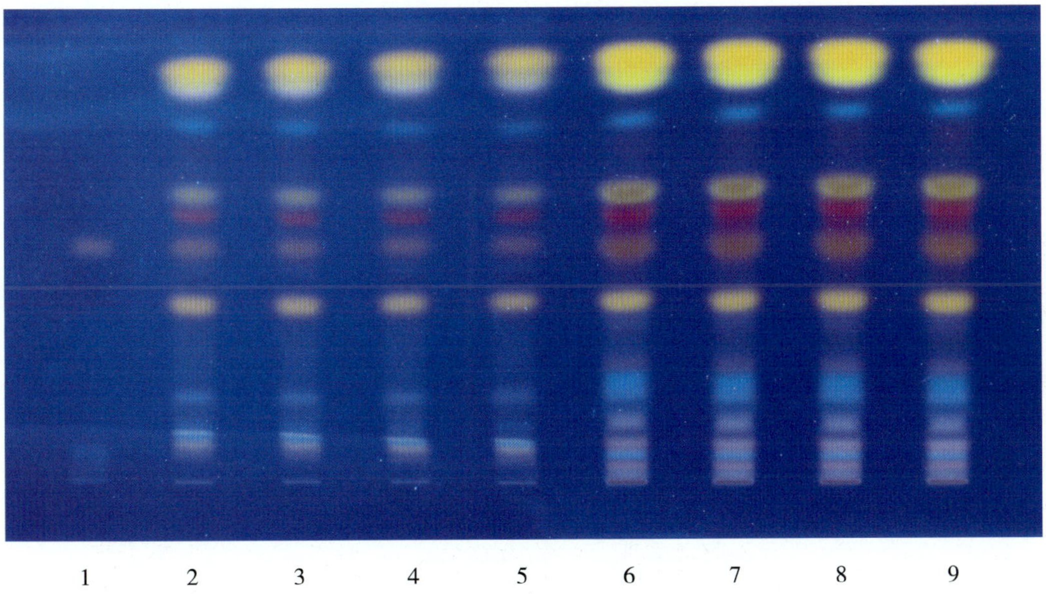

米旁杰瓦昂巴丸薄层色谱图

1—大黄酸对照品　2~9—米旁杰瓦昂巴丸样品

【功能与主治】见《迷旁医著》。

起草单位：阿坝藏族羌族自治州食品药品检验研究中心

复核单位：资阳市食品药品检验检测中心

米旁查乃根塞丸

Mipang Cha'naigensai Wan

མི་ཕམ་ཁྲག་ནད་ཀུན་སེལ།

米旁查乃根塞

【处方】

人工牛黄 10 g	红花 36 g	绿绒蒿 36 g
蒂达 36 g	渣驯膏 36 g	川木香 36 g
波棱瓜子 36 g	寒水石 36 g	藏紫草 46 g
石灰华 36 g	余甘子 46 g	甘草 36 g
紫檀香 36 g	藏锦鸡儿 46 g	兔耳草 36 g
巴力嘎 36 g	鸭嘴花 36 g	土木香 36 g
矮紫堇 36 g	达布 66 g	宽筋藤 26 g
紫草茸 26 g	山矾叶 26 g	茜草 26 g
悬钩木 26 g	甘青青兰 26 g	红景天 26 g
毛诃子 16 g	沉香 16 g	丁香 16 g
诃子 16 g		

【制法】以上三十一味，粉碎成细粉，过筛，混匀，用水泛丸，干燥，即得。

【性状】本品为黄棕色至红褐色的水丸；气香，味淡。

【鉴别】（1）取本品，置显微镜下观察：螺纹导管和网纹导管多见，以螺纹导管为主，直径 12~39 μm（蒂达）。不规则块片呈斜方形板片状或槽状，层纹明显（寒水石）。花粉粒类圆形、椭圆形或橄榄形，直径约 60 μm，具 3 个萌发孔，外壁有齿状突起（红花）。石细胞类方形、类多角形或呈纤维状，直径 14~40 μm，长至 130 μm，壁厚，孔沟细密（诃子）。花粉粒极面观三角形，赤道表面观双凸镜形，具 3 副合沟（丁香）。

（2）取本品 6 g，研细，加石油醚（60~90℃）50 ml，超声处理 20 分钟，滤过，滤液浓缩至约 1 ml，作为供试品溶液。另取藏紫草对照药材 0.5 g，加石油醚（60~90℃）20 ml，同法制成对照药材溶液。照薄层色谱法（通则 0502）试验，吸取上述两种溶液各 5~10 μl，分别点于同一硅胶 G 薄层板上，以环己烷 - 甲苯 - 乙酸乙酯 - 甲酸（5：5：0.5：0.1）为展开剂，展开，取出，晾干。供试品色谱中，在与对照药材色谱相应的位置上，显相同的紫红色斑点，再喷以 10% 氢氧化钾甲醇溶液，斑点变为蓝色。

（3）取本品 4 g，研细，加无水乙醇 30 ml，超声处理 30 分钟，滤过，滤液通过活性炭小柱，收集滤液浓缩至约 1 ml，作为供试品溶液。另取熊果酸对照品，加无水乙醇制成每 1 ml 含 1 mg 的溶液，作为对照品溶液。照薄层色谱法（通则 0502）试验，吸取上述两种溶液各 5~10 μl，分别点于同一硅胶 G 薄层板上，以甲苯 - 乙酸乙酯 - 冰醋酸（14∶4∶0.5）为展开剂，展开，取出，晾干，喷以 10% 硫酸乙醇溶液，在 105℃加热至斑点显色清晰，置紫外光灯（365 nm）下检视。供试品色谱中，在与对照品色谱相应的位置上，显相同颜色的荧光斑点。

【检查】 除溶散时限外，应符合丸剂项下有关的各项规定（通则 0108）。

【浸出物】 照醇溶性浸出物测定法（通则 2201）项下的热浸法测定，用 70% 乙醇作溶剂，不得少于 20.0%。

【功能与主治】 ཁྲག་མཁྲིས་འཁྲུགས་དང་ཁྲག་ནད་རོལ་དུ་ལྷག །སྙིང་འབམ་གློ་རྫོལ་སྨུག་པོའི་ཚ་བ་སོགས། །མདོར་ན་ཁྲག་ལ་བརྟེན་པའི་ནད་རིགས་ལ།། སེལ་ཆོག་བདུད་རྩི་མཆོག་སུམ་འདི་ན་ལྷན། །

清热凉血，除湿化瘀。用于“木布”病、多血症、高血压、高血脂、肝热证、肺热证。

【用法与用量】 温开水送服或嚼服。一次 0.5~3 g，一日 1~2 次；或遵医嘱。

【注意】 本品含马兜铃酸，可引起肾脏损害等不良反应；儿童及老年人慎用；孕妇、婴幼儿及肾功能不全者禁用。

【规格】（1）每 4 丸重 1 g；（2）每丸重 0.5 g；（3）每丸重 1~1.5 g

【贮藏】 密封。

米旁查乃根塞丸质量标准起草说明

【制剂名称】 制剂中文名为米旁查乃根塞丸，拼音名为 Mipang Cha′ naigensai Wan，藏文名为“མི་ཕམ་ཁྲག་ནད་ཀུན་སེལ།”，藏文音译名按《米旁文集》木刻版翻译为“米旁查乃根塞”。

【处方来源】《米旁文集》木刻版《འཇུ་མི་ཕམ་སྨན་ཡིག་གཅེས་བཏུས།》

ཁྲག་ནད་ཀུན་སེལ་ཞེས་བྱའི་སྨན་མཆོག་ནི། །གི་ཝཾ་གུར་གུམ་ཨུཏྤལ་བ་ལེ་ཀ །ཏིག་ཏ་ཟྭ་ཤུན་ཙན་དན་བ་ཤ་ཀ །གསེར་མེ་ཏོག་ཞི་འབྲི་མོག་མ་ནུ་དང་། །ཙུ་གང་སྤྲུ་ཏ་ཤིང་མངར་རེ་སྐོན་པ། །ཙན་དན་དམར་པོ་མཛོ་མོ་ཞིང་དང་ནི། །རྟོང་ལེན་སྐར་བུ་ག་ར་ཆ་བསྙེད་པ། །གི་ཝཾ་དགུ་སྡེང་ཁྲག་འཁྲུགས་ཀུན་སེལ་སྨན། །བསྟན་འདིས་མཆིན་པ་སྣང་འགྲམས་མཆིན་ཁྲག་རྒྱས། །མཆིན་ཚད་བད་ཀན་སྨུག་པོ་རྒྱས་པ་སོགས། །ཁྲག་འཁྲུགས་ཁྲག་ནད་མཚོ་རླབས་ལྟར་འཕྱུར་བ། །ཐམས་ཅད་ཞི་བྱེད་འཇམ་པས་ནད་མི་དཀྲུགས། །གཏར་དགོས་ནད་ལ་གཏར་ཁའི་གོ་ཆོད་འགྱུར། །འདི་སྔེང་ཞུ་མཁན་ཆོས་བཙོད་སླེ་ཏྲེས་དང་། །ཀཀྐ་ཀ་རི་ཕྱི་ཡང་ཀུ་དང་ནི། །སྲོ་ལོ་དམར་པོ་དང་བཅས་ཉི་ཤུ་བདུན། །ཁྲག་མཁྲིས་འཁྲུགས་དང་ཁྲག་ནད་རོལ་དུ་ལྷག །སྙིང་འབམ་གློ་རྫོལ་སྨུག་པོའི་ཚ་བ་སོགས། །མདོར་ན་ཁྲག་ལ་བརྟེན་པའི་ནད་རིགས་ལ། །སེལ་ཆོག་བདུད་རྩི་མཆོག་སུམ་འདི་ལྷན་ན། །ཁྲག་ཅེས་གདུག་པའི་ནད་རྣམས་ཞིན་ཏུ་སྨ། །

【鉴别】（1）显微鉴别　本品粉末导管、不规则块片、花粉粒等显微特征明显，易于查看。

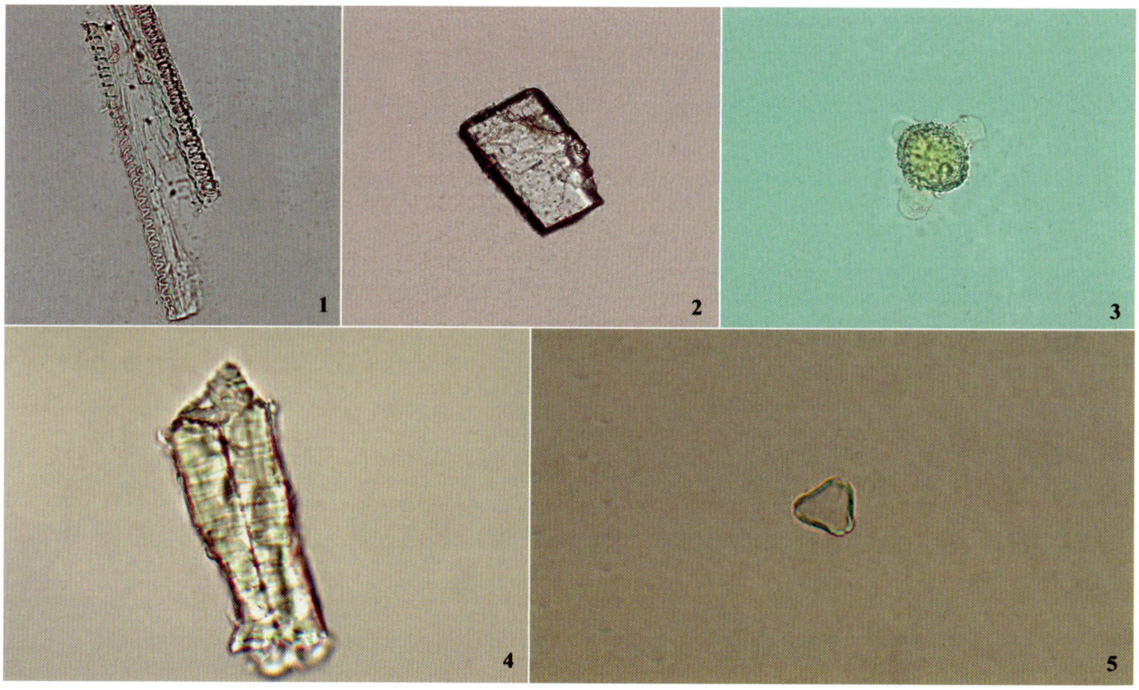

米旁查乃根塞丸粉末显微特征

1—导管（蒂达） 2—不规则块片（寒水石） 3—花粉粒（红花）
4—石细胞（诃子） 5—花粉粒（丁香）

（2）薄层鉴别　建立了以藏紫草对照药材和熊果酸对照品为对照的薄层鉴别方法。

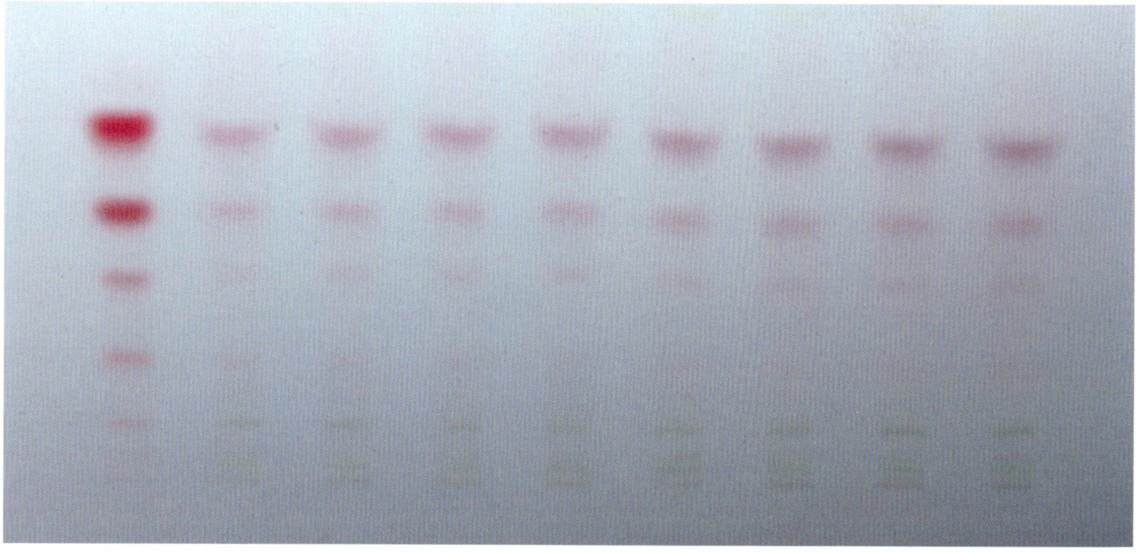

1　2　3　4　5　6　7　8　9

米旁查乃根塞丸薄层色谱图（一）

1—藏紫草对照药材　2~9—米旁查乃根塞丸样品

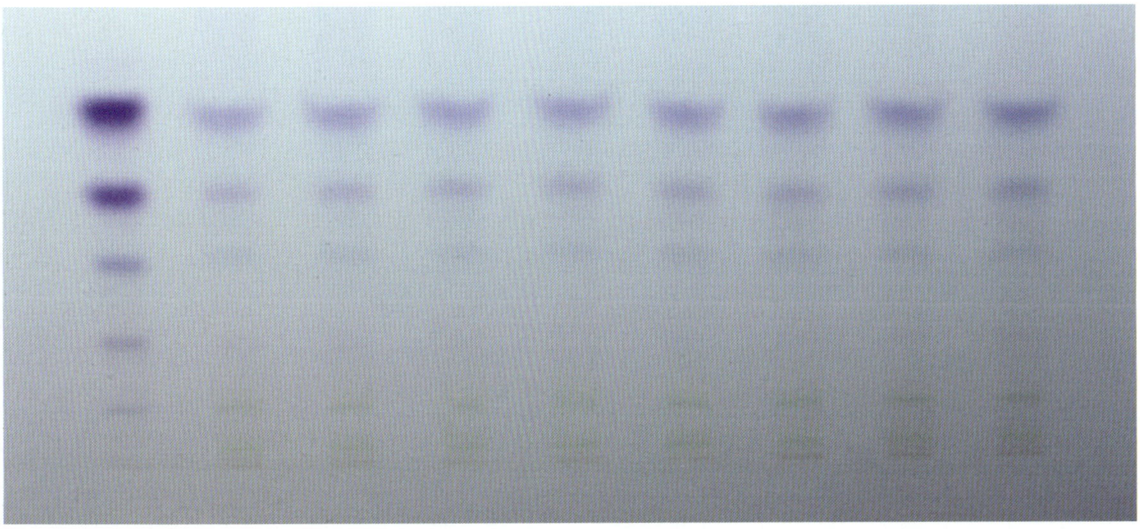

1　2　3　4　5　6　7　8　9

米旁查乃根塞丸薄层色谱图（二）

1—藏紫草对照药材　2~9—米旁查乃根塞丸样品

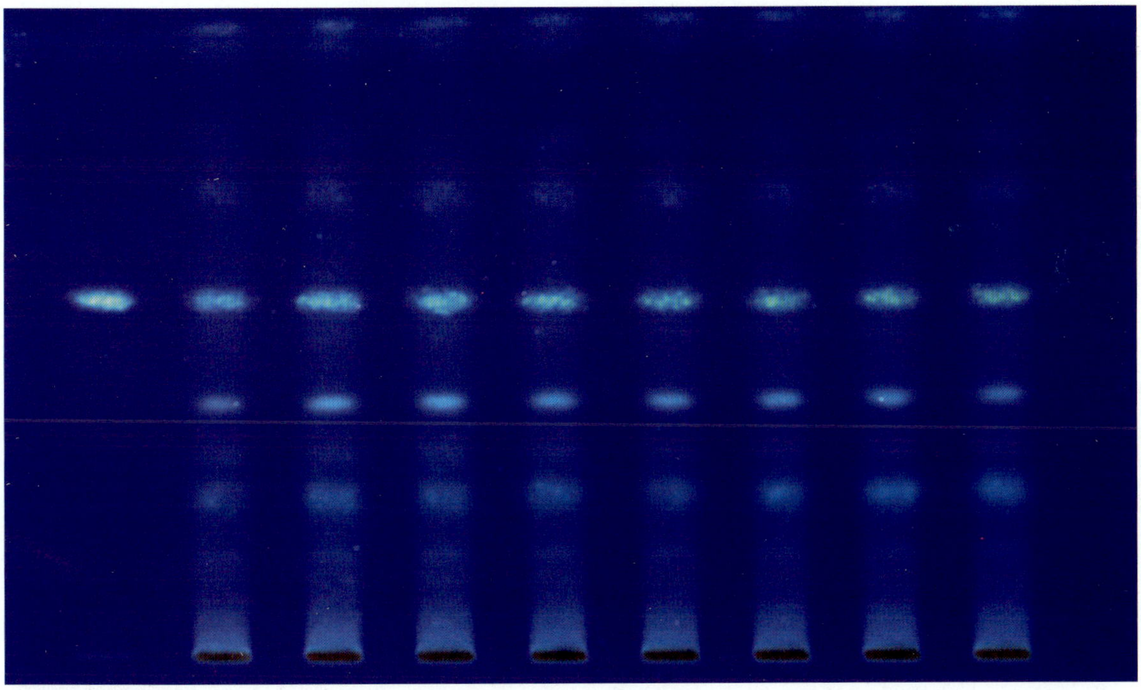

1　2　3　4　5　6　7　8　9

米旁查乃根塞丸薄层色谱图（三）

1—熊果酸对照品　2~9—米旁查乃根塞丸样品

【功能与主治】 见《米旁文集》木刻版。

起草单位：阿坝藏族羌族自治州食品药品检验研究中心

复核单位：资阳市食品药品检验检测中心

米旁查通昂巴丸 མི་ཕམ་ཁྲག་འཐུང་ལྔ་པ།

Mipang Chatongangba Wan 米旁查通昂巴

【处方】鸭嘴花 369 g　　兔耳草 279 g　　矮紫堇 38 g
西藏猫乳 38 g　　藏锦鸡儿 276 g

【制法】以上五味，粉碎成细粉，过筛，混匀，用水泛丸，干燥，即得。

【性状】本品为棕黄色至黄褐色的水丸；气微香，味微辛、咸。

【鉴别】（1）取本品，置显微镜下观察：石细胞散在或者成群，长方形，孔沟明显，直径 30~60 μm（鸭嘴花）。木纤维黄棕色或红棕色，垂直方向常伴有木射线（藏锦鸡儿）。

（2）取本品 2 g，研细，加甲醇 20 ml，超声处理 15 分钟，滤过，滤液作为供试品溶液。另取松果菊苷对照品、毛蕊花糖苷对照品，加甲醇分别制成每 1 ml 含 1 mg 的溶液，作为对照品溶液。照薄层色谱法（通则 0502）试验，吸取上述三种溶液各 2 μl，分别点于同一聚酰胺薄膜上，以甲醇 - 醋酸 - 水（2∶1∶7）为展开剂，展开，取出，晾干，置紫外光灯（365 nm）下检视。供试品色谱中，在与对照品色谱相应的位置上，显相同颜色的荧光斑点。

【检查】除溶散时限外，应符合丸剂项下有关的各项规定（通则 0108）。

【浸出物】照醇溶性浸出物测定法（通则 2201）项下的热浸法测定，用 70% 乙醇作溶剂，不得少于 22.0%。

【功能与主治】ཁྲག་གི་ནད་རིགས་མཐའ་དག་ཀུན། །ཞི་བྱེད་བདུད་རྩི་མཆོན་སུམ་པ། །གདར་དགོས་གདར་གྱི་ནུས་མཚུངས་ཉིད། །
清热凉血。用于各种血热证。

【用法与用量】温开水送服或嚼服。一次 0.5~3 g，一日 1~2 次；或遵医嘱。

【规格】（1）每 4 丸重 1 g；（2）每丸重 0.5 g；（3）每丸重 1~1.5 g

【贮藏】密封。

米旁查通昂巴丸质量标准起草说明

【制剂名称】制剂中文名为米旁查通昂巴丸，拼音名为 Mipang Chatongangba Wan，藏文名为“མི་ཕམ་ཁྲག་འཐུང་ལྔ་པ།”，藏文音译名按《迷旁医著》翻译为“米旁查通昂巴”。

【处方来源】《迷旁医著》《འཇུ་མི་ཕམ་སྨན་ཡིག་གཅེས་བཏུས།》

མི་ཕམ་ཁྲག་འཐུང་ལྔ་པ་ནི། པ་ཤ་ཀ་དང་ཏོང་ལེན་དང་། །རི་སྣོན་སེར་[སེང་]ལྡེང་མཛོ་མོ་ཤིང་། །ཁྲག་འཐུག་[འཐུང་]ལྔ་པ་ཞེས་བྱ་འདིར། །སྐྱུ་རུ་ཡིས་ནི་རྡོ་འདོན་བྱ། །ཁྲག་གི་ནད་རིགས་མཐའ་དག་ཀུན། །ཞི་བྱེད་བདུད་རྩི་མཛོད་སུམ་པ། །གཏར་དགོས་གཏར་གྱི་ནུས་མཚུངས་ཉིད། །

【鉴别】（1）显微鉴别　本品粉末石细胞、木纤维显微特征明显，易于查看。

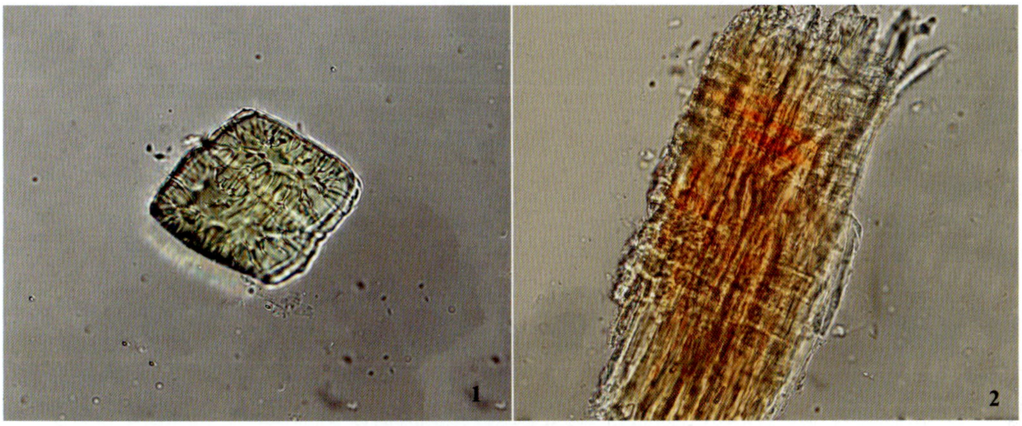

米旁查通昂巴丸粉末显微特征

1—石细胞（鸭嘴花）　2—木纤维（藏锦鸡儿）

（2）薄层鉴别　建立了以松果菊苷对照品、毛蕊花糖苷对照品为对照的薄层鉴别方法。

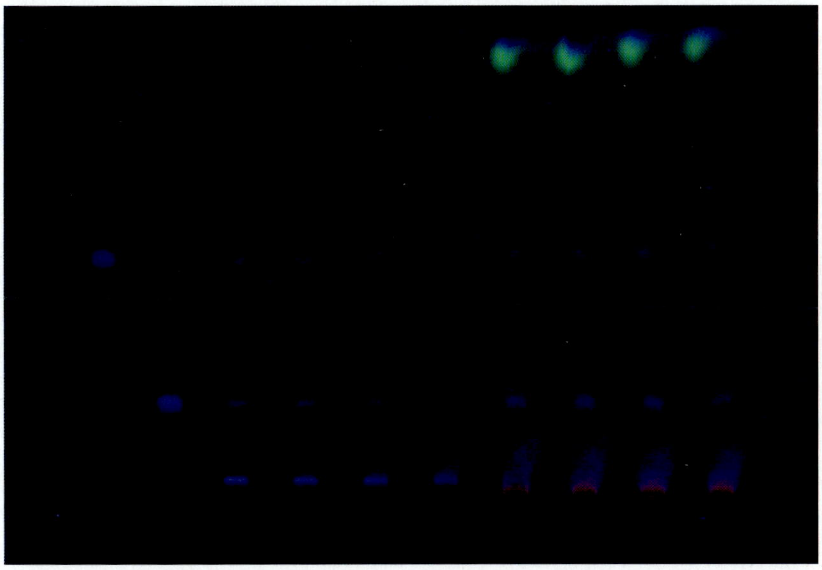

1　2　3　4　5　6　7　8　9　10

米旁查通昂丸巴薄层色谱图

1—松果菊苷对照品　2—毛蕊花糖苷对照品　3~10—米旁查通昂巴丸样品

【功能与主治】见《迷旁医著》。

起草单位：阿坝藏族羌族自治州食品药品检验研究中心

复核单位：四川省药品检验研究院

米旁格萨昂巴丸 མི་ཕམ་གེ་སར་ལྔ་པ།

Mipang Gesaangba Wan 米旁格萨昂巴

【处方】 羌活 308 g　　马尿泡 154 g　　香薷 154 g
马蔺子 230 g　　甘青瑞香 154 g

【制法】 以上五味，粉碎成细粉，过筛，混匀，用水泛丸，干燥，即得。

【性状】 本品为黄绿色至黄棕色的水丸；气香、味苦。

【鉴别】（1）取本品，置显微镜下观察：薄壁细胞中淀粉粒众多，多糊化（马尿泡）。非腺毛，多碎断，完整者 1~6 细胞（香薷）。薄壁细胞多呈长条形，多数含淡黄色分泌物及油滴（羌活）。

（2）取本品 1 g, 研细，加甲醇 20 ml，超声处理 20 分钟，滤过，滤液蒸干，残渣加甲醇 1 ml 使溶解，作为供试品溶液。另取紫花前胡苷对照品，加甲醇制成每 1 ml 含 0.5 mg 的溶液，作为对照品溶液。照薄层色谱法（通则 0502）试验，吸取上述两种溶液各 2~4 μl，分别点于同一用 3% 醋酸钠溶液制备的硅胶 G 薄层板上，以三氯甲烷 - 甲醇（8∶2）为展开剂，展开，取出，晾干，置紫外光灯（365 nm）下检视。供试品色谱中，在与对照品色谱相应的位置上，显相同颜色的荧光斑点。

【检查】 除溶散时限外，应符合丸剂项下有关的各项规定（通则 0108）。

【浸出物】 照醇溶性浸出物测定法（通则 2201）项下的热浸法测定，用 70% 乙醇作溶剂，不得少于 25.0%。

【功能与主治】 ཚ་གྲང་སྲིན་གྱི་ནད་བཅུ་འཇོམས། །

驱虫止痛。用于“亚玛”病引起的皮肤瘙痒，鼻窦炎，蛀牙等。

【用法与用量】 温开水送服或嚼服。一次 0.5~3 g，一日 1~2次；或遵医嘱。

【规格】（1）每 4 丸重 1 g；（2）每丸重 0.5 g；（3）每丸重 1~1.5 g

【贮藏】 密封。

米旁格萨昂巴丸质量标准起草说明

【制剂名称】 制剂中文名为米旁格萨昂巴丸，拼音名为 Mipang Gesaangba Wan，藏文名为“མི་ཕམ་གེ་སར་ལྔ་པ།”，藏文音译名按《迷旁医著》翻译为“米旁格萨昂巴”。

【处方来源】《迷旁医著》《འཇུ་མི་ཕམ་སྨན་ཡིག་གཅེས་བཏུས།》

མི་ཕམ་གེ་སར་ལྷ་པ་ནི། སྨུ་ནག་ཐང་ཕྲོམ་བྱི་རུག་པ། ཁྲིས་འབྲུ་སྲིན་ཤིང་སྣ་མའི་འབྲས། གེ་སར་ལྷ་བ་བྱིང་ཏང་ངམ། ཨ་རུ་རྩེ་ཡིས་རྣ་འདོན་བྱ། ཚ་གྲང་སྲིན་གྱི་ནད་བརྒྱ་འཇོམས། །

【鉴别】（1）显微鉴别　本品粉末非腺毛、薄壁细胞显微特征明显，易于查看。

米旁格萨昂巴丸粉末显微特征

1—薄壁细胞（马尿泡）　2—非腺毛（香薷）　3—薄壁细胞（羌活）

（2）薄层鉴别　建立了以紫花前胡苷对照品为对照的薄层鉴别方法。

1　2　3　4　5　6　7　8　9

米旁格萨昂巴丸薄层色谱图

1—紫花前胡苷对照品　2~9—米旁格萨昂巴丸样品

【功能与主治】见《迷旁医著》。

起草单位：阿坝藏族羌族自治州食品药品检验研究中心

复核单位：资阳市食品药品检验检测中心

米旁堆孜杰觉丸

Mipang Duizijiejue Wan

མི་ཕམ་བདུད་རྩི་བཅུད་སྦྱོར།

米旁堆孜杰觉

【处方】 寒水石 223 g　大叶碎米荠 111 g　紫花雪山报春 111 g
渣驯膏 111 g　曲玛孜 111 g　余甘子 111 g
风毛菊 111 g　红花 111 g

【制法】 以上八味，粉碎成细粉，过筛，混匀，用水泛丸，干燥，即得。

【性状】 本品为黄棕色至浅褐色的水丸；气微香，味淡。

【鉴别】（1）取本品，置显微镜下观察：不规则块片呈斜方形板片状或槽状，层纹明显（寒水石）。石细胞圆三角形或不规则形，直径 17~75 μm，壁厚，孔沟明显（余甘子）。花粉粒类圆形、椭圆形或橄榄形，直径约至 60 μm，具 3 个萌发孔，外壁有齿状突起（红花）。

（2）取本品 5 g，研细，加丙酮 30 ml，超声处理 20 分钟，滤过，药渣再加丙酮 30 ml，同上述操作，弃去滤液，药渣加 80% 丙酮溶液 30 ml，超声处理 30 分钟，滤过，滤液蒸干，残渣加 80% 丙酮溶液 1 ml 使溶解，作为供试品溶液。另取红花对照药材 0.5 g，同法制成对照药材溶液。照薄层色谱法（通则 0502）试验，吸取上述两种溶液各 5~10 μl，分别点于同一硅胶 H 薄层板上，以乙酸乙酯 - 甲酸 - 水 - 甲醇（7∶2∶3∶0.4）为展开剂，展开，取出，晾干。供试品色谱中，在与对照药材色谱相应的位置上，显相同颜色的斑点。

（3）取本品 5 g，研细，加甲醇 30 ml，超声处理 15 分钟，滤过，滤液蒸干，残渣加甲醇 1 ml 使溶解，作为供试品溶液。另取余甘子对照药材 0.5 g，同法制成对照药材溶液。照薄层色谱法（通则 0502）试验，吸取上述两种溶液各 5~10 μl，分别点于同一聚酰胺薄层板上，以乙酸乙酯 - 甲酸（3∶1）为展开剂，展开，取出，晾干，喷以 5% 三氯化铁乙醇溶液。供试品色谱中，在与对照药材色谱相应的位置上，显相同颜色的斑点。

【检查】 除溶散时限外，应符合丸剂项下有关的各项规定（通则 0108）。

【浸出物】 照醇溶性浸出物测定法（通则 2201）项下的热浸法测定，用 70% 乙醇作溶剂，不得少于 21.0%。

【功能与主治】 ས་ཆུ་ངན་པ་ལུས་ལ་མི་འཕྲོད་པའི། །ནད་རིགས་ཀུན་སེལ་སྨན་མཆོག་ཕུལ་བྱུང་ངོ་། །ཁྲག་པར་ཁྲག་མཁྲིས་ཅན་ལ་ཤིན་ཏུ་འཕྲོད། །རྒྱུན་དུ་བསྟེན་ན་ཆུ་ནད་འབྱུང་མི་སྲིད། །

清热利胆。用于高血压、胆囊炎，水土不服引起的腹胀、腹泻等。

【用法与用量】 温开水送服或嚼服。一次 0.5~3 g，一日 1~2 次；或遵医嘱。

【规格】（1）每 4 丸重 1 g；（2）每丸重 0.5 g；（3）每丸重 1~1.5 g

【贮藏】密封。

米旁堆孜杰觉丸质量标准起草说明

【制剂名称】制剂中文名为米旁堆孜杰觉丸，拼音名为 Mipang Duizijiejue Wan，藏文名为“མི་ཕམ་བདུད་རྩི་བརྒྱད་སྦྱོར།”，藏文音译名按《迷旁医著》翻译为“米旁堆孜杰觉”。

【处方来源】《迷旁医著》《འཇུ་མི་ཕམ་སྨན་ཡིག་གཅེས་བཏུས།》

བདུད་རྩི་བརྒྱད་སྦྱོར་བཞུགས། ཅོང་ཞི་ཆུ་ཙུག་ཤང་དྲིལ་སྨུག་པོ་དང་། །བྲག་ཞུན་ཆུ་མ་རྩི་དང་སྤྲུ་ཙ་ར། །སྤྱི་བཞུར་གུར་གུམ་བརྒྱད་པོ་སྦྱར་བ་ཡིས། །ས་ཆུ་ངན་པ་ལུས་ལ་མི་འཕྲོད་པའི། །ནད་རིགས་ཀུན་སེལ་སྨན་མཆོག་ཕུལ་བྱུང་ངོ་། །ཁྱད་པར་ཁྲག་མཁྲིས་ཅན་ལ་ཤིན་ཏུ་འཕྲོད། །རྒྱུན་དུ་བསྟེན་ན་ཆུ་ནད་འབྱུང་མི་སྲིད། །

【鉴别】（1）显微鉴别　本品粉末不规则块片、石细胞、花粉粒显微特征明显，易于查看。

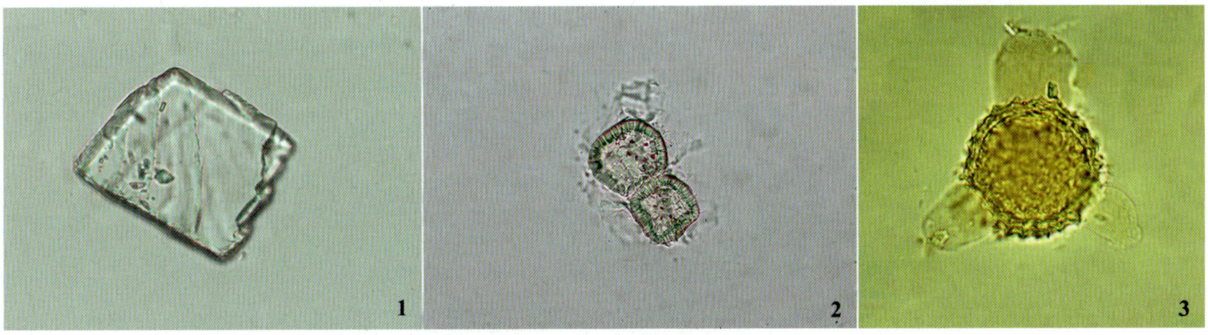

米旁堆孜杰觉丸粉末显微特征

1—不规则块片（寒水石）　2—石细胞（余甘子）　3—花粉粒（红花）

（2）薄层鉴别　分别建立了以红花对照药材和余甘子对照药材为对照的薄层鉴别方法。

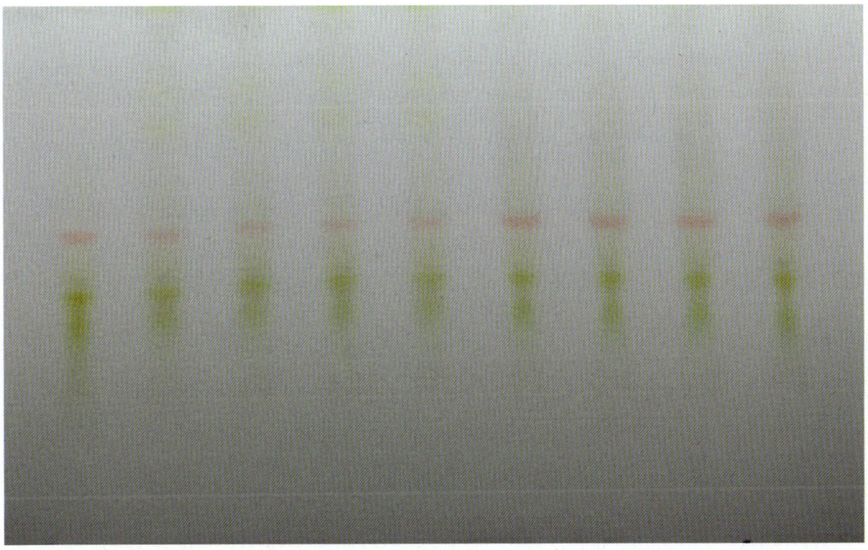

1　2　3　4　5　6　7　8　9

米旁堆孜杰觉丸薄层色谱图（一）

1—红花对照药材　2~9—米旁堆孜杰觉丸样品

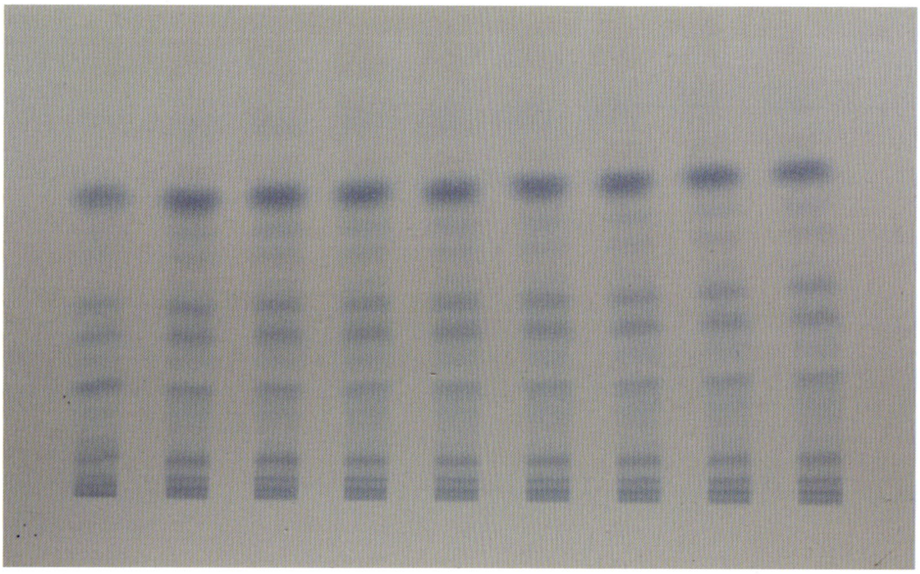

米旁堆孜杰觉丸薄层色谱图（二）

1—余甘子对照药材　2~9—米旁堆孜杰觉丸样品

【功能与主治】 见《迷旁医著》。

起草单位：阿坝藏族羌族自治州食品药品检验研究中心

复核单位：资阳市食品药品检验检测中心

米旁堆孜昂汤散

Mipang Duiziangtang San

མི་ཕམ་བདུད་རྩི་ལྔ་ཐང་།

米旁堆孜昂汤

【处方】烈香杜鹃 170 g　　马蔺子 170 g　　藏紫菀 320 g

蒲公英 170 g　　悬钩木 170 g

【制法】以上五味，粉碎成细粉，过筛，混匀，即得。

【性状】本品为黄绿色至黄棕色的粉末；气香，味甘。

【鉴别】（1）取本品，置显微镜下观察：花粉粒为四分体，呈类球形，直径 29~66 μm，每一分体具 3 个萌发孔，外壁较薄，表面近光滑（烈香杜鹃）。花粉粒棕黄色，直径 20~35 μm，球形或近球形，具 3 个萌发孔，呈半圆状突起，外表具刺状突起（藏紫菀）。非腺毛众多，多 3~9 细胞组成，顶端细胞细长，多偏于一侧（蒲公英）。草酸钙簇晶存在于薄壁细胞中，棱角圆钝或稍尖，直径 10~25 μm（悬钩木）。

（2）取本品 3 g，加 80% 甲醇 30 ml，超声处理 20 分钟，滤过，滤液加水 30 ml，滤过，滤液用乙酸乙酯振摇提取 2 次，每次 10 ml，合并乙酸乙酯液，蒸干，残渣加甲醇 1 ml 使溶解，作为供试品溶液。另取咖啡酸对照品，加甲醇制成每 1 ml 含 0.5 mg 的溶液，作为对照品溶液。照薄层色谱法（通则 0502）试验，吸取上述两种溶液各 1~2 μl，分别点于同一聚酰胺薄膜上，以冰醋酸为展开剂，展开，取出，晾干，置紫外光灯（365 nm）下检视。供试品色谱中，在与对照品色谱相应的位置上，显相同颜色的荧光斑点。

【检查】应符合散剂项下有关的各项规定（通则 0115）。

【浸出物】 照醇溶性浸出物测定法（通则 2201）项下的热浸法测定，用 70% 乙醇作溶剂，不得少于 22.0%。

【功能与主治】ལྷ་ཐང་ཞེས་བྱ་ཚ་གྲང་ནད། །མ་སྨིན་ལ་སོགས་ཀུན་ལ་ཕན། །

清热解表。用于热病初期引起的发热、畏寒、流涕、咳嗽等。

【用法与用量】温开水送服。一次 0.5~3 g，一日 1~2 次；或遵医嘱。

【贮藏】密闭，防潮。

米旁堆孜昂汤散质量标准起草说明

【制剂名称】制剂中文名为米旁堆孜昂汤散，拼音名为 Mipang Duiziangtang San，藏文名为“མི་ཕམ་བདུད་རྩི་ལྔ་ཐང་།”，藏文音译名按《迷旁医著》翻译为“米旁堆孜昂汤”。

【处方来源】《迷旁医著》《འཇུ་མི་ཕམ་སྨན་ཡིག་གཅེས་བཏུས།》

མི་ཕམ་བདུད་རྩི་ལྔ་ཐང་ནི། ད་ལི་ཏྲེས་མ་ལུག་མིག་པ། །ཁུར་མོང་ག་བྲ་དག་ལ་ནི། །ཨ་རུས་རྗེ་བརྟན་བདུད་རྩི་ནི། །ལྔ་ཐང་ཞེས་བྱ་ཚ་གྲང་ནད། །མ་སྨིན་ལ་སོགས་ཀུན་ལ་ཕན། །

【鉴别】（1）显微鉴别　本品粉末花粉粒、非腺毛、草酸钙簇晶等显微特征明显，易于查看。

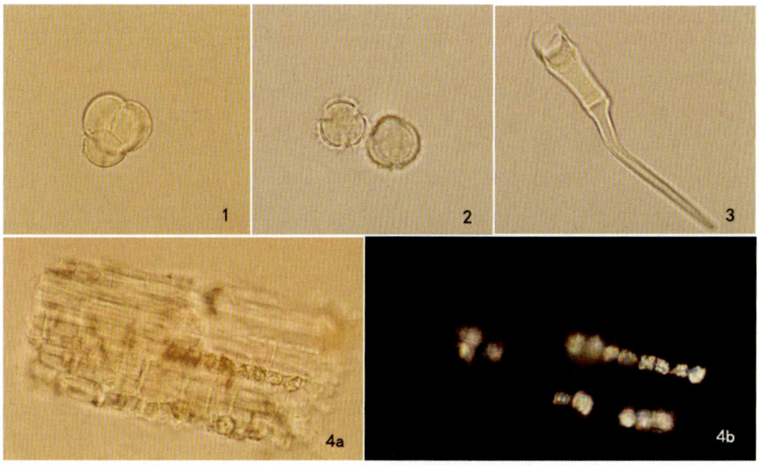

米旁堆孜昂汤粉末显微特征

1—花粉粒（烈香杜鹃）　2—花粉粒（藏紫菀）　3—非腺毛（蒲公英）　4a、4b—草酸钙簇晶（悬钩木）

（2）薄层鉴别　建立了以咖啡酸对照品为对照的薄层鉴别方法。

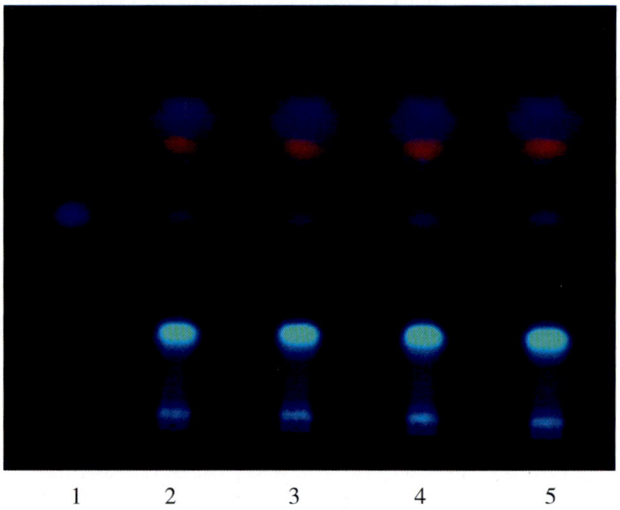

米旁堆孜昂汤散薄层色谱图

1—咖啡酸对照品　2~5—米旁堆孜昂汤散样品

【功能与主治】见《迷旁医著》。

起草单位：阿坝藏族羌族自治州食品药品检验研究中心

复核单位：四川省药品检验研究院

米旁萨孜昂巴丸 མི་ཕམ་ས་ཛི་ཞྭ་བ།

Mipang Saziangba Wan 米旁萨孜昂巴

【处方】青稞黑粉菌 334 g　唐古特铁线莲 167 g　高原毛茛 167 g
荨麻 166 g　草玉梅 166 g

【制法】以上五味，粉碎成细粉，过筛，混匀，用水泛丸，干燥，即得。

【性状】本品为灰绿色至棕褐色的水丸；气清香，味咸。

【鉴别】（1）取本品，置显微镜下观察：孢子极多，灰黑色，单个或数个成群，呈类球形，少见阔卵形或椭圆形，直径 5~12 μm（青稞黑粉菌）。草酸钙簇晶，存在于薄壁细胞中，排列成行；钟乳体存在表皮细胞中（荨麻）。非腺毛单细胞，平直弯曲或稍拐折，先端尖或稍圆，直径 6~18 μm（唐古特铁线莲）。

（2）取本品 5 g，研细，加 2% 盐酸甲醇溶液 50 ml，加热回流 30 分钟，滤过，滤液蒸干，残渣加乙酸乙酯 2 ml 使溶解，作为供试品溶液。另取齐墩果酸对照品，加乙酸乙酯制成每 1 ml 含 1 mg 的溶液，作为对照品溶液。照薄层色谱法（通则 0502）试验，吸取上述两种溶液各 10 μl，分别点于同一硅胶 G 薄层板上，以石油醚（60~90℃）- 乙酸乙酯 - 甲酸（8∶3∶2）的上层溶液为展开剂，展开，取出，晾干，喷以 10% 硫酸乙醇溶液，在 105℃加热至斑点显色清晰。分别置日光及紫外光灯（365 nm）下检视。供试品色谱中，在与对照品色谱相应的位置上，显相同颜色的斑点或荧光斑点。

【检查】除溶散时限外，应符合丸剂项下有关的各项规定（通则 0108）。

【浸出物】照醇溶性浸出物测定法（通则 2201）项下的热浸法测定，用 70% 乙醇作溶剂，不得少于 19.0%。

【功能与主治】མ་ཞུ་ལ་སོགས་ཀྱང་ནད་སྦྱོང་། ཁོལ་ཞིང་ཕོ་བའི་མེ་དྲོད་བསྐྱེད། །

健胃消食。用于消化不良。

【用法与用量】温开水送服或嚼服。一次 0.5~3 g，一日 1~2 次；或遵医嘱。

【规格】（1）每 4 丸重 1 g；（2）每丸重 0.5 g；（3）每丸重 1~1.5 g

【贮藏】密封。

米旁萨孜昂巴丸质量标准起草说明

【制剂名称】 制剂中文名为米旁萨孜昂巴丸，拼音名为 Mipang Saziangba Wan，藏文名为“མི་ཕམ་ས་ཛི་ལྷ་པ།”，藏文音译名按《迷旁医著》翻译为“米旁萨孜昂巴”。

【处方来源】 《迷旁医著》《འཇུ་མི་ཕམ་སྨན་ཡིག་གཅེས་བཏུས།》

མི་ཕམ་ས་ཛི་ལྷ་པ་ནི། ས་ཛི་ཀ་དང་དབྱི་མོང་དང་། །ཟྭ་ཚ་ཟ་འབྲུ་སྦྲུལ་ཀ་བ། །ས་ཛི་ལྷ་བ་འདི་ལ་ནི། །སེ་འབྲུ་ཡིས་ནི་རྡོར་འདོན་བྱ། །མ་ཞུ་ལ་སོགས་གྲང་ནད་སྟོང་།།

སེལ་ཞིང་ཕོ་བའི་མེ་དྲོད་བསྐྱེད། །

【鉴别】（1）显微鉴别　本品粉末孢子、草酸钙簇晶、钟乳体等显微特征明显，易于查看。

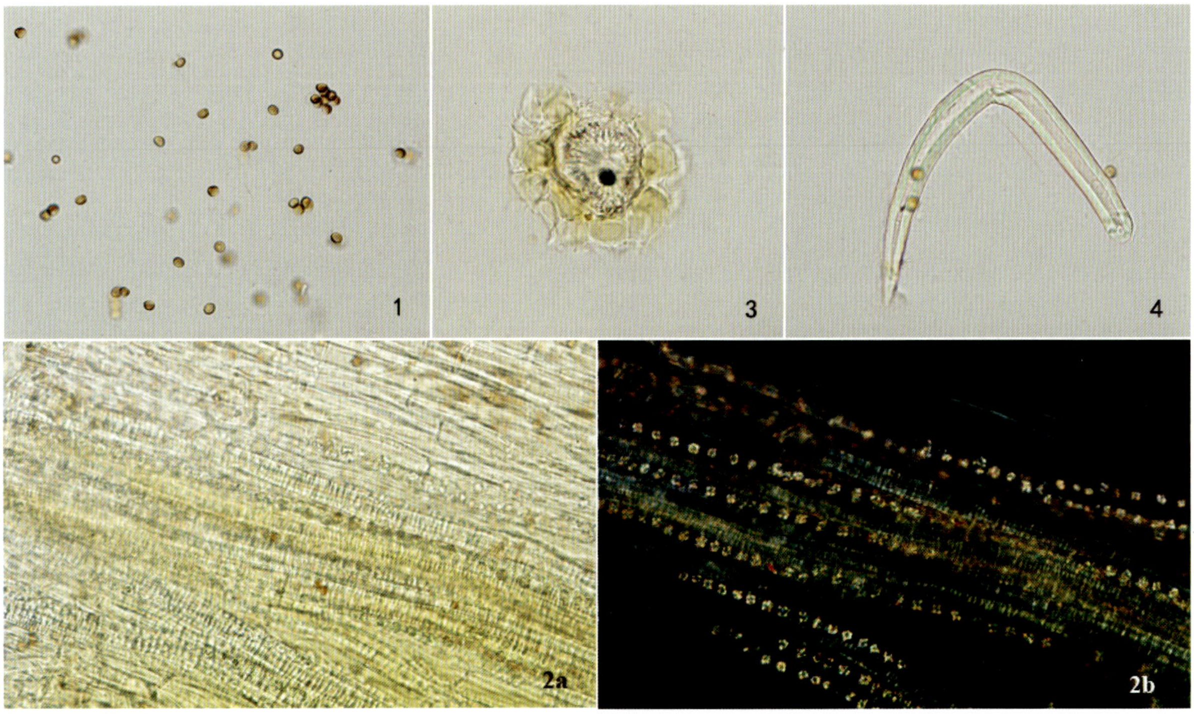

米旁萨孜昂巴丸粉末显微特征

1—孢子（青稞黑粉菌）　2a、2b—草酸钙簇晶（荨麻）

3—钟乳体（荨麻）　4—非腺毛（唐古特铁线莲）

（2）薄层鉴别　建立了以齐墩果酸对照品为对照的薄层鉴别方法。

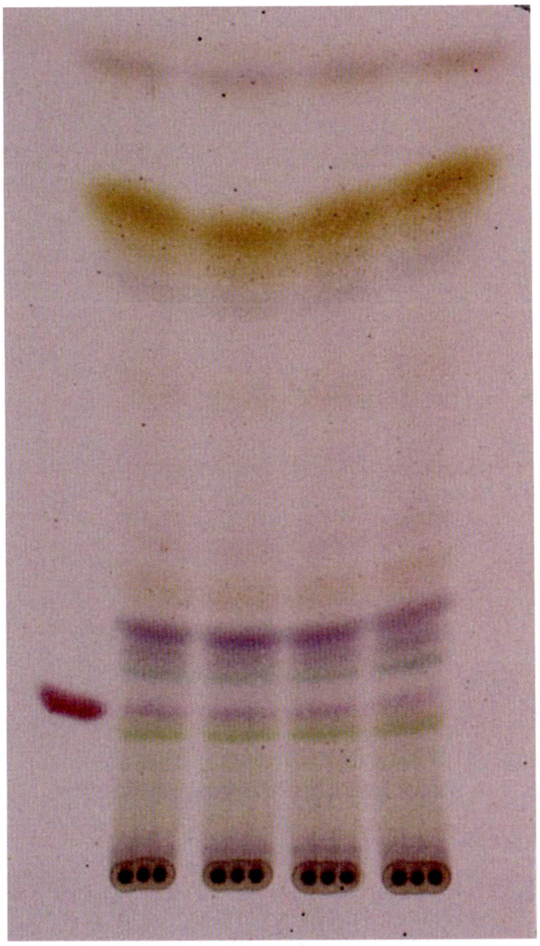

1 2 3 4 5

米旁萨孜昂巴丸薄层色谱图（日光）

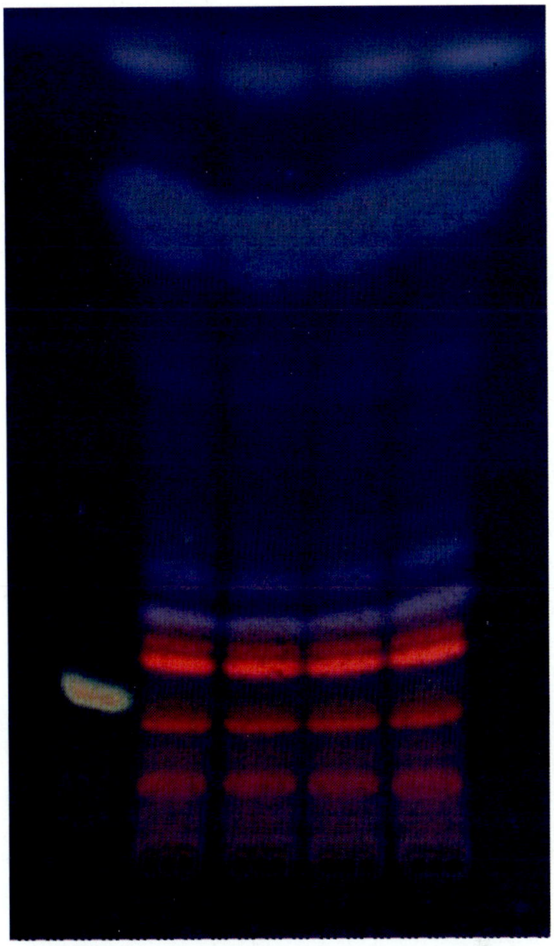

1 2 3 4 5

米旁萨孜昂巴丸薄层色谱图（紫外光灯 365 nm）

1—齐墩果酸对照品　2~5—米旁萨孜昂巴丸样品

【功能与主治】 见《迷旁医著》。

起草单位：阿坝藏族羌族自治州食品药品检验研究中心

复核单位：四川省药品检验研究院

米旁喜炯堆孜昂巴丸

Mipang Xijiong Duiziangba Wan

མི་ཕམ་ཞི་སྦྱོང་བདུད་རྩི་ལྔ་པ།

米旁喜炯堆孜昂巴

【处方】 诃子 313 g　　金腰草 62 g　　大黄 187 g

矮紫堇 125 g　　曲玛孜 313 g

【制法】 以上五味，粉碎成细粉，过筛，混匀，用水泛丸，干燥，即得。

【性状】 本品为黄棕色至棕色的水丸；气香，味苦。

【鉴别】（1）取本品，置显微镜下观察：石细胞类方形、类多角形或呈纤维状，直径 14~40 μm，长至 130 μm，壁厚，孔沟细密（诃子）。草酸钙簇晶直径 20~160 μm，有的至 190 μm（大黄）。气孔不定式（金腰草）。

（2）取本品 2 g，研细，加无水乙醇 30 ml，超声处理 20 分钟，滤过，滤液蒸干，残渣加无水乙醇 1 ml 使溶解，作为供试品溶液。另取诃子对照药材 0.5 g，加无水乙醇 5 ml，同法制备对照药材溶液。照薄层色谱法（通则 0502）试验，吸取上述两种溶液各 5~10 μl，分别点于同一聚酰胺薄层板上，以乙酸乙酯 - 丁酮 - 甲酸 - 水（10：1：1：1）为展开剂，展开，取出，晾干，喷以 5% 三氯化铁乙醇溶液。供试品色谱中，在与对照药材色谱相应的位置上，显相同颜色的斑点。

【检查】 除溶散时限外，应符合丸剂项下有关的各项规定（通则 0108）。

【浸出物】 照醇溶性浸出物测定法（通则 2201）项下的热浸法测定，用 70% 乙醇作溶剂，不得少于 43.0%。

【功能与主治】 ཁྲག་མཁྲིས་ཚ་བ་མ་ལུས་ཞི་བར་བྱེད། །ཞི་བྱེད་གཞན་གྱིས་མི་སེལ་འདི་ཡིས་སྦྱོང་། །སྦྱོང་བྱེད་གཞན་དང་མི་འདྲ་རྗེ་ལ་འཇམ། །ཁར་སྣང་ཁམས་ནས་ཆུ་རྒྱུན་གཏིག་པ་ལྟར། །སྤུར་དུ་ཚད་པའི་ནད་རྣམས་ཕྱིར་དུ་སྦྱོང་། །ཁྲིན་བཀལ་ནད་དཀྲུག་ཡིད་ག་སྐར་བ་སོགས། །དོགས་པ་ཙམ་ཡང་མེད་པས་འཇམ་པ་ཡིན། །

清热，泻火，解毒。用于“赤巴”引起的实热积滞、便秘及肝胆热证。

【用法与用量】 温开水送服或嚼服。一次 0.5~3 g，一日 1~2 次；或遵医嘱。

【规格】（1）每 4 丸重 1 g；（2）每丸重 0.5 g；（3）每丸重 1~1.5 g

【贮藏】 密封。

米旁喜炯堆孜昂巴丸质量标准起草说明

【制剂名称】 制剂中文名为米旁喜炯堆孜昂巴丸，拼音名为 Mipang Xijiong Duiziangba Wan，藏文名为“མི་ཕམ་ཞི་སྦྱོང་བདུད་རྩི་ལྔ་པ།”，藏文音译名按《米旁文集》木刻版翻译为“米旁喜炯堆孜昂巴”。

【处方来源】 《米旁文集》木刻版《འཇུ་མི་ཕམ་སྨན་ཡིག་གཅེས་བཏུས།》

མི་ཕམ་ཞི་སྦྱོང་བདུད་རྩི་ལྔ་པ་ནི། སྨན་རྒྱལ། ཨ་རུའི་མཆུ་ནི་ཁོ་ན་གཙོ་བོར་བྱ། །ཟླ་བ་བསིལ་བའི་བདུད་རྩི་གཡའ་ཀྱི་དང་། །ལྕུམ་རྩ་རེ་སྔོན་ཆུ་མ་རྩི་དང་ལྔ། །ཞི་སྦྱོང་བདུད་རྩི་ལྔ་པ་ཞེས་བྱ་སྟེ། །ཁྲག་མཁྲིས་ཚ་བ་མ་ལུས་ཞི་བར་བྱེད། །ཞི་བྱེད་གཞན་གྱིས་མི་སེལ་འདི་ཡིས་སྦྱོང་། །སྦྱོང་བྱེད་གཞན་དང་མི་འདྲ་རྟོ་ལ་འཇམ། །བར་སྣང་ཁམས་ནས་ཆུ་རྒྱུན་གཏིག་པ་ལྟར། །སྨྱུར་དུ་ཚད་པའི་ནད་རྣམས་ཕྱུར་དུ་སྦྱོང་། །གྲིབ་བརྒྱལ་ནད་དཀྲུག་ཡིད་ག་སྐྱར་བ་སོགས། །དོགས་པ་ཅམ་ཡང་མེད་པས་འཇམ་པ་ཡིན། །ཨེ་མ་ཇོ་མཚར་གནད་ཀྱི་མན་ངག་འདི། །རང་ལུས་འདུ་བ་འཁྲུགས་པའི་དུས་ཀྱི་ཚེ། །རིག་རྩལ་ཤེལ་རབ་ལས་བྱུང་དེ་མ་ཐག །འདི་འབྲས་བདུད་རྩི་འབྱུང་བ་བཞིན་དུ་ནི། །མངོན་གྱུར་སྲོག་འཚོའི་དཔལ་ནི་རབ་ཏུ་བྱིན། །འདི་ནི་བདུད་རྩི་མངོན་སུམ་ཉིད་འདྲ་ཞིང་། །ཁྲག་མཁྲིས་གཙོར་གྱུར་ནད་ཀུན་ཞི་སྦྱོང་ཉིད། །ཤིན་ཏུ་གཅེས་པ་ཟབ་པའི་གདམས་པ་ཡིན། །

【鉴别】（1）显微鉴别　本品粉末石细胞、草酸钙簇晶、气孔显微特征明显，易于查看。

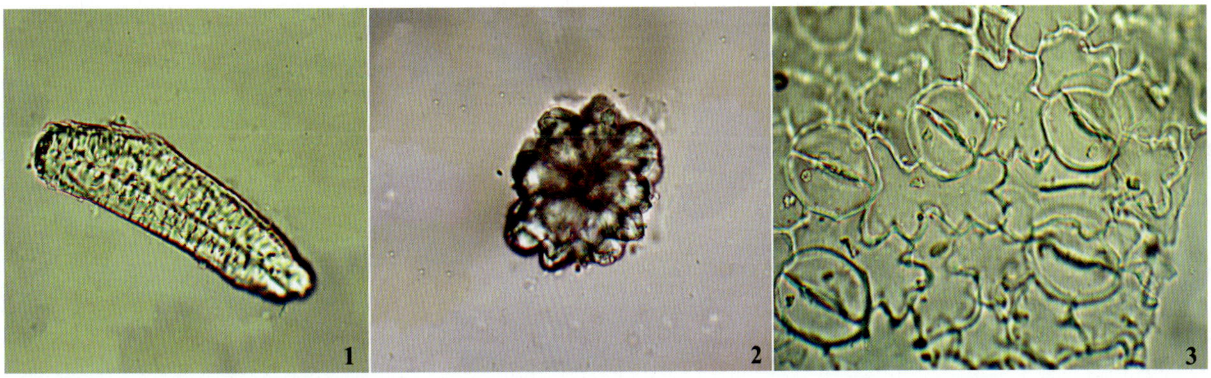

米旁喜炯堆孜昂巴丸粉末显微特征

1—石细胞（诃子）　2—草酸钙簇晶（大黄）　3—气孔（金腰草）

（2）薄层鉴别　建立了以诃子对照药材为对照的薄层鉴别方法。

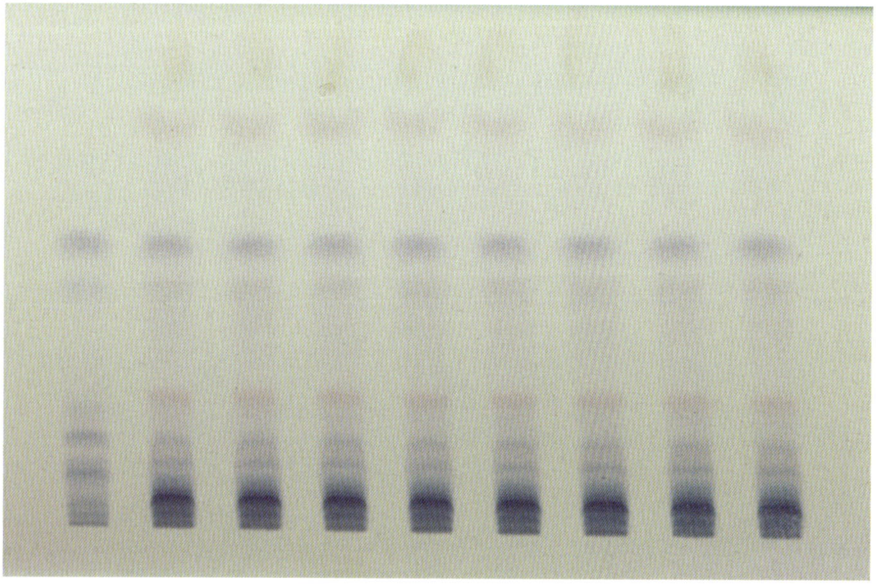

米旁喜炯堆孜昂巴丸薄层色谱图

1—诃子对照药材　2~9—米旁喜炯堆孜昂巴丸样品

【功能与主治】 见《米旁文集》木刻版。

起草单位：阿坝藏族羌族自治州食品药品检验研究中心
复核单位：资阳市食品药品检验检测中心

米旁斯恰秀巴散

མི་ཕམ་བསིལ་ཆབ་བཞི་པ།

Mipang Siqiaxiuba San

米旁斯恰秀巴

【处方】 红花 435 g　　余甘子 217 g　　马蔺子 217 g

兔耳草 131 g

【制法】 以上四味，粉碎成细粉，过筛，混匀，即得。

【性状】 本品为红棕色至棕褐色的粉末；气香，味淡。

【鉴别】（1）取本品，置显微镜下观察：花粉粒类圆形、椭圆形或橄榄形，直径约 60 μm，具 3 个萌发孔，外壁有齿状突起（红花）。星状非腺毛众多，由多个呈长披针形的细胞，为 4~14 个分叉，每分叉为一个单细胞，长 135~474 μm，胞腔线性，有的胞腔内含棕色物（马蔺子）。石细胞圆三角形或不规则形，直径 17~75 μm，壁厚，孔沟明显（余甘子）。

（2）取本品 1 g，加丙酮 20 ml，超声处理 20 分钟，滤过，药渣再加丙酮 20 ml，同上述操作，弃去滤液，药渣加 80% 丙酮溶液 20 ml，超声处理 30 分钟，滤过，滤液蒸干，残渣加 80% 丙酮溶液 1 ml 使溶解，作为供试品溶液。另取红花对照药材 0.5 g，同法制成对照品溶液。照薄层色谱法（通则 0502）试验，吸取上述两种溶液各 5~10 μl，分别点于同一硅胶 H 薄层板上，以乙酸乙酯 - 甲酸 - 水 - 甲醇（7∶2∶3∶0.4）为展开剂，展开，取出，晾干。供试品色谱中，在与对照药材色谱相应的位置上，显相同颜色的斑点。

（3）取本品 3 g，加无水乙醇 30 ml，超声处理 20 分钟，滤过，滤液蒸干，残渣加无水乙醇 1 ml 使溶解，作为供试品溶液。另取余甘子对照药材，同法制成对照药材溶液。照薄层色谱法（通则 0502）试验，吸取上述两种溶液各 5~10 μl，分别点于同一硅胶 G 薄层板上，以三氯甲烷 - 乙酸乙酯 - 甲酸（3∶2∶1）为展开剂，展开，取出，晾干，喷以 5% 三氯化铁乙醇溶液。供试品色谱中，在与对照药材色谱相应的位置上，显相同颜色的斑点。

【检查】 应符合散剂项下有关的各项规定（通则 0115）。

【浸出物】 照醇溶性浸出物测定法（通则 2201）项下的热浸法测定，用 70% 乙醇作溶剂，不得少于 34.0%。

【功能与主治】 ཡ་མ་ནག་པོ་མེ་ལྷར་འབར་བ་སེལ། །

解毒，驱虫。用于“亚玛”病引起的头疼、头晕、鼻腔干塞及肝胆热证。

【用法与用量】 温开水送服。一次 0.5~3 g，一日 1~2 次；或遵医嘱。

【贮藏】 密闭，防潮。

米旁斯恰秀巴散质量标准起草说明

【制剂名称】 制剂中文名为米旁斯恰秀巴散，拼音名为 Mipang Siqiaxiuba San，藏文名为“མི་ཕམ་བསིལ་ཆབ་བཞི་པ།”，藏文音译名按《迷旁医著》翻译为“米旁斯恰秀巴”。

【处方来源】《迷旁医著》《འཇུ་མི་ཕམ་སྨན་ཡིག་གཅེས་བཏུས།》

མི་ཕམ་བསིལ་ཆབ་བཞི་པ་ནི། གུར་གུམ་[སྲང་གཅིག་]སྐྱུ་རུ་[ཞོ་ལྔ་]ཏིས་མའི་གེ་སར་[སྐར་ལྔ་][གྲིས་མ་མིན།]རྡོང་ལེན་[ཞོ་གསུམ་]སྦྱར་བ་བསིལ་ཆབ་བཞི་པ་འདི། [ཀ་རས་ཁ་གླངས་ཀྱང་རུང་།]ཡ་མ་ནག་པོ་མི་ལྷར་འབར་བ་སེལ། །ས་སྣང་ཟླ་བ་བཅུ་གཉིས་པའི་ཚེས་ཉེར་བདུན་ལ་རྫོགས་གྲིས་སོ། །

【鉴别】（1）显微鉴别　本品粉末花粉粒、星状非腺毛、石细胞显微特征明显，易于查看。

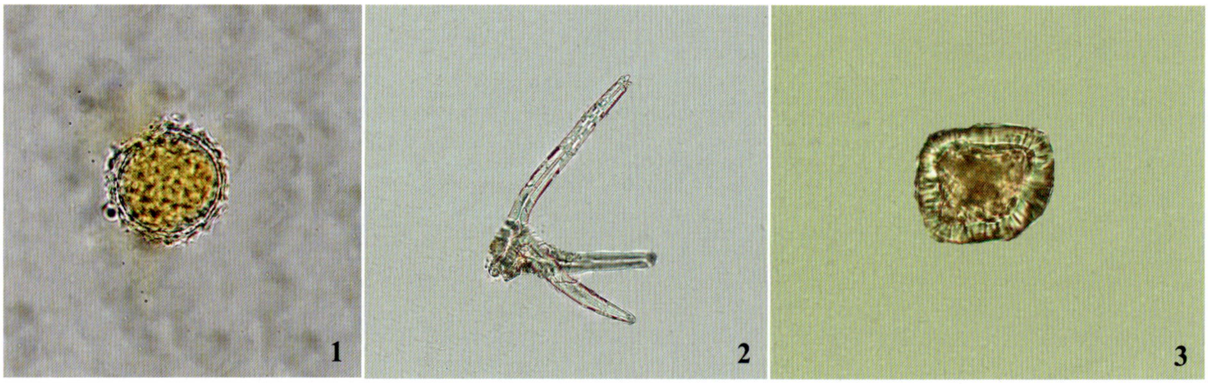

米旁斯恰秀巴散粉末显微特征

1—花粉粒（红花）　2—星状非腺毛（马蔺子）　3—石细胞（余甘子）

（2）薄层鉴别　建立了以红花和余甘子对照药材为对照的薄层鉴别方法。

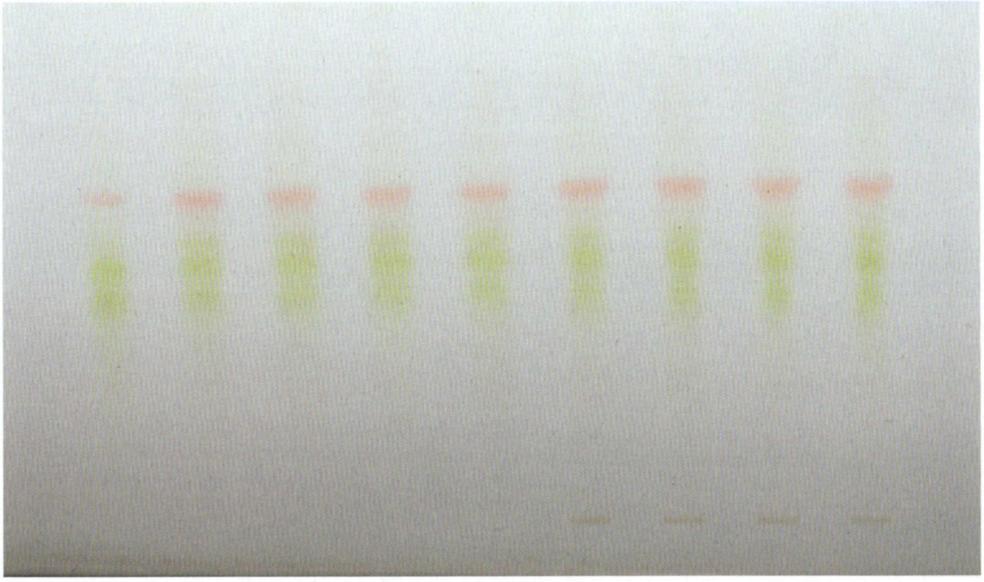

1　2　3　4　5　6　7　8　9

米旁斯恰秀巴散薄层色谱图（一）

1—红花对照药材　2~9—米旁斯恰秀巴散样品

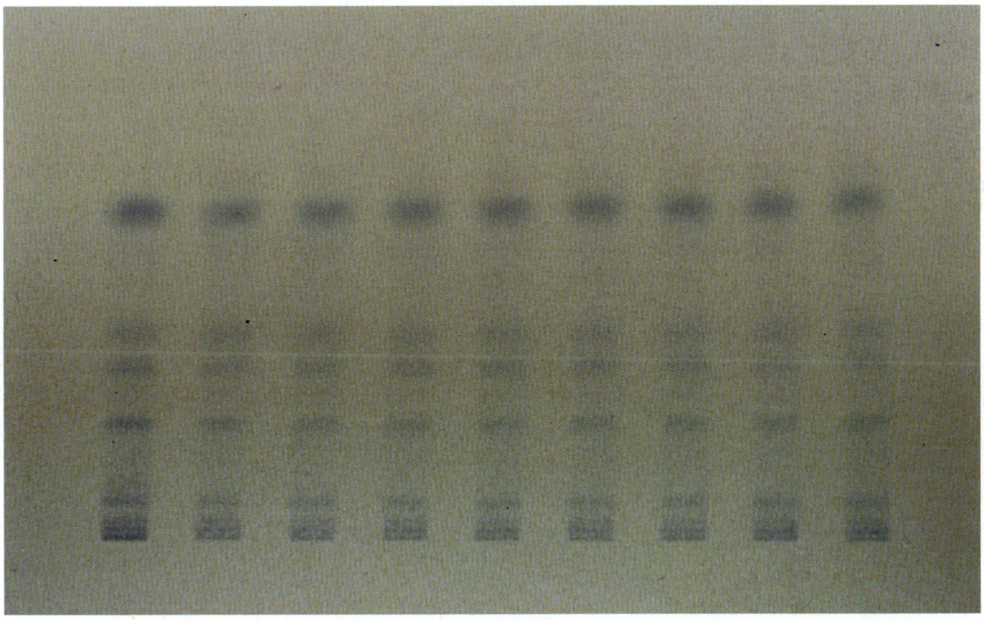

1　2　3　4　5　6　7　8　9

米旁斯恰秀巴散薄层色谱图（二）

1—余甘子对照药材　2~9—米旁斯恰秀巴散样品

【功能与主治】 见《迷旁医著》。

起草单位：阿坝藏族羌族自治州食品药品检验研究中心

复核单位：资阳市食品药品检验检测中心

米旁蒂达久松丸

Mipang Didajiusong Wan

མི་ཕམ་ཏིག་ཏ་བཅུ་གསུམ།

米旁蒂达久松

【处方】 檀香 138 g　紫檀香 35 g　红花 69 g
兔耳草 69 g　鸭嘴花 69 g　马钱子 69 g
川木香 69 g　琥珀 69 g　沉香 69 g
诃子 69 g　酸藤果 103 g　紫铆子 103 g
蒂达 69 g

【制法】 以上十三味，粉碎成细粉，过筛，混匀，用水泛丸，干燥，或包衣，即得。

【性状】 本品为黄棕色至黑棕色的水丸，或为包衣丸，除去包衣后显黄棕色至黑棕色；气微香，味苦、微甘。

【鉴别】（1）取本品，置显微镜下观察：花粉粒类圆形、椭圆形或橄榄形，直径约至 60 μm，具 3 个萌发孔，外壁有齿状突起（红花）。石细胞类方形、类多角形或呈纤维状，直径 14~40 μm，长至 130 μm，壁厚，孔沟细密（诃子）。木纤维成束，棕红色或黄棕色，壁稍厚，纹孔较密；有的木纤维束周围细胞含草酸钙方晶，形成晶纤维，含晶细胞的壁不均匀木化，增厚（紫檀香）。非腺毛单细胞，基部膨大似石细胞，壁极厚，多碎断，木化（马钱子）。

（2）取本品 5 g，研细，加甲醇 30 ml，超声处理 20 分钟，滤过，滤液蒸干，残渣加甲醇 1 ml 使溶解，作为供试品溶液。另取没食子酸对照品，加甲醇制成每 1 ml 含 1 mg 的溶液，作为对照品溶液。照薄层色谱法（通则 0502）试验，吸取上述两种溶液各 2~5 μl，分别点于同一硅胶 G 薄层板上，以三氯甲烷 - 乙酸乙酯 - 甲醇 - 甲酸（9 ∶ 9 ∶ 3 ∶ 0.2）为展开剂，展开，取出，晾干，喷以 2% 三氯化铁乙醇溶液。供试品色谱中，在与对照品色谱相应的位置上，显相同颜色的斑点。

（3）取本品 5 g，研细，加石油醚（60~90℃）50 ml，超声处理 30 分钟，滤过，滤液浓缩至 1 ml，作为供试品溶液。另取去氢木香内酯对照品，加甲醇制成每 1 ml 含 0.5 mg 的溶液，作为对照品溶液。照薄层色谱法（通则 0502）试验，吸取上述两种溶液各 2~5 μl，分别点于同一硅胶 G 薄层板上，以石油醚（60~90℃）- 乙酸乙酯（9 ∶ 1）为展开剂，展开，取出，晾干，喷以 1% 香草醛硫酸溶液，在 105℃加热至斑点显色清晰。供试品色谱中，在与对照品色谱相应的位置上，显相同颜色的斑点。

【检查】 **士的宁限量** 取本品适量，研细，取约 7 g，精密称定，置具塞锥形瓶中，加入浓氨试液适量使润透，加入三氯甲烷 100 ml，放置约 16 小时，时时振摇，滤过，用三氯甲烷分次洗涤滤渣与滤器，洗液与滤液合并，蒸干，残渣加甲醇使溶解，转移至 25 ml 量瓶中并稀释至刻度，摇匀，滤过，取续滤液，即得。精密称取马钱子总生物碱对照提取物（已标示士的宁含量）约 20 mg，置 100 ml 量瓶中，加甲醇使溶解并稀释至刻度，摇匀，作为对照品溶液。照高效液相色谱法（通则 0512）试验。以十八烷基硅烷键合硅胶为填充剂；以乙腈 -0.01 mol/L 庚烷磺酸钠与 0.02 mol/L 磷酸二氢钾等量混合溶液（用 10% 磷酸调节 pH 值至 2.8）（21∶79）为流动相；检测波长为 254 nm。理论板数按士的宁峰计算应不低于 5 000。精密吸取对照品溶液 10 μl，供试品溶液 5~10 μl，注入液相色谱仪，测定，计算。本品每 1 g 含马钱子以士的宁（$C_{21}H_{22}N_2O_2$）计，不得过 0.57 mg。

其他 除溶散时限外，应符合丸剂项下有关的各项规定（通则 0108）。

【浸出物】 照醇溶性浸出物测定法（通则 2201）项下的热浸法测定，用 70% 乙醇作溶剂，不得少于 21.0%。

【功能与主治】 ཡ་མ་ནག་པོ་རླུང་ཁྲག་སྙོད་རྒྱས་སེལ། །

清热止痛，调和气血。用于“亚玛”病引起的鼻窦炎及“隆查”上壅引起的胸闷、头疼、头晕、背痛等症。

【用法与用量】 温开水送服或嚼服。一次 0.5~3 g，一日 1~2 次；或遵医嘱。

【规格】（1）每 4 丸重 1 g；（2）每丸重 0.5 g；（3）每丸重 1~1.5 g

【贮藏】 密封。

米旁蒂达久松丸质量标准起草说明

【制剂名称】 制剂中文名为米旁蒂达久松丸，拼音名为 Mipang Didajiusong Wan，藏文名为“མི་ཕམ་ཏིག་ཏ་བཅུ་གསུམ།”，藏文音译名按《迷旁医著》翻译为“米旁蒂达久松”。

【处方来源】《迷旁医著》《འཇུ་མི་ཕམ་སྨན་ཡིག་གཅེས་བཏུས།》

མི་ཕམ་ཏིག་ཏ་བཅུ་གསུམ་ནི། ཙན་དན་དཀར་དམར་གུར་གུམ་ཧོར་[ཧོང་]ལེན་དང་། །བ་ཤ་ཀ་དང་ཀོ་ཐྱི་ཏ་ཧ་དང་། །སྤོས་དཀར་ཨ་ག་ཏ་དང་ཨ་ཏ་ར། །ཊི་ཏ་མ་ཏ་ཏིག་ཏ་བཅུ་གསུམ་སྦྱར། །ཡ་མ་ནག་པོ་རླུང་ཁྲག་སྙོད་རྒྱས་སེལ། །ཐུབ་བསྟན་རྡོ་རྗེའི་ཐུགས་ཏུ་ཐིམས་སྦྱར་དགེ །

【鉴别】（1）显微鉴别 本品粉末花粉粒、石细胞、木纤维等显微特征明显，易于查看。

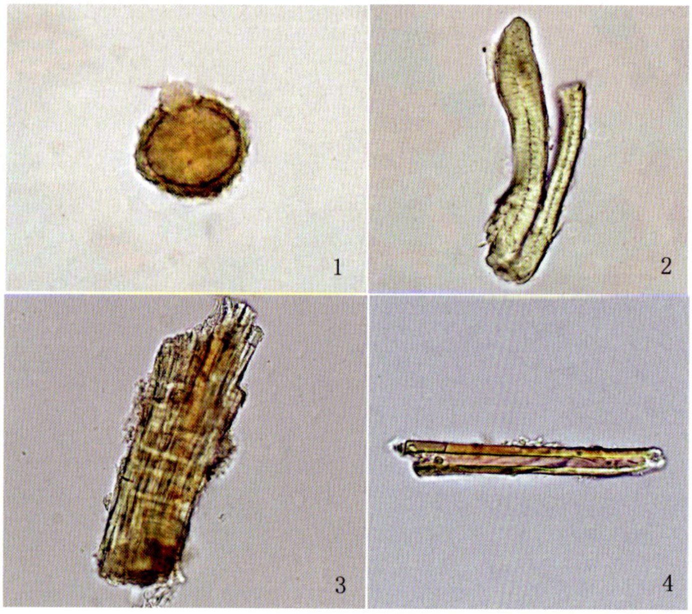

米旁蒂达久松丸粉末显微特征

1—花粉粒（红花） 2—石细胞（诃子） 3—木纤维（紫檀香） 4—非腺毛（马钱子）

（2）薄层鉴别　建立了以没食子酸对照品和去氢木香内酯对照品为对照的薄层鉴别方法。

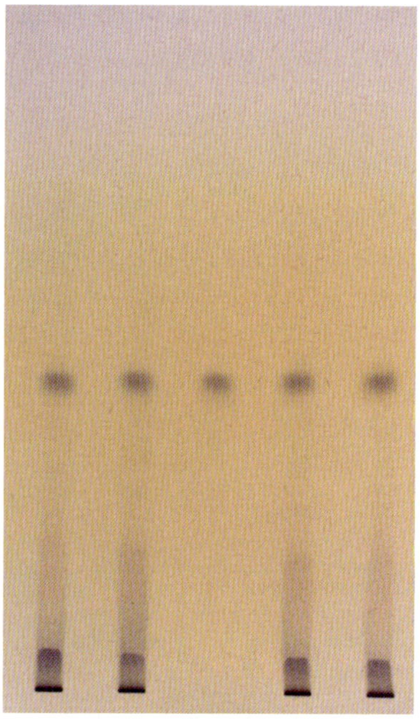

1　2　3　4　5

米旁蒂达久松丸薄层色谱图（一）

1、2、4、5—米旁蒂达久松丸样品

3—没食子酸对照品

1　2　3　4　5

米旁蒂达久松丸薄层色谱图（二）

1、2、4、5—米旁蒂达久松丸样品

3—去氢木香内酯对照品

【检查】 **士的宁限量** 采用HPLC法，以马钱子总生物碱对照提取物（已标示士的宁含量）为对照，测定制剂中士的宁含量。根据相关文献报道，马钱子经牛奶炮制或砂烫后，士的宁的含量降低约三分之一，按照《中国药典》（2020年版）马钱子中士的宁上限（2.20%）降低三分之一计算，炮制后士的宁应不超过0.73%，与马钱子粉中士的宁上限（0.82%）相近。在藏医中马钱子的炮制方法各异，导致士的宁含量差异较大，在制定限度时，暂且依据《中国药典》（2020年版）马钱子粉中士的宁的上限规定，按照处方中马钱子的用量折算，规定“本品每1 g含马钱子以士的宁（$C_{21}H_{22}N_2O_2$）的量计，不得过0.57 mg”。

【功能与主治】 见《迷旁医著》。

起草单位：凉山州食品药品检验所

复核单位：四川省药品检验研究院

米旁蒂达多钦久杰丸

Mipang Dida Duoqinjiujie Wan

མི་ཕམ་ཏིག་ཏ་སྟོབས་ཆེན་བཅོ་བརྒྱད།

米旁蒂达多钦久杰

【处方】 蒂达 123 g　人工牛黄 30 g　熊胆粉 10 g
波棱瓜子 62 g　止泻木子 63 g　小檗皮 63 g
粉苞苣 63 g　金腰草 63 g　红花 63 g
余甘子 63 g　兔耳草 63 g　鸭嘴花 63 g
穆库没药 21 g　藏菖蒲 63 g　黑冰片 82 g
川木香 63 g　酸藤果 21 g　紫丱子 21 g

【制法】 以上十八味，粉碎成细粉，过筛，混匀，用水泛丸，干燥，即得。

【性状】 本品为黄色至黄棕色的水丸；气微，味苦。

【鉴别】（1）取本品，置显微镜下观察：花粉粒类圆形、椭圆形或橄榄形，直径约至 60 μm，具 3 个萌发孔，外壁有齿状突起（红花）。种皮表皮细胞黄棕色，呈绒毛状凸起或短的单细胞非腺毛状，先端钝圆，长短不等，壁稍厚（止泻木子）。韧皮纤维黄色，成束，呈长梭形，平直，直径 14~20 μm，木化（小檗皮）。

（2）取本品 2 g，研细，加甲醇 10 ml，超声处理 15 分钟，滤过，滤液作为供试品溶液。另取小檗皮对照药材 0.1 g，同法制成对照药材溶液。照薄层色谱法（通则 0502）试验，吸取上述两种溶液各 1 μl，分别点于同一硅胶 G 薄层板上，以甲苯 - 乙酸乙酯 - 甲醇 - 异丙醇 - 浓氨试液（6∶3∶1.5∶1.5∶0.5）为展开剂，置氨蒸气预饱和的展开缸内，展开，取出，晾干，置紫外光灯（365 nm）下检视。供试品色谱中，在与对照药材色谱相应的位置上，显相同颜色的荧光斑点。

【检查】 除溶散时限外，应符合丸剂项下有关的各项规定（通则 0108）。

【浸出物】 照醇溶性浸出物测定法（通则 2201）项下的热浸法测定，用 70% 乙醇作溶剂，不得少于 18.0%。

【功能与主治】 མཁྲིས་སྲིན་གདོན་བསྐྱེད་ཙ་ནད་ཀུན་ཏུ་རྒྱུ། །མི་ལྷར་ཚ་འབར་ཟུག་རྫུ་དྲག་པོ་ཅན། །གསོད་པའི་གཉེན་པོ་འདི་མིན་གཞན་དུ་དཀའ། །གཞན་ཡང་རིམས་ནད་མཁྲིས་པ་ཙར་རྒྱུག་དང་། །གཉན་ནད་ཙར་བྱེར་མཁྲིས་ལྡན་མ་ངེས་ནད། །གླ་ཡ་ལ་སོགས་མཁྲིས་པའི་ནད་རིགས་ལ། །ཕེབས་པས་ཚོག་པ་མི་ཕམ་རྣམ་རྒྱལ་ལུགས། །

疏肝利胆，清热解瘟。用于黄疸、肝炎等肝胆热证。

【用法与用量】 温开水送服或嚼服。一次 0.5~3 g，一日 1~2 次；或遵医嘱。

【规格】（1）每 4 丸重 1 g；（2）每丸重 0.5 g；（3）每丸重 1~1.5 g

【贮藏】密封。

米旁蒂达多钦久杰丸质量标准起草说明

【制剂名称】制剂中文名为米旁蒂达多钦久杰丸，拼音名为 Maipang Dida Duoqinjiujie Wan，藏文名为“མི་ཕམ་ཏིག་ཏ་སྟོབས་ཆེན་བཅོ་བརྒྱད།”，藏文音译名按《米旁文集》德格版翻译为“米旁蒂达多钦久杰”。

【处方来源】《米旁文集》德格版《འཇུ་མི་ཕམ་སྨན་ཡིག་གཅེས་བཏུས།》

མི་ཕམ་ཏིག་ཏ་སྟོབས་ཆེན་བཅོ་བརྒྱད་ནི། ཏིཀྟ་གི་ལྷ་དོམ་མཁྲིས་གསེར་མེ་དང་། །དུག་ཞུང་སྐྱེར་ཤུན་རྩ་མཁྲིས་གཡའ་ཀྱི་མ། །གུར་གུམ་སྦྲུ་རྩ་ཧོང་ལེན་བ་ཤ་ཀ །གུ་གུལ་ཤུ་དག་ཕག་བྲུན་ཐལ་བ་དང་། །ཙ་ཏྲ་ཏྲི་ཏང་ཀ་དང་ཨ་རུ་ཏོ། །ཏིག་ཏ་སྟོབས་ཆེན་བཅོ་བརྒྱད་ཞེས་བྱ་བས། །མཁྲིས་སྲིན་གདོན་བསྐྱེད་རྩ་ནད་ཀུན་ཏུ་རྒྱུ། །མེ་ལྷར་ཚ་འབར་ཟུག་རྡུ་དྲག་པོ་ཅན། །གསོད་པའི་གཉེན་པོ་འདི་མིན་གཞན་དུ་དཀའ། །གཞན་ཡང་རིམས་ནད་མཁྲིས་པ་རྩར་རྒྱུག་དང་། །གཉན་ནད་རྩར་ཞེན་མཁྲིས་ལྷན་མ་ངེས་ནད།། གླ་ཡ་ལ་སོགས་མཁྲིས་པའི་ནད་རིགས་ལ། །ཐེངས་པས་ཚོག་པ་མི་ཕམ་རྣམ་རྒྱལ་གྱིས། །ཤིང་སྤྲུལ་ཟླ་བ་དགུ་པའི་ཚེས་བཅུ་གསུམ་ལ་བྲ་འགྲུའི་རི་ཁྲོད་དུ་བོ། །

【鉴别】（1）显微鉴别　本品粉末花粉粒、种皮表皮细胞、韧皮纤维显微特征明显，易于查看。

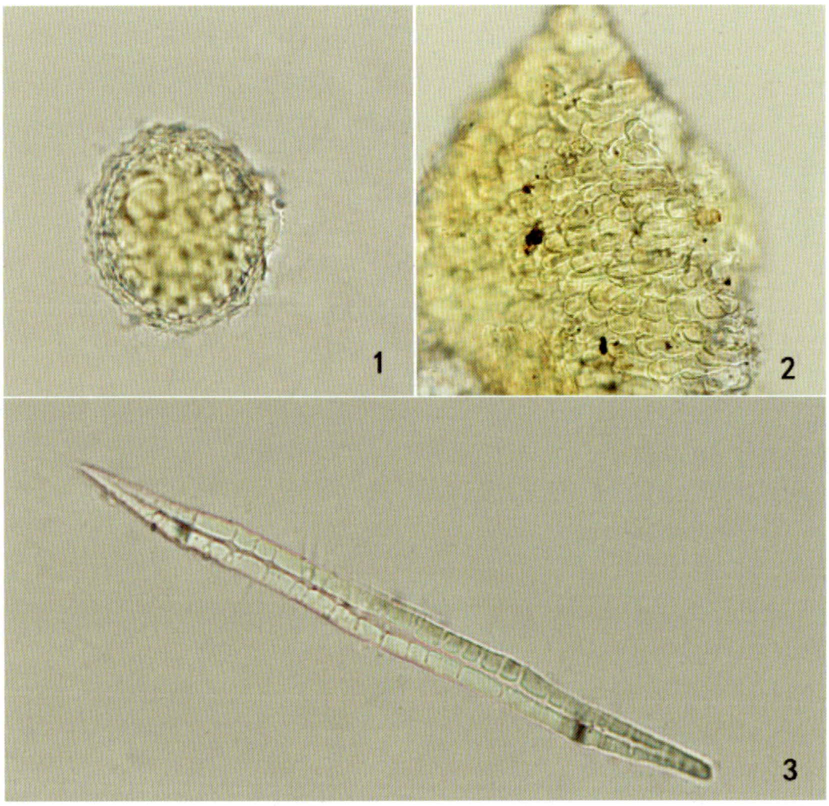

米旁蒂达多钦久杰丸粉末显微特征

1—花粉粒（红花）　2—种皮表皮细胞（止泻木子）　3—韧皮纤维（小檗皮）

（2）薄层鉴别　建立了以小檗皮对照药材为对照的薄层鉴别方法。

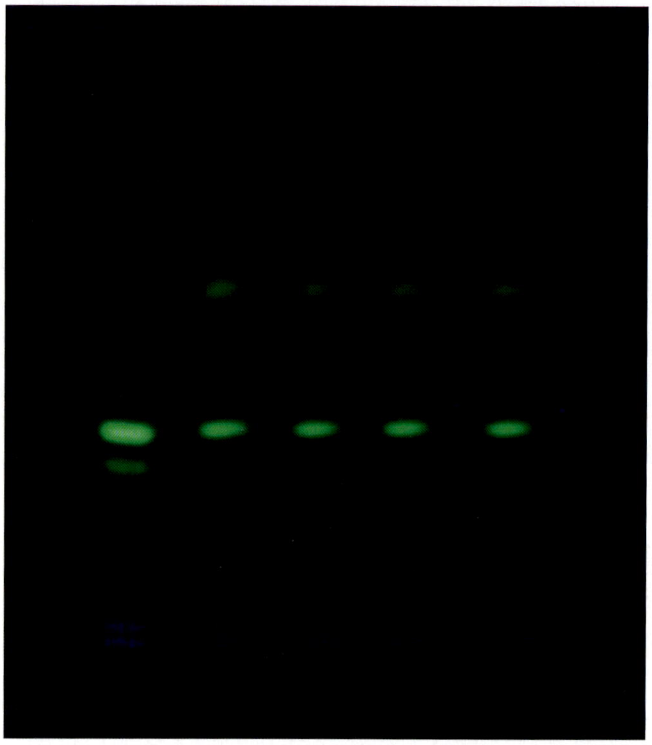

1　　2　　3　　4　　5

米旁蒂达多钦久杰丸薄层色谱图

1—小檗皮对照药材　2~5—米旁蒂达多钦久杰丸样品

【功能与主治】 见《米旁文集》德格版。

起草单位：阿坝藏族羌族自治州食品药品检验研究中心

复核单位：四川省药品检验研究院

米旁榜间昂巴丸

Mipang Bangjian'angba Wan

མི་ཕམ་སྤང་རྒྱན་ཞ་པ།

米旁榜间昂巴

【处方】榜间嘎保 334 g　高山辣根菜 167 g　岩白菜 167 g
川木香 166 g　舟瓣芹 166 g

【制法】以上五味，粉碎成细粉，过筛，混匀，用水泛丸，干燥，即得。

【性状】本品为黄棕色至棕褐色的水丸；气微香，味苦。

【鉴别】（1）取本品，置显微镜下观察：花粉粒类球形、类椭圆形或钝三角形，直径 30~40 μm，具 3 个萌发孔（榜间嘎保）。草酸钙簇晶直径 15~58 μm（岩白菜）。

（2）取本品 5 g，研细，加甲醇 30 ml，超声处理 30 分钟，滤过，滤液蒸干，残渣加水 20 ml 使溶解，加乙醚振摇提取 2 次，每次 20 ml，弃去乙醚液，再加乙酸乙酯振摇提取 2 次，每次 20 ml，合并乙酸乙酯液，蒸干，残渣加甲醇 1 ml 使溶解，作为供试品溶液。另取龙胆苦苷对照品，加甲醇制成 1 ml 含 1 mg 的溶液，作为对照品溶液。照薄层色谱法（通则 0502）试验，吸取上述两种溶液各 2~5 μl，分别点于同一硅胶 GF_{254} 薄层板上，以乙酸乙酯 - 甲醇 - 水（10：2：1）为展开剂，展开，取出，晾干，置紫外光灯（254 nm）下检视。供试品色谱中，在与对照品色谱相应的位置上，显相同颜色的斑点。

（3）取本品 3 g，研细，加石油醚（60~90℃）30 ml，超声处理 30 分钟，滤过，滤液低温浓缩至 1 ml，作为供试品溶液。另取去氢木香内酯对照品，加甲醇制成每 1 ml 含 1 mg 的溶液，作为对照品溶液。照薄层色谱法（通则 0502）试验，吸取上述两种溶液各 2~5 μl，分别点于同一硅胶 G 薄层板上，以石油醚（60~90℃）- 乙酸乙酯（9：1）为展开剂，展开，取出，晾干，喷以 1% 香草醛硫酸溶液，在 105℃加热至斑点显色清晰。供试品色谱中，在与对照品色谱相应的位置上，显相同颜色的斑点。

【检查】除溶散时限外，其他应符合丸剂项下有关的各项规定（通则 0108）。

【浸出物】照醇溶性浸出物测定法（通则 2201）项下的热浸法测定，用 70% 乙醇作溶剂，不得少于 20.0%。

【功能与主治】གྲེ་ནད་མཐའ་དག་ཚ་གྲང་མེད་པར་འཇོམས། །དབྱངས་སྐྱོན་མགྲིན་པ་བདེ་བར་བྱེད། །
清热利咽。用于咽喉炎。

【用法与用量】温开水送服或嚼服。一次 0.5~3 g，一日 1~2 次；或遵医嘱。

【规格】（1）每 4 丸重 1 g；（2）每丸重 0.5 g；（3）每丸重 1~1.5 g

【贮藏】密封。

米旁榜间昂巴丸质量标准起草说明

【制剂名称】制剂中文名为米旁榜间昂巴丸，拼音名为 Mipang Bangjian′ angba Wan，藏文名为“མི་ཕམ་སྤང་རྒྱན་ལྔ་པ།”，藏文音译名按《迷旁医著》翻译为“米旁榜间昂巴”。

【处方来源】《迷旁医著》《འཇུ་མི་ཕམ་སྨན་ཡིག་གཅེས་བཏུས།》

མི་ཕམ་སྤང་རྒྱན་ལྔ་པ་ནི། སྤང་རྒྱན་སྔོ་ལོ་ལི་ག་དུར། །ཙ་ཏྲ་དང་ཀུན་ལྔ་པོ་ལ། །ལི་ཤིས་རྡོ་བཙོད་ཀྱི་བའི་ནད། །མཐའ་དག་ཚ་གྲངས་[གྲང་]མེད་པར་འཇོམས། །

དབྱངས་སྙན་མཁྱེན་པ་བདེ་བར་བྱེད། །

【鉴别】（1）显微鉴别　本品粉末花粉粒、草酸钙簇晶显微特征明显，易于查看。

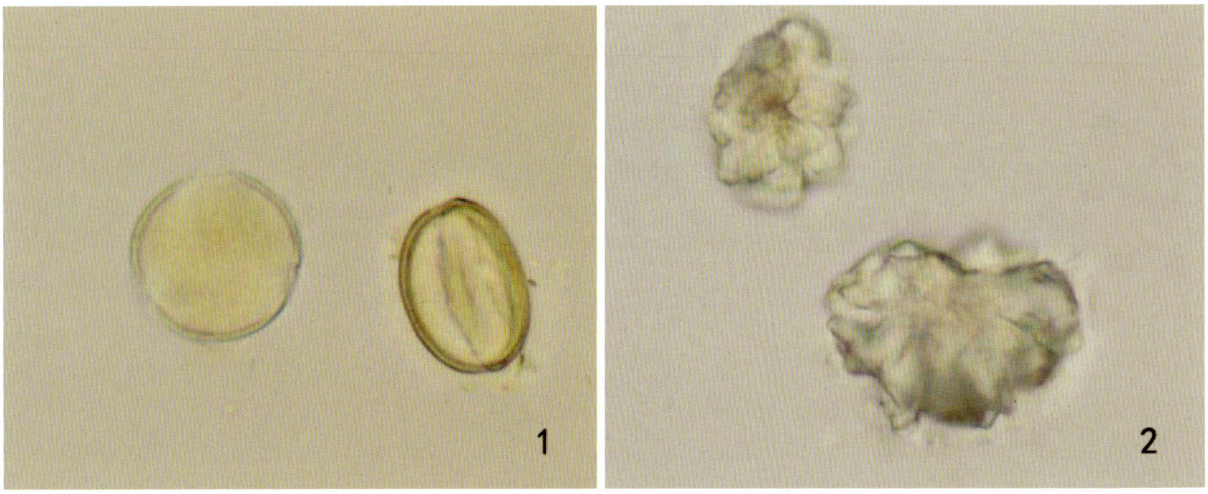

米旁榜间昂巴丸粉末显微特征

1—花粉粒（榜间嘎保）　2—草酸钙簇晶（岩白菜）

（2）薄层鉴别　建立了以龙胆苦苷对照品和去氢木香内酯对照品为对照的薄层鉴别方法。

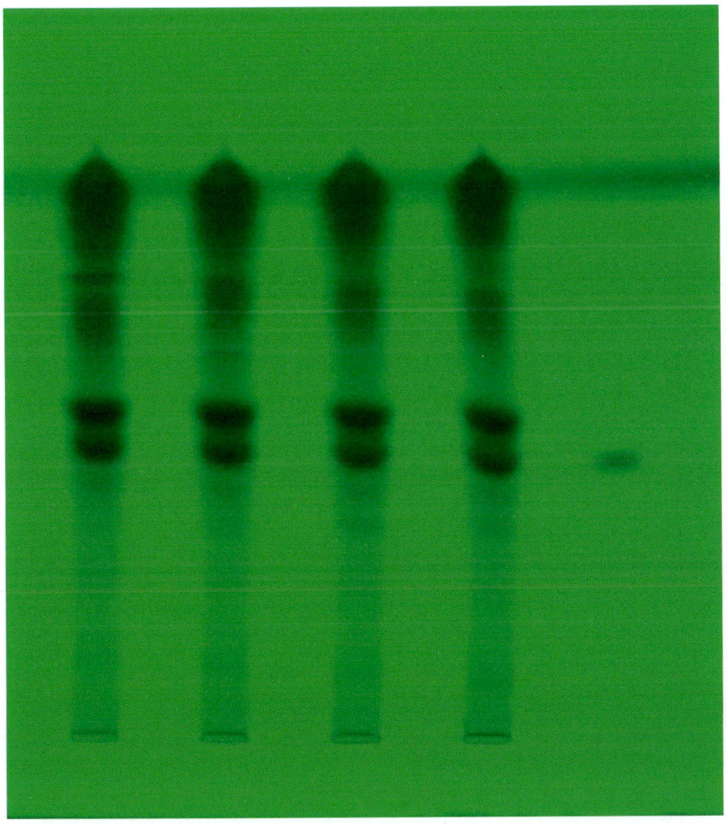

1　　2　　3　　4　　5

米旁榜间昂巴丸薄层色谱图（一）

1~4—米旁榜间昂巴丸样品

5—龙胆苦苷对照品

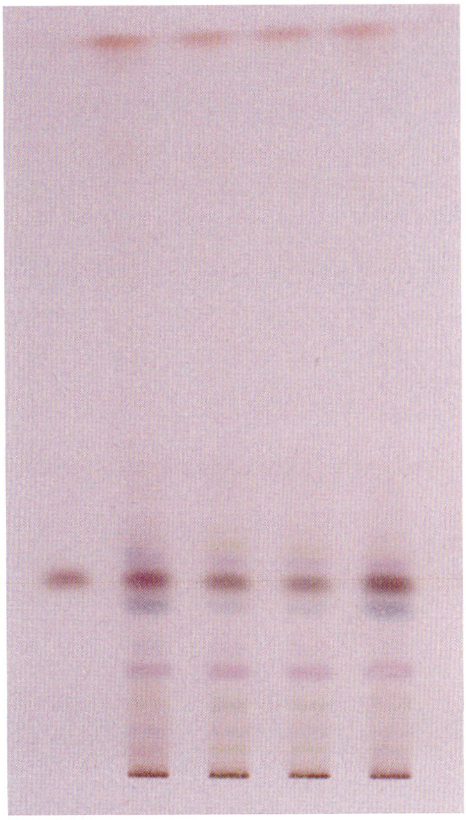

1　　2　　3　　4　　5

米旁榜间昂巴丸薄层色谱图（二）

1—去氢木香内酯对照品

2~5—米旁榜间昂巴丸样品

【功能与主治】 见《迷旁医著》。

起草单位：凉山州食品药品检验所

复核单位：四川省药品检验研究院

阳札赞旦久杰丸

Yangzha Zandanjiujie Wan

ཡངས་གྲགས་ཙན་དན་བཅོ་བརྒྱད།

阳札赞旦久杰

【处方】 紫檀香 125 g　人工牛黄 25 g　石灰华 75 g
红花 75 g　丁香 25 g　肉豆蔻 25 g
苏麦 25 g　草果 25 g　诃子 25 g
松久蒂达 50 g　川木香 75 g　紫草茸 50 g
甘青青兰 75 g　止泻木子 50 g　波棱瓜子 50
鸭嘴花 75 g　茜草 50 g　藏紫草 50 g
渣驯膏 50 g

【制法】 以上十九味，粉碎成细粉，过筛，混匀，用水泛丸，干燥，即得。

【性状】 本品为黄棕色至黑棕色水丸；气微香，味苦、微甘。

【鉴别】（1）取本品，置显微镜下观察：花粉粒极面观三角形，赤道表面观双凸镜形，具 3 副合沟（丁香）。花粉粒类圆形、椭圆形或橄榄形，直径约 60 μm，具 3 个萌发孔，外壁有齿状突起（红花）。木纤维成束，棕红色或黄棕色，壁稍厚，纹孔较密；有的木纤维束周围细胞含草酸钙方晶，形成晶纤维，含晶细胞的壁不均匀木化，增厚（紫檀香）。石细胞类方形、类多角形或呈纤维状，直径 14~40 μm，长至 130 μm，壁厚，孔沟细密（诃子）。

（2）取本品 5 g，研细，加石油醚（60~90℃）50 ml，超声处理 30 分钟，滤过，滤液浓缩至 1 ml，作为供试品溶液。另取去氢木香内酯对照品，加甲醇制成每 1 ml 含 0.5 mg 的溶液，作为对照品溶液。照薄层色谱法（通则 0502）试验，吸取上述两种溶液各 2~5 μl，分别点于同一硅胶 G 薄层板上，以石油醚（60~90℃）- 乙酸乙酯（9：1）为展开剂，展开，取出，晾干，喷以 1% 香草醛硫酸溶液，在 105℃加热至斑点显色清晰。供试品色谱中，在与对照品色谱相应的位置上，显相同颜色的斑点。

【检查】 除溶散时限外，应符合丸剂项下有关的各项规定（通则 0108）。

【浸出物】 照醇溶性浸出物测定法（通则 2201）项下的热浸法测定，用 70% 乙醇作溶剂，不得少于 19.0%。

【功能与主治】 སྨིན་དང་མཆེར་པ་མཆིན་དྲི་དང་། །རྩིབས་ལོགས་རོ་སྟོད་གཟེར་བ་དང་། །སྙིང་རླུང་རྒྱུ་བ་ཞན་པ་དང་། །རྩ་ཆད་རྩ་འགྲུལ་ཤ་འགྲུལ་དང་། །མགོ་བོ་ན་ཞིང་མིག་མི་གསལ། །ཁ་སྐེ་སྐམ་ཞིང་གྲི་བ་ཚ། །ཕོ་བ་རྒྱ་མ་ལ་སོགས་པར། །རྒྱུགས་ཤིང་ཚ་དབལ་བྱེད་པ་སེལ། །

清热止痛，通经活络，调和气血。用于气滞血瘀引起的胸背疼痛、心动过缓、头晕目眩、口干舌燥等 。

【用法与用量】 温开水送服或嚼服。一次 0.5~3 g，一日 1~2 次；或遵医嘱。

【规格】 （1）每 4 丸重 1 g；（2）每丸重 0.5 g；（3）每丸重 1~1.5 g

【贮藏】 密封。

阳札赞旦久杰丸质量标准起草说明

【制剂名称】 制剂中文名为阳札赞旦久杰丸，拼音名为 Yangzha Zandanjiujie Wan，藏文名为“ཡོངས་གྲགས་ཙན་དན་བཅོ་བརྒྱད།”，藏文音译名按《临床札记 • 所需宝典》翻译为“阳札赞旦久杰”。

【处方来源】《临床札记 • 所需宝典》《ཟིན་ཏིག་བདུད་རྩིའི་ཐིགས་པའི་ཉེར་མཁོའི་སྨན་ཡོད་དགོས་དགུའི་བང་མཛོད་བེ་ཌཱུརྱའི་ལྡེ་མིག》

ཡོངས་གྲགས་ཙནྡན་བཅོ་བརྒྱད་སྦྱོར་བ་ནི། །ཙནྡན་དམར་པོ་གི་ཝཾ་སུམ་ཅུ་ཏིག །གསེར་གྱི་མེ་ཏོག་དུག་མོ་ཉུང་། །ཅུ་ཏ་རྒྱ་སྐྱག་བྲི་ཡང་ཀུ། །འབྲི་མོག་བཙོད་དང་བ་ཤ་ཀ །ཨ་རུ་ར་དང་བཟང་པོ་དྲུག །བྲག་ཞུན་དང་བཅས་ཕྱེ་མ་འདྲིས། །ཁྲིན་དང་མཆེར་པ་མཆིན་དྲི་དང་། །རྩིབས་ལོགས་རོ་སྟོད་གཟེར་བ་དང་། །སྙིང་རླུང་རྒྱུ་བ་ཞན་པ་དང་།། རྩ་ཆད་རྩ་འགྲུལ་ཤ་འགྲུལ་དང་། །མགོ་བོ་ན་ཞིང་མིག་མི་གསལ། །ཁ་ལྕེ་སྐམ་ཞིང་གྲི་བ་ཚ། །ཕོ་བ་རྒྱུ་མ་ལ་སོགས་པར། །རྒྱུགས་ཤིང་ཚ་དབལ་བྱེད་པ་སེལ། །

【鉴别】（1）显微鉴别　本品粉末花粉粒、木纤维、石细胞等显微特征明显，易于查看。

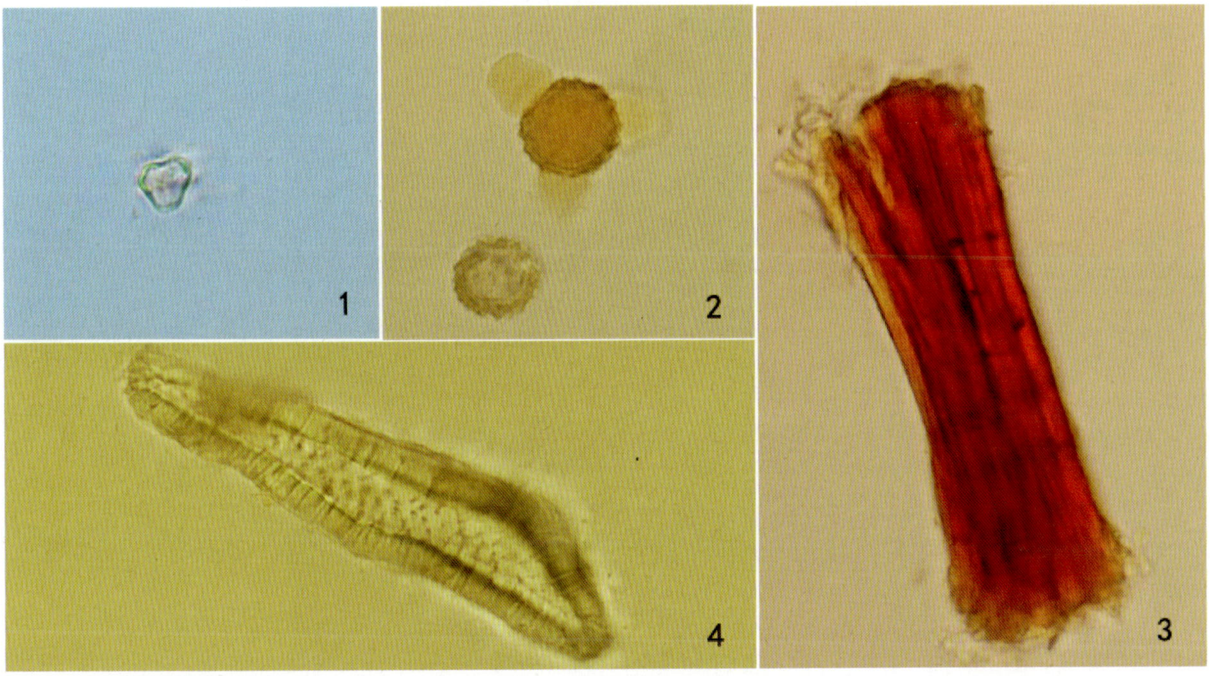

阳札赞旦久杰丸粉末显微特征

1—花粉粒（丁香）　2—花粉粒（红花）　3—木纤维（紫檀香）　4—石细胞（诃子）

（2）薄层鉴别　建立了以去氢木香内酯对照品为对照的薄层鉴别方法。

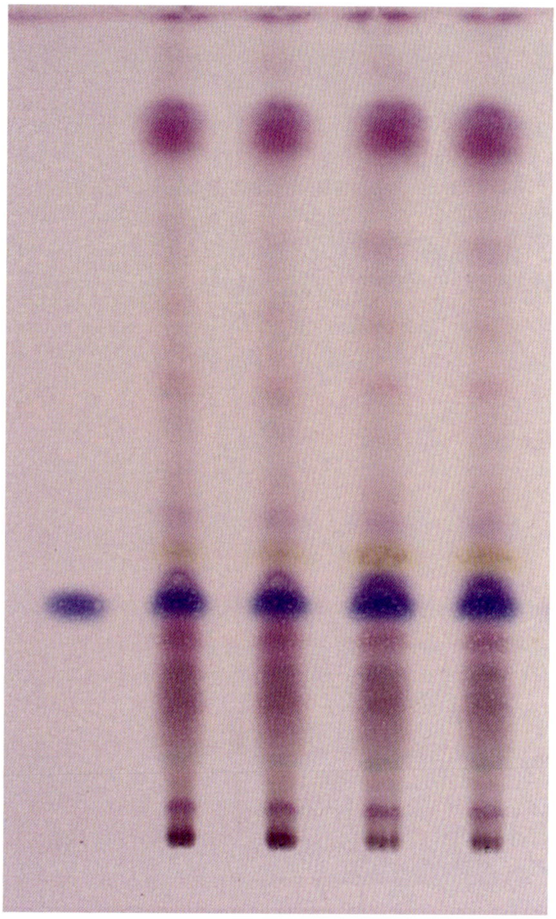

1　　2　　3　　4　　5

阳札赞旦久杰丸薄层色谱图

1—去氢木香内酯对照品　2~5—阳札赞旦久杰丸样品

【功能与主治】 见《临床札记·所需宝典》。

起草单位：凉山州食品药品检验所

复核单位：四川省药品检验研究院

苏琼丸 སུག་ཆུང་།

Suqiong Wan 苏琼

【处方】苏麦 185 g　干姜 90 g　光明盐 65 g
荜茇 65 g　人工麝香 10 g　螃蟹 65 g
冬葵果 65 g　芒果核 65 g　蒲桃 65 g
大托叶云实 65 g　榜那 65 g　诃子 65 g
川木香 65 g　藏菖蒲 65 g

【制法】以上十四味，粉碎成细粉，过筛，混匀，用水泛丸，干燥，即得。

【性状】本品为黄褐色至棕褐色的水丸；气微，味苦。

【鉴别】（1）取本品，置显微镜下观察：石细胞类方形、类多角形或呈纤维状，直径 14~40 μm，长至 130 μm，壁厚，孔沟细密（诃子）。栅状细胞壁厚，长 90~130 μm，光辉带位于中部（大托叶云实）。内种皮厚壁细胞黄棕色、红棕色或深棕色，表面观多角形，壁厚，胞腔内含硅质块（苏麦）。

（2）取本品 2 g，研细，加甲醇 20 ml，超声处理 30 分钟，滤过，滤液浓缩至约 2 ml，作为供试品溶液。另取木香烃内酯对照品、去氢木香烃内酯对照品加甲醇分别制成每 1 ml 含 0.5 mg 的溶液，作为对照品溶液。照薄层色谱法（通则 0502）试验，吸取上述两种溶液各 5 μl，分别点于同一硅胶 G 薄层板上，以环已烷 - 甲酸乙酯 - 甲酸（15∶5∶1）的上层溶液为展开剂，展开，取出，晾干，喷以 5% 香草醛硫酸溶液，在 105℃加热至斑点显色清晰。供试品色谱中，在与对照品色谱相应的位置上，显相同颜色的斑点。

【检查】**双酯型生物碱限量**　取本品适量，研细，取约 5 g，精密称定，置具塞锥形瓶中，加氨试液适量使润透，加二氯甲烷 50 ml，摇匀，超声处理（功率 300 W，频率 40 kHz）30 分钟，滤过，滤液于 50℃以下挥至约 20 ml，用 2% 盐酸溶液振摇提取 2 次，每次 20 ml，合并水溶液，用氨试液调节 pH 值至 8~9，用二氯甲烷振摇提取 3 次，每次 20 ml，合并二氯甲烷液，用无水硫酸钠脱水，低温挥干，残渣用 10% 甲醇（用磷酸调节 pH 值至 2）使溶解，转移至 5 ml 量瓶中，加上述 10% 甲醇至刻度，摇匀，滤过，取续滤液作为供试品溶液。取乌头双酯型生物碱对照提取物（已标示新乌头碱、次乌头碱和乌头碱的含量）约 10 mg，精密称定，置 25 ml 量瓶中，加上述 10% 甲醇稀释至刻度，摇匀，滤过，精密量取 1 ml，置 25 ml 量瓶中，加上述 10% 甲醇稀释至刻度，摇匀，作为对照品溶液。照高效液相色谱法（通则 0512）试验，以十八烷基硅烷键合硅胶为填充剂；以乙腈为流动相 A，以 0.2% 冰醋酸（用三乙胺调节 pH 值至 6.2）为流动相 B，按下表中的规定进行梯度洗脱，检测波长

235 nm，理论板数按新乌头碱峰计算应不低于 2 000。分别精密吸取供试品溶液与对照品溶液各 20 μl，注入液相色谱仪，测定，计算。本品每 1 g 含榜那以乌头碱（$C_{34}H_{47}NO_{11}$）、次乌头碱（$C_{33}H_{45}NO_{10}$）和新乌头碱（$C_{33}H_{45}NO_{11}$）的总量计，不得过 0.026 mg。

时间（分钟）	流动相 A（%）	流动相 B（%）
0~44	21 → 31	79 → 69
44~65	31 → 35	69 → 65
65~70	35	65

其他　除溶散时限外，应符合丸剂项下有关的各项规定（通则 0108）。

【浸出物】 照醇溶性浸出物测定法（通则 2201　）项下的热浸法测定，用 70% 乙醇作溶剂，不得少于 20.0%。

【功能与主治】 ཕོ་ལོག་གཉན་སྲིན་མཛེ་ནད་དང་། །ཆུ་འགགས་ཛེའུ་ནད་ཐམས་ཅད་དང་། །མཁལ་མའི་ནད་རྣམས་མ་ལུས་སེལ། །

除湿散寒，利尿排石。用于寒性肾病，尿路结石、尿闭等。

【用法与用量】 温开水送服或嚼服。一次 0.5~3 g，一日 1~2 次；或遵医嘱。

【规格】（1）每 4 丸重 1 g；（2）每丸重 0.5 g；（3）每丸重 1~1.5 g

【贮藏】 密封。

苏琼丸质量标准起草说明

【制剂名称】 制剂中文名为苏琼丸，拼音名为 Suqiong Wan，藏文名为“སུག་ཁྱུང་།”，藏文音译名按《藏医秘诀》翻译为“苏琼”。

【处方来源】《藏医秘诀》《གདམས་ངག་བཀའ་རྒྱ་མ།》

སུག་ཁྱུང་ནི། ཁྱུང་སྙིང་སུག་སྨེལ་བཅུ་པ་བསྣན། །ཕོ་ལོག་གཉན་སྲིན་མཛེ་ནད་དང་། །ཆུ་འགགས་ཛེའུ་ནད་ཐམས་ཅད་དང་། །མཁལ་མའི་ནད་རྣམས་མ་ལུས་སེལ། །

（སུག་སྨེལ་བཅུ་པ་ནི། སུག་སྨེལ་སྣ་དང་རྒྱམ་ཚྭ་པི་པི་ལིང་། །སྒ་རྩེ་ཟིག་སྲིན་ལྕམ་པ་འབྲས་སྣ་གསུམ། །བུར་དཀར་སྦྱར་བའི་སུག་སྨེལ་བཅུ་པའོ། །）

【鉴别】（1）显微鉴别　本品粉末石细胞、栅状细胞、内种皮厚壁细胞显微特征明显，易于查看。

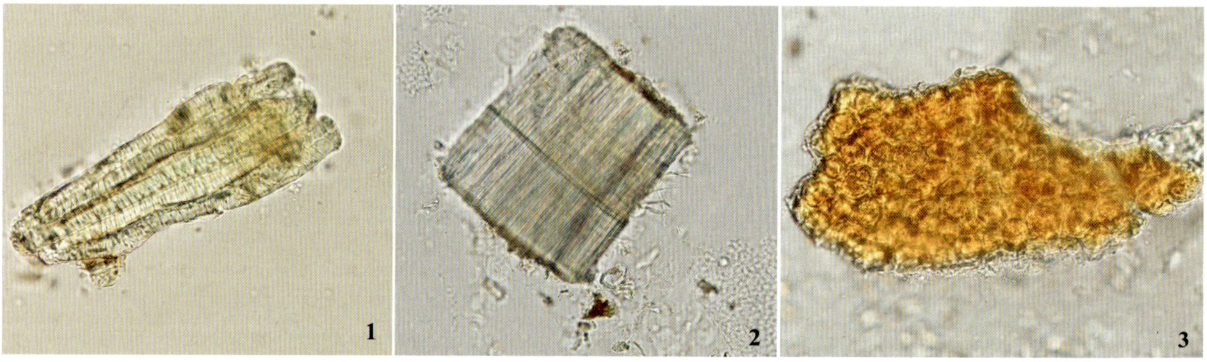

苏琼丸粉末显微特征

1—石细胞（诃子）　2—栅状细胞（大托叶云实）　3—内种皮厚壁细胞（苏麦）

（2）薄层鉴别　建立了以木香烃内酯对照品、去氢木香烃内酯对照品为对照的薄层鉴别方法。

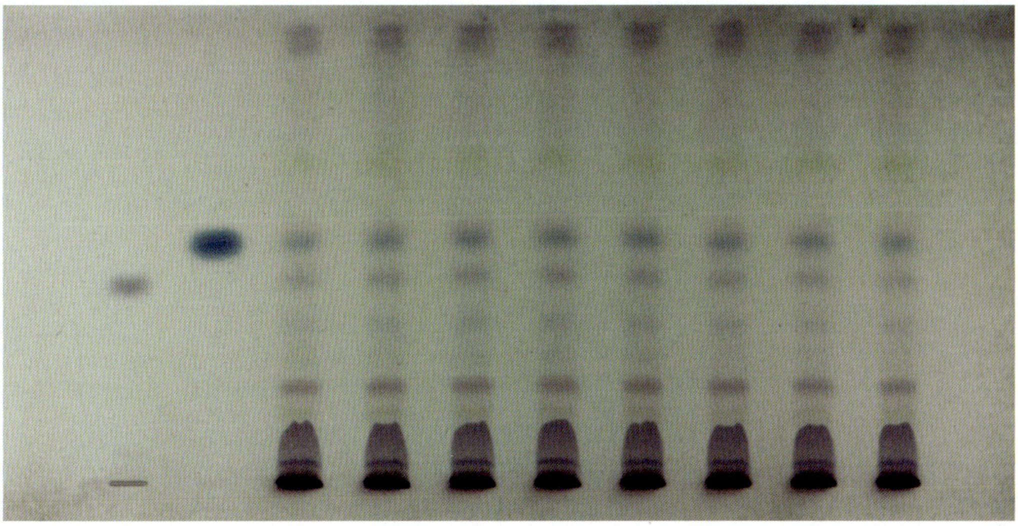

1　2　3　4　5　6　7　8　9　10

苏琼丸薄层色谱图

1—木香烃内酯对照品　2—去氢木香烃内酯对照品　3~10—苏琼丸样品

【检查】 **双酯型生物碱限量**　采用 HPLC 法，以乌头双酯型生物碱对照提取物（已标示新乌头碱、次乌头碱和乌头碱的含量）为对照，测定制剂中乌头双酯型生物碱的含量。藏药榜那为毛茛科植物伏毛铁棒锤 *Aconitum flavum* Hand.-Mazz.、铁棒锤 *A. pendulum* Busch、工布乌头 *A. kongboense* Lauener、江孜乌头 *A. ludlowii* Exell 的干燥块根。榜那因基原和炮制工艺不同，其双酯型生物碱含量差异较大，在制定限度时，参照《中国药典》（2020 年版）乌头类药材炮制品“制川乌、制草乌、附片”双酯型生物碱的限度规定（分别为：0.040%、0.040%、0.020%），以 0.040% 为参考限度，根据处方中榜那的用量折算，规定“本品每 1 g 含榜那以乌头碱（$C_{34}H_{47}NO_{11}$）、次乌头碱（$C_{33}H_{45}NO_{10}$）和新乌头碱（$C_{33}H_{45}NO_{11}$）的总量计，不得过 0.026 mg”。

【功能与主治】 见《藏医秘诀》。

起草单位：阿坝藏族羌族自治州食品药品检验研究中心

复核单位：四川省药品检验研究院

阿嘎多吉日沃丸

Aga Duojiriwo Wan

ཨ་གར་རྡོ་རྗེ་རི་བོ།

阿嘎多吉日沃

【处方】 沉香 72 g　广枣 36 g　肉豆蔻 36 g
诃子 36 g　毛诃子 36 g　余甘子 36 g
土木香 36 g　川木香 36 g　紫硇砂 36 g
阿魏 36 g　穆库没药 36 g　檀香 36 g
紫檀香 36 g　人工牛黄 30 g　兔耳草 36 g
榜嘎 36 g　棘豆 36 g　人工麝香 5 g
矮紫堇 36 g　刺尔恩 36 g　渣驯膏 36 g
鸭嘴花 35 g　宽筋藤 35 g　垂果大蒜芥 35 g
榜那幼苗 35 g　石灰华 35 g　红花 35 g
丁香 35 g

【制法】 以上二十八味，粉碎成细粉，过筛，混匀，用水泛丸，干燥，即得。

【性状】 本品为黄褐色至棕褐色的水丸；气微香，味咸、微苦。

【鉴别】（1）取本品，置显微镜下观察：花粉粒淡黄色，圆球形，直径 28~34 μm，外壁光滑，表面具点状雕纹（刺尔恩）。花粉粒类圆形、椭圆形或橄榄形，直径约至 60 μm，具 3 个萌发孔，外壁有齿状突起（红花）。石细胞类方形、类多角形或呈纤维状，直径 14~40 μm，长至 130 μm，壁厚，孔沟细密（诃子）。木纤维成束，棕红色或黄棕色，壁稍厚，纹孔较密；有的木纤维束周围细胞含草酸钙方晶，形成晶纤维，含晶细胞的壁不均匀木化，增厚（紫檀香）。木纤维束淡黄色，其周围的含晶细胞壁厚，木化，层纹可见，内含草酸钙方晶，形成晶纤维（檀香）。

（2）取本品 4 g，研细，加甲醇 40 ml，超声处理 20 分钟，滤过，滤液蒸干，残渣加甲醇 1 ml 使溶解，作为供试品溶液。另取没食子酸对照品，加甲醇制成每 1 ml 含 1 mg 的溶液，作为对照品溶液。照薄层色谱法（通则 0502）试验，吸取上述两种溶液各 2~5 μl，分别点于同一硅胶 G 薄层板上，以三氯甲烷 - 乙酸乙酯 - 甲醇 - 甲酸（9：9：3：0.2）为展开剂，展开，取出，晾干，喷以 2% 三氯化铁乙醇溶液。供试品色谱中，在与对照品色谱相应的位置上，显相同颜色的斑点。

（3）取本品 5 g，研细，加石油醚（60~90℃）50 ml，超声处理 30 分钟，滤过，滤液低温挥至 0.5 ml，作为供试品溶液。另取去氢木香内酯对照品，加甲醇制成每 1 ml 含 1 mg 的溶液，作为对照品溶液。照薄层色谱法（通则 0502）试验，吸取上述两种溶液各 5~10 μl，分别点于同一硅胶 G 薄层板上，以石油醚（60~90℃）- 乙酸乙酯（9：1）为展开剂，展开，取出，晾干，喷以 5% 香草醛硫酸溶液，在 105℃加热至斑点显色清晰。供试品色谱中，在与对照品色谱相应的位置上，显相同颜色的斑点。

【检查】 **双酯型生物碱限量**　取本品适量，研细，取约 10 g，精密称定，置具塞锥形瓶中，加氨试液适量使润透，加二氯甲烷 100 ml，摇匀，超声处理（功率 300 W，频率 40 kHz）30 分钟，滤过，滤液于 50℃以下挥至约 20 ml，用 2% 盐酸溶液振摇提取 2 次，每次 20 ml，合并水溶液，用氨试液调节 pH 值至 8~9，用二氯甲烷振摇提取 3 次，每次 20 ml，合并二氯甲烷液，用无水硫酸钠脱水，低温挥干，残渣用 10% 甲醇（用磷酸调节 pH 值至 2）使溶解，转移至 5 ml 量瓶中，加上述 10% 甲醇至刻度，摇匀，滤过，取续滤液作为供试品溶液。取乌头双酯型生物碱对照提取物（已标示新乌头碱、次乌头碱和乌头碱的含量）约 10 mg，精密称定，置 25 ml 量瓶中，加上述 10% 甲醇稀释至刻度，摇匀，滤过，精密量取 1 ml，置 25 ml 量瓶中，加上述 10% 甲醇稀释至刻度，摇匀，作为对照品溶液。照高效液相色谱法（通则 0512）试验，以十八烷基硅烷键合硅胶为填充剂；以乙腈为流动相 A，以 0.2% 冰醋酸（用三乙胺调节 pH 值至 6.2）为流动相 B，按下表中的规定进行梯度洗脱，检测波长 235 nm，理论板数按新乌头碱峰计算应不低于 2 000。分别精密吸取供试品溶液与对照品溶液各 20 μl，注入液相色谱仪，测定，计算。本品每 1 g 含榜嘎以乌头碱（$C_{34}H_{47}NO_{11}$）、次乌头碱（$C_{33}H_{45}NO_{10}$）和新乌头碱（$C_{33}H_{45}NO_{11}$）的总量计，不得过 0.014 mg。

时间（分钟）	流动相 A（%）	流动相 B（%）
0~44	21 → 31	79 → 69
44~65	31 → 35	69 → 65
65~70	35	65

其他　除溶散时限外，应符合丸剂项下有关的各项规定（通则 0108）。

【浸出物】 照醇溶性浸出物测定法（通则 2201）项下的热浸法测定，用 70% 乙醇作溶剂，不得少于 25.0%。

【功能与主治】 ནད་ཁྲག་རྫོད་རྒྱས་རླུང་ཁྲག་འཐབ་པ་དང་། །དབུགས་འཚུམ་དབུགས་རྒྱངས་འགྲམས་འཁྲུགས་རླུང་གིས་འདུད།།

调和气血，清瘟利肺。用于气滞血瘀引起的胸闷、背痛、心律不齐、气紧、咳嗽等。

【用法与用量】 温开水送服或嚼服。一次 0.5~3 g，一日 1~2 次；或遵医嘱。

【规格】（1）每 4 丸重 1 g；（2）每丸重 0.5 g；（3）每丸重 1~1.5 g

【贮藏】 密封。

阿嘎多吉日沃丸质量标准起草说明

【制剂名称】 制剂中文名为阿嘎多吉日沃丸，拼音名为 Aga Duojiriwo Wan，藏文名为“ཨ་གར་རྡོ་རྗེ་རི་བོ།”，藏文音译名按《居米旁医著集》翻译为“阿嘎多吉日沃”。

【处方来源】 《居米旁医著集》《འཇུ་མི་ཕམ་སྨན་ཡིག་གཅེས་བཏུས།》

ཨ་གར་རྡོ་རྗེ་རི་བོ་ནི། ཨ་གར་སྙིང་ཞོ་ཛ་[ཛྭ་]ཏི་ཙུ་གུར་ལི། །འབྲས་གསུམ་མ་ནུ་རུ་རྟ་ཁ་རུ་ཙཱ། །ཤིང་ཀུན་གུ་གུལ་ཤ་ཆེན་ཙན་དན་གཉིས། །གི་ཝཾ་ཧོང་ལེན་བོང་དཀར་སྟག་ཤ་དང་། །གླ་རྩི་རི་སྐྱོན་ཆེར་སྦོན་བྲག་ཞུན་དང་། །བ་ཤ་སླེ་ཏྲེས་སྣང་ཐོག་འཛིན་པ་རྣམས། །གཙོ་བོ་ཆ་བསྙེད་གི་ཝཾ་ཡན་མང་ཞིང་། །དེ་མིན་ཆ་ཞུང་སྦྱོར་བ་ཚད་ལྡན་པ། །ཀོ་བྱི་སྙིང་ནྲ་སྦྱོར་སྔོན་བཅས་[སྨན་ཆེན་དངུལ་ཆུ་དྲག་འདུལ། ཕལ་ཆེར་བཞི་ཕྲི་བ་སོགས་ཞལ་ལས་ཉན་]པ་ཡི། །ཨ་གར་རྡོ་རྗེ་རི་བོ་ཞེས་བྱ་བ། །ནད་ཁྲག་སྟོད་རྒྱས་རླུང་ཁྲག་འཁབ་པ་དང་། །དབུགས་འཚུབ་དབུགས་རྒྱངས་འགྲམ་[འགྲམས་]འཁྲུགས་རླུང་གིས་འདུད། །

【鉴别】（1）显微鉴别　本品粉末花粉粒、石细胞、木纤维等显微特征明显，易于查看。

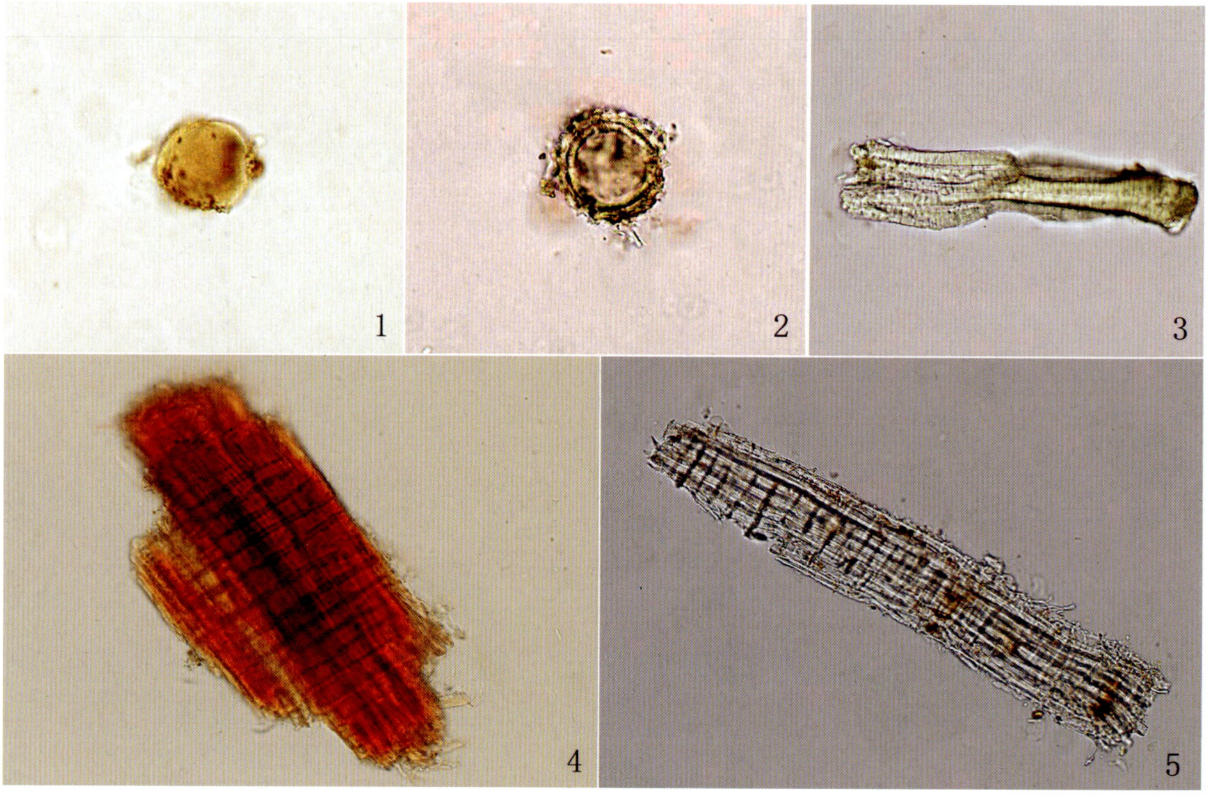

阿嘎多吉日沃丸粉末显微特征

1—花粉粒（刺尔恩）　2—花粉粒（红花）　3—石细胞（诃子）
4—木纤维（紫檀香）　5—木纤维（檀香）

（2）薄层鉴别　建立了以没食子酸对照品和去氢木香内酯对照品为对照的薄层鉴别方法。

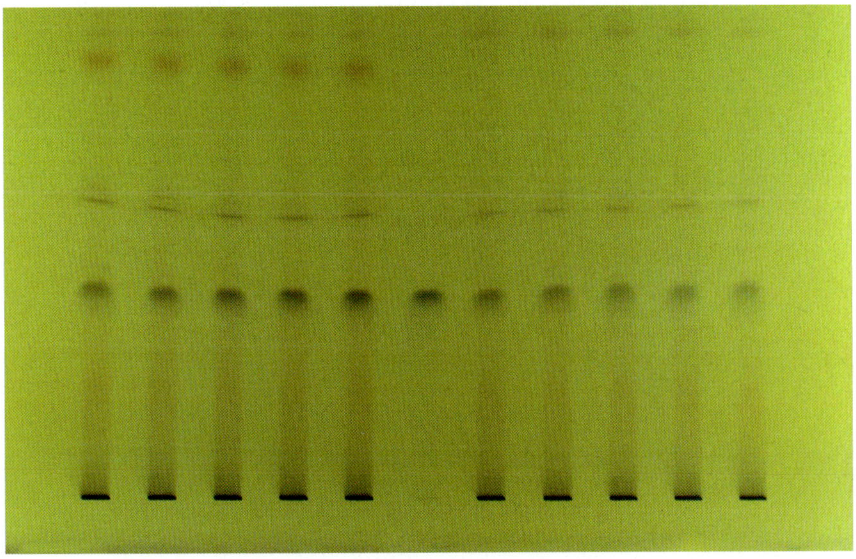

1　2　3　4　5　6　7　8　9　10　11

阿嘎多吉日沃丸薄层色谱图（一）

6—没食子酸对照品　1~5、7~11—阿嘎多吉日沃丸样品

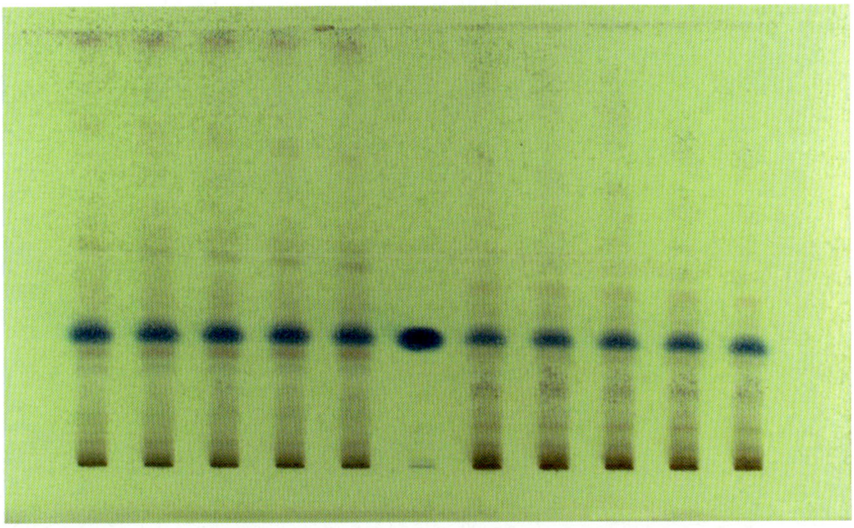

1　2　3　4　5　6　7　8　9　10　11

阿嘎多吉日沃薄层色谱图（二）

6—去氢木香内酯对照品　1~5、7~11—阿嘎多吉日沃丸样品

【检查】 **双酯型生物碱限量**　采用HPLC法，以乌头双酯型生物碱对照提取物（已标示新乌头碱、次乌头碱和乌头碱的含量）为对照，测定制剂中乌头双酯型生物碱的含量。藏药榜嘎为毛茛科植物唐古特乌头 *Aconitum tanguticum*（Maxim.）Stapf、船盔乌头 *A.naviculare*

（Bruhl.）Stapf 的干燥全草。榜嘎因基原和炮制工艺不同，其双酯型生物碱含量差异较大，在制定限度时，参照《中国药典》（2020 年版）乌头类药材炮制品“制川乌、制草乌、附片”双酯型生物碱的限度规定（分别为：0.040%、0.040%、0.020%），以 0.040% 为参考限度，根据处方中榜嘎的用量折算，规定“本品每 1 g 含榜嘎以乌头碱（$C_{34}H_{47}NO_{11}$）、次乌头碱（$C_{33}H_{45}NO_{10}$）和新乌头碱（$C_{33}H_{45}NO_{11}$）的总量计，不得过 0.014 mg”。

【功能与主治】见《居米旁医著集》。

起草单位：凉山州食品药品检验所

复核单位：四川省药品检验研究院

纳布古觉丸　ནག་པོ་དགུ་སྦྱོར།

Nabugujue Wan　纳布古觉

【处方】人工牛黄 15 g　阿魏 115 g　穆库没药 144 g
藏菖蒲 144 g　诃子 230 g　乌玉块 144 g
榜那 58 g　人工麝香 6 g　硫黄 144 g

【制法】以上九味，粉碎成细粉，过筛，混匀，用水泛丸，干燥，即得。

【性状】本品为黄色至黄绿色的水丸；气微香，味苦。

【鉴别】（1）取本品，置显微镜下观察：石细胞类方形、类多角形或呈纤维状，直径 14~40 μm，长至 130 μm，壁厚，孔沟细密（诃子）。不规则团块黑色，边缘不整齐（乌玉块）。

（2）取本品 4 g，研细，加乙醇 30 ml，加热回流 20 分钟，放冷，滤过，滤液挥干，残渣加乙醇 1 ml 使溶解，作为供试品溶液。另取藏菖蒲对照药材 1 g，同法制成对照药材溶液。照薄层色谱法（通则 0502）试验，吸取上述两种溶液各 5~10 μl，分别点于同一硅胶 G 薄层板上，以三氯甲烷为展开剂，展开，取出，晾干，喷以 10% 硫酸乙醇溶液，在 105℃加热至斑点显色清晰。供试品色谱中，在与对照药材色谱相应的位置上，显相同颜色的斑点。

【检查】**双酯型生物碱限量**　取本品适量，研细，取约 5 g，精密称定，置具塞锥形瓶中，加氨试液适量使润透，加二氯甲烷 50 ml，摇匀，超声处理（功率 300 W，频率 40 kHz）30 分钟，滤过，滤液于 50℃以下挥至约 20 ml，用 2% 盐酸溶液振摇提取 2 次，每次 20 ml，合并水溶液，用氨试液调节 pH 值至 8~9，用二氯甲烷提取 3 次，每次 20 ml，合并二氯甲烷液，用无水硫酸钠脱水，低温挥干，残渣用 10% 甲醇（用磷酸调节 pH 值至 2）使溶解，转移至 5 ml 量瓶中，加上述 10% 甲醇至刻度，摇匀，滤过，取续滤液作为供试品溶液。取乌头双酯型生物碱对照提取物（已标示新乌头碱、次乌头碱和乌头碱的含量）约 10 mg，精密称定，置 25 ml 量瓶中，加上述 10% 甲醇稀释至刻度，摇匀，滤过，精密量取 1 ml，置 25 ml 量瓶中，加上述 10% 甲醇稀释至刻度，摇匀，作为对照品溶液。照高效液相色谱法（通则 0512）试验，以十八烷基硅烷键合硅胶为填充剂；以乙腈为流动相 A，以 0.2% 冰醋酸（用三乙胺调节 pH 值至 6.2）为流动相 B，按下表中的规定进行梯度洗脱，检测波长 235 nm，理论板数按新乌头碱峰计算应不低于 2 000。分别精密吸取供试品溶液与对照品溶液各 20 μl，注入液相色谱仪，测定，计算。本品每 1 g 含榜那以乌头碱（$C_{34}H_{47}NO_{11}$）、次乌头碱（$C_{33}H_{45}NO_{10}$）和新乌头碱（$C_{33}H_{45}NO_{11}$）的总量计，不得过 0.023 mg。

时间（分钟）	流动相 A（%）	流动相 B（%）
0~44	21 → 31	79 → 69
44~65	31 → 35	69 → 65
65~70	35	65

其他　除溶散时限外，应符合丸剂项下有关的各项规定（通则 0108）。

【**浸出物**】照醇溶性浸出物测定法（通则 2201）项下的热浸法测定，用 70% 乙醇作溶剂，不得少于 22.0%。

【**功能与主治**】ཕྱིར་བྱུག་གཟའ་ཀླུ་གཉན་གསུམ་བསྲུང་། །ནང་བཏང་གག་ལྷོག་གཟེར་གསུམ་འཇོམས།།

清热解毒，防治瘟疫。用于流感、痢疾、白喉、脑炎、肝炎等传染性疾病。

【**用法与用量**】温开水送服或嚼服。一次 0.5~3 g，一日 1~2 次；或遵医嘱。

【**规格**】（1）每 4 丸重 1 g；（2）每丸重 0.5 g；（3）每丸重 1~1.5 g

【**贮藏**】密封。

纳布古觉丸质量标准起草说明

【**制剂名称**】制剂中文名为纳布古觉丸，拼音名为 Nabugujue Wan，藏文名为“ནག་པོ་དགུ་སྦྱོར།”，藏文音译名按《临床札记·庄严》翻译为“纳布古觉”。

【**处方来源**】《临床札记·庄严》《ཟིན་ཏིག་མཛེས་རྒྱན་བདུད་རྩི་སྨན་མཛོད།》

འགོག་སྨན་ནག་པོ་དགུ་སྦྱོར་ནི། གི་ཝཾ་ཤིང་ཀུན་གུ་གུལ་ནག །ཤུ་དག་ཤ་ཙ་རྒྱ་སྤོས་དང་། །བོང་ང་སྣ་རྩེ་མུ་ཟི་དགུ། །ཕྱིར་བྱུག་གཟའ་ཀླུ་གཉན་གསུམ་བསྲུང་། །ནང་བཏང་གག་ལྷོག་གཟེར་གསུམ་འཇོམས། །ནང་རེ་རིལ་བུ་རེ་རེ་བསྟེན། །འགོ་བའི་ནད་རིགས་ཐམས་ཅད་བསྲུང་། །ཞེས་སོ། །

【**鉴别**】（1）显微鉴别　本品粉末石细胞、不规则团块显微特征明显，易于查看。

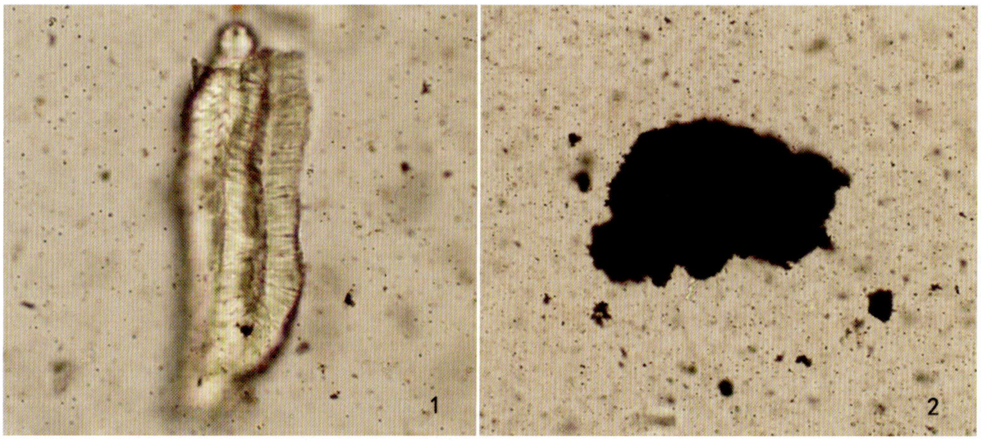

纳布古觉丸粉末显微特征

1—石细胞（诃子）　2—不规则团块（乌玉块）

（2）薄层鉴别　建立了以藏菖蒲对照药材为对照的薄层鉴别方法。

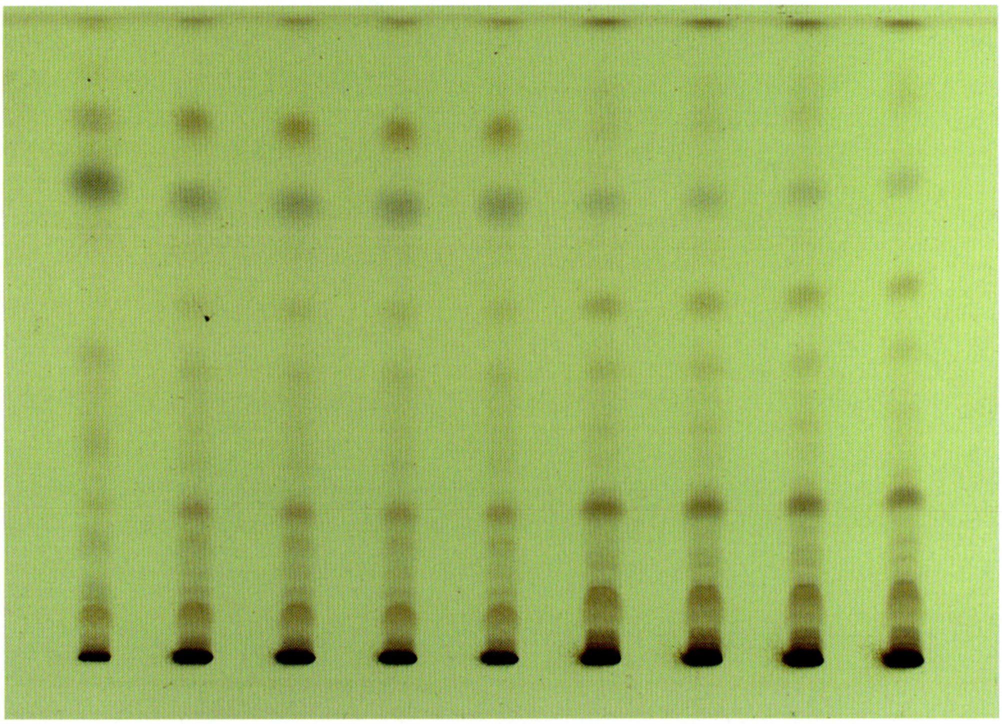

1　2　3　4　5　6　7　8　9

纳布古觉丸薄层色谱图

1—藏菖蒲对照药材　2~9—纳布古觉丸样品

【检查】 **双酯型生物碱限量**　采用 HPLC 法，以乌头双酯型生物碱对照提取物（已标示新乌头碱、次乌头碱和乌头碱的含量）为对照，测定制剂中乌头双酯型生物碱的含量。藏药榜那为毛茛科植物伏毛铁棒锤 *Aconitum flavum*（Maxim.）Stapf、铁棒锤 *A.pendulum* Busch、工布乌头 *A.kongboense* Lauener、江孜乌头 *A.ludlowii* Exell 的干燥块根。榜那因基原和炮制工艺不同，其双酯型生物碱含量差异较大，在制定限度时，参照《中国药典》（2020 年版）乌头类药材炮制品“制川乌、制草乌、附片”双酯型生物碱的限度规定（分别为：0.040%、0.040%、0.020%），以 0.040% 为参考限度，根据处方中榜那的用量折算，规定“本品每 1 g 含榜那以乌头碱（$C_{34}H_{47}NO_{11}$）、次乌头碱（$C_{33}H_{45}NO_{10}$）和新乌头碱（$C_{33}H_{45}NO_{11}$）的总量计，不得过 0.023 mg”。

【功能与主治】 见《临床札记·庄严》。

起草单位：阿坝藏族羌族自治州食品药品检验研究中心

复核单位：四川省药品检验研究院

纳赤松汤散 ནག་མཚུར་སུམ་ཐང་།

Nachisongtang San 纳赤松汤

【处方】皂矾（绿矾）334 g　　山矾叶 333 g　　诃子 333 g

【制法】以上三味，粉碎成细粉，过筛，混匀，即得。

【性状】本品为淡黄色至黄棕色的粉末；气微香，味淡。

【鉴别】（1）取本品，置显微镜下观察：石细胞类方形、类多角形或呈纤维状，直径 14~40 μm，长至 130 μm，壁厚，孔沟细密（诃子）。草酸钙簇晶易见，直径 15~27（~50）μm（山矾叶）。

（2）取本品 2 g，加乙醇 30 ml，超声处理 30 分钟，滤过，滤液浓缩至 1 ml，作为供试品溶液。另取诃子对照药材 0.5 g，加乙醇 10 ml，同法制成对照药材溶液。照薄层色谱法（通则 0502）试验，吸取上述两种溶液各 2~5 μl，分别点于同一聚酰胺薄膜上，以乙酸乙酯 - 甲酸（3 : 1）为展开剂，展开，取出，晾干，喷以 5% 三氯化铁乙醇溶液。供试品色谱中，在与对照药材色谱相应的位置上，显相同颜色的斑点。

【检查】应符合散剂项下有关的各项规定（通则 0115）。

【浸出物】照醇溶性浸出物测定法（通则 2201）项下的热浸法测定，用 70% 乙醇作溶剂，不得少于 29.0%。

【功能与主治】ཁ་ཡི་ཁྲག་ནད་དང་། སོ་འབམ་གྱིས་ཟུག་གཟེར་གཏོང་བར་ཕན།

消炎止痛，愈溃疡。用于口腔溃疡，牙龈肿痛、出血。

【用法与用量】温开水送服。一次 0.5~3 g，一日 1~2 次；或遵医嘱。

【贮藏】密闭，防潮。

纳赤松汤散质量标准起草说明

【制剂名称】制剂中文名为纳赤松汤散，拼音名为 Nachisongtang San，藏文名为“ནག་མཚུར་སུམ་ཐང་།”，藏文音译名按《临床札记·庄严》翻译为“纳赤松汤”。

【处方来源】《临床札记·庄严》《ཞིབ་རིག་མཛོས་རྒྱན་བདུད་རྩི་སྨན་མཛོད།》

ནག་མཚུར་སུམ་ཐང་ནི། ཁ་ནད་ཐང་སྨན་ཕྱི་རྒྱུད་ལས། །ནག་མཚུར་སེང་ལྡུམ་ཨ་རུའི་གྲང་ཐང་གིས། །མཁྲུར་བཀང་ཁ་ཡི་ཁྲག་ནད་ཟུག་གཟེར་འཇོམས། །ཞེས་སོ། །

【鉴别】（1）显微鉴别　本品粉末石细胞、草酸钙簇晶显微特征明显，易于查看。

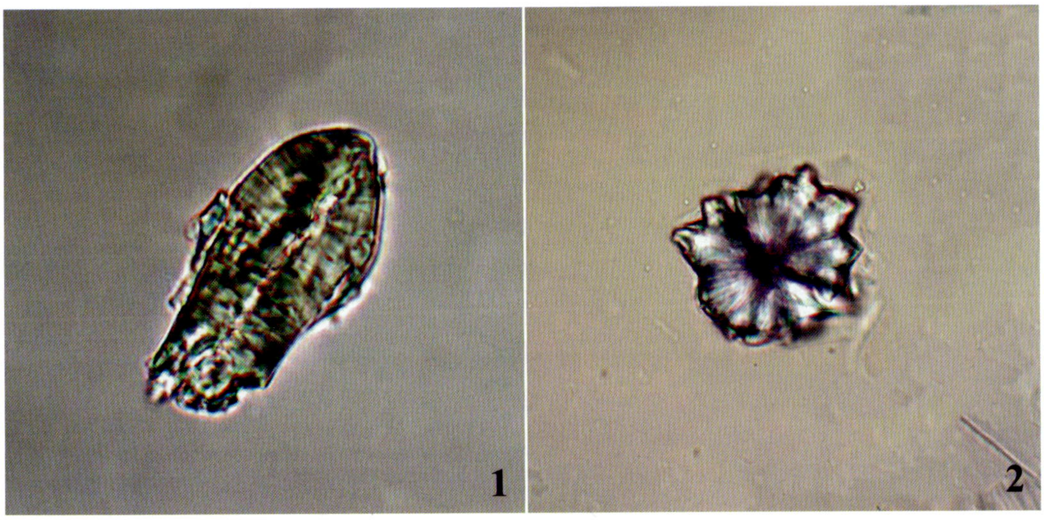

纳赤松汤散粉末显微特征

1－石细胞（诃子）　2—草酸钙簇晶（山矾叶）

（2）薄层鉴别　建立了以诃子对照药材对照的薄层鉴别方法。

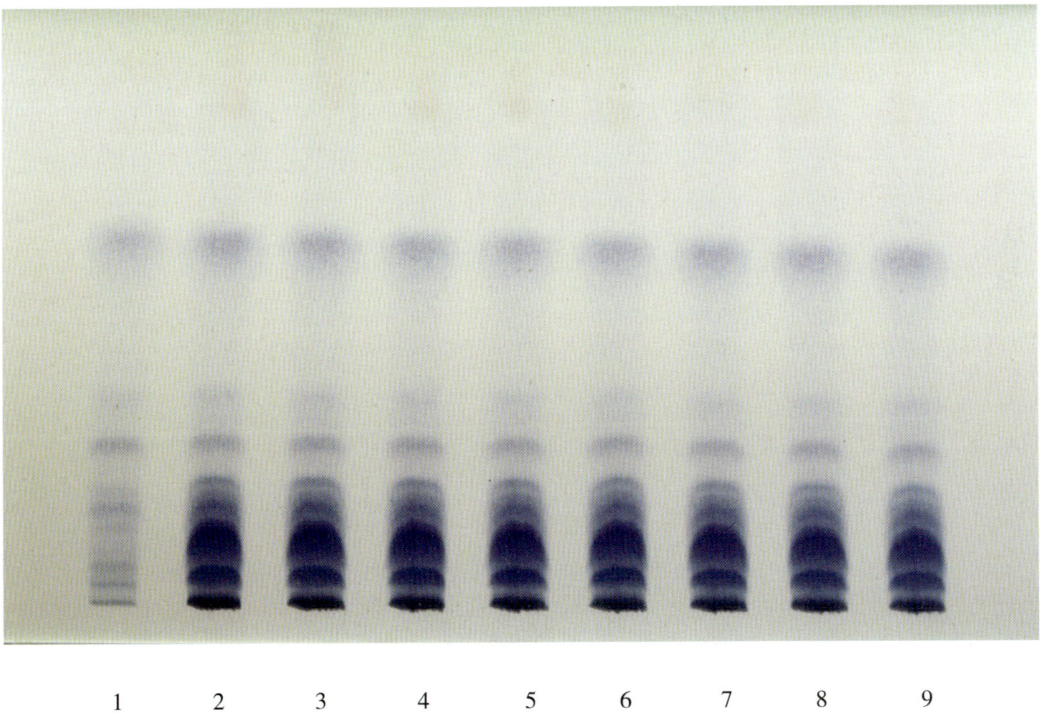

纳赤松汤散薄层色谱图

1—诃子对照药材　2~9—纳赤松汤散样品

【功能与主治】 见《临床札记·庄严》。

起草单位：阿坝藏族羌族自治州食品药品检验研究中心

复核单位：资阳市食品药品检验检测中心

纳曼根塞散　ན་མན་ཀུན་སེལ།

Naman′gensai San　纳曼根塞

【处方】

朱砂 57 g	檀香 57 g	紫檀香 57 g
沉香 57 g	丁香 57 g	红花 57 g
人工牛黄 30 g	草果 57 g	榜嘎 57 g
川木香 57 g	苏麦 57 g	甘松 57 g
人工麝香 5 g	芫荽 57 g	诃子 57 g
毛诃子 57 g	余甘子 57 g	纳塔 110 g

【制法】 以上十八味，粉碎成细粉，过筛，混匀，即得。

【性状】 本品为棕黄色至黄棕色的粉末；气微香，味苦。

【鉴别】（1）取本品，置显微镜下观察：花粉粒极面观三角形，赤道表面观双凸镜形，具 3 副合沟（丁香）。石细胞类方形、类多角形或呈纤维状，直径 14~40 μm，长至 130 μm，壁厚，孔沟细密（诃子）。花粉粒类圆形、椭圆形或橄榄形，直径约至 60 μm，具 3 个萌发孔，外壁有齿状突起（红花）。木纤维成束，棕红色或黄棕色，壁稍厚，纹孔较密；有的木纤维束周围细胞含草酸钙方晶，形成晶纤维，含晶细胞的壁不均匀木化，增厚（紫檀香）。木纤维束淡黄色，其周围的含晶细胞壁厚，木化，层纹可见，内含草酸钙方晶，形成晶纤维（檀香）。

（2）取本品 4 g，加甲醇 40 ml，超声处理 20 分钟，滤过，滤液蒸干，残渣加甲醇 1 ml 使溶解，作为供试品溶液。另取没食子酸对照品，加甲醇制成每 1 ml 含 1 mg 的溶液，作为对照品溶液。照薄层色谱法（通则 0502）试验，吸取上述两种溶液各 5 μl，分别点于同一硅胶 G 薄层板上，以三氯甲烷 - 乙酸乙酯 - 甲醇 - 甲酸（9∶9∶3∶0.2）为展开剂，展开，取出，晾干，喷以 2% 三氯化铁乙醇溶液。供试品色谱中，在与对照品色谱相应的位置上，显相同颜色的斑点。

（3）取本品 6 g，加石油醚（60~90℃）50 ml，超声处理 30 分钟，滤过，滤液浓缩至约 1 ml，作为供试品溶液。另取去氢木香内酯对照品，加甲醇制成每 1 ml 含 0.5 mg 的溶液，作为对照品溶液。照薄层色谱法（通则 0502）试验，吸取上述两种溶液各 5 μl，分别点于同一硅胶 G 薄层板上，以石油醚（60~90℃）- 乙酸乙酯（9∶1）为展开剂，展开，取出，晾干，喷以 5% 香草醛硫酸溶液，在 105℃加热至斑点显色清晰。供试品色谱中，在与对照品色谱相应的位置上，显相同颜色的斑点。

【检查】 **双酯型生物碱限量**　取本品适量，研细，取约 9 g，精密称定，置具塞锥形瓶中，加氨试液适量使润透，加二氯甲烷 100 ml，摇匀，超声处理（功率 300 W，频率 40 kHz）30 分钟，滤过，滤液于 50℃以下挥至约 20 ml，用 2% 盐酸溶液振摇提取 2 次，每次 20 ml，合并水溶液，用氨试液调节 pH 值至 8~9，用二氯甲烷振摇提取 3 次，每次 20 ml，合并二氯甲烷液，用无水硫酸钠脱水，低温挥干，残渣用 10% 甲醇（用磷酸调节 pH 值至 2）使溶解，转移至 5 ml 量瓶中，加上述 10% 甲醇至刻度，摇匀，滤过，取续滤液作为供试品溶液。取乌头双酯型生物碱对照提取物（已标示新乌头碱、次乌头碱和乌头碱的含量）约 10 mg，精密称定，置 25 ml 量瓶中，加上述 10% 甲醇稀释至刻度，摇匀，滤过，精密量取 1 ml，置 25 ml 量瓶中，加上述 10% 甲醇稀释至刻度，摇匀，作为对照品溶液。照高效液相色谱法（通则 0512）试验，以十八烷基硅烷键合硅胶为填充剂；以乙腈为流动相 A，以 0.2% 冰醋酸（用三乙胺调节 pH 值至 6.2）为流动相 B，按下表中的规定进行梯度洗脱，检测波长 235 nm，理论板数按新乌头碱峰计算应不低于 2 000。分别精密吸取供试品溶液与对照品溶液各 20 μl，注入液相色谱仪，测定，计算。本品每 1 g 含榜嘎以乌头碱（$C_{34}H_{47}NO_{11}$）、次乌头碱（$C_{33}H_{45}NO_{10}$）和新乌头碱（$C_{33}H_{45}NO_{11}$）的总量计，不得过 0.023 mg。

时间(分钟)	流动相 A(%)	流动相 B(%)
0~44	21 → 31	79 → 69
44~65	31 → 35	69 → 65
65~70	35	65

其他　应符合鼻用制剂（鼻用散剂）项下有关的各项规定（通则 0106）。

【浸出物】 照醇溶性浸出物测定法（通则 2201）项下的热浸法测定，用 70% 乙醇作溶剂，不得少于 18.0%。

【功能与主治】 དེ་ལྟར་སྦྱར་བས་འདུ་བའི་ནད་རིགས་དང་། །ཁྱད་པར་ཡ་མ་དཀར་ནག་ཚད་རིམས་དང་། །ངག་གི་གྲི་འཛེར་ལ་སོགས་སེལ་བ་དང་། །མིག་ལ་སོགས་པའི་དབང་པོ་གསལ་བར་གསུངས། །

清热祛风，通窍明目。用于“亚玛”病引起的鼻炎、鼻窦炎，声音嘶哑，视力减退等。

【用法与用量】 每次少量从鼻孔吸入，一日 10~15 次；或遵医嘱。

【注意】 本品含朱砂，不宜大量服用或少量久服；孕妇及肝肾功能不全者禁用。

【贮藏】 密闭，防潮。

纳曼根塞散质量标准起草说明

【制剂名称】 制剂中文名纳曼根塞散，拼音名为Naman′gensai San，藏文名为“ན་སྨན་ཀུན་སེལ།”，藏文音译名按《临床札记·所需宝典》翻译为“纳曼根塞”。

【处方来源】《临床札记·所需宝典》《ཟིན་ཏིག་བདུད་རྩིའི་ཐིགས་པའི་ཉེར་མཁོའི་སྨུད་པོད་དགོས་དགུའི་བང་མཛོད་བེ་ཌཱུརྱའི་ལྡེ་མིག》

ན་སྨན་ཀུན་མཁྱེན་ཆོས་འབྱུང་ཕྱག་ལེན་ནི། །རྒྱ་མཚལ་ཙནྡན་དཀར་དམར་ཨ་ག་རུ། །ལི་ཤི་གུར་གུམ་གི་ཝཾ་ཀ་ཀོ་ལ། །བོང་དཀར་ཙ་ཏྲ་སུག་སྨེལ་སྤང་སྤོས་དང་། །མ་གི་ཏ་དང་ཨུ་ཤུ་འབྲས་བུ་གསུམ། །སྨན་རྣམས་སྤང་གང་སྣ་ཐ་སྤང་དོ་སྦྱར། །དེ་ལྟར་སྦྱར་བས་འདུ་བའི་ནད་རིགས་དང་། །ཁྲུད་པར་ཡ་མ་དཀར་ནག་ཚད་རིམས་དང་། །ངག་གི་གྲི་འཛེར་ལ་སོགས་སེལ་བ་དང་། །མིག་ལ་སོགས་པའི་དབང་པོ་གསལ་བར་གསུངས། །སྐད་གཉིས་སྒྲ་བ་བོད་ཀྱི་པཎྜི་ཏ། །སི་ཏུ་ཞེས་པའི་ཐམས་ཅད་མཁྱེན་དེས་བཀྲིས། །སརྦ་མངྒ་ལཾ། །

【鉴别】（1）显微鉴别　本品粉末花粉粒、石细胞、木纤维等显微特征明显，易于查看。

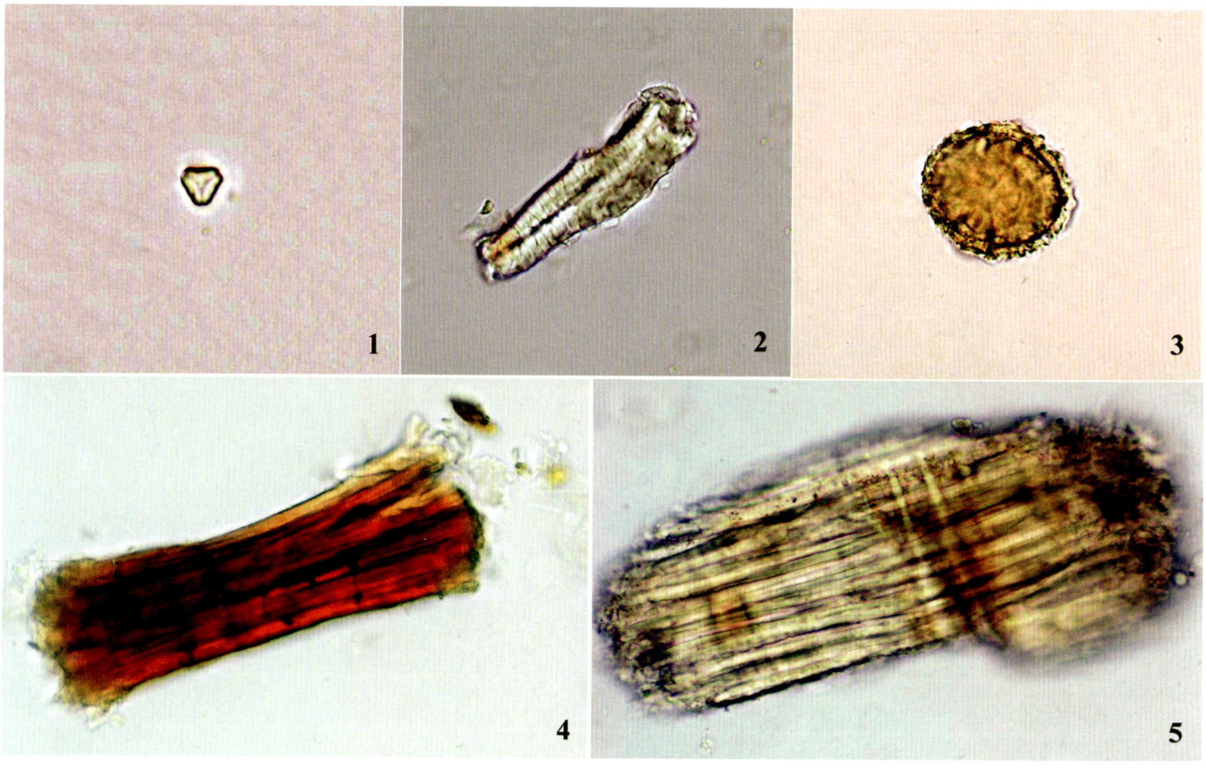

纳曼根塞散粉末显微特征

1—花粉粒（丁香）　2—石细胞（诃子）　3—花粉粒（红花）

4—木纤维（紫檀香）　5—木纤维（檀香）

（2）薄层鉴别　建立了以没食子酸对照品和去氢木香内酯对照品为对照的薄层鉴别方法。

1　2　3　4　5

纳曼根塞散薄层色谱图（一）

1—没食子酸对照品

2~5—纳曼根塞散样品

1　2　3　4　5

纳曼根塞散薄层色谱图（二）

1—去氢木香内酯对照品

2~5—纳曼根塞散样品

【检查】双酯型生物碱限量　采用 HPLC 法，以乌头双酯型生物碱对照提取物（已标示新乌头碱、次乌头碱和乌头碱的含量）为对照，测定制剂中乌头双酯型生物碱的含量。藏药榜嘎为毛茛科植物唐古特乌头 *Aconitum tanguticum*（Maxim.）Stapf、船盔乌头 *A. naviculare*（Bruhl.）Stapf 的干燥全草。榜嘎因基原和炮制工艺不同，其双酯型生物碱含量差异较大，在制定限度时，参照《中国药典》（2020 年版）乌头类药材炮制品“制川乌、制草乌、附片”双酯型生物碱的限度规定（分别为：0.040%、0.040%、0.020%），以 0.040% 为参考限度，根据处方中榜嘎的用量折算，规定“本品每 1 g 含榜嘎以乌头碱（$C_{34}H_{47}NO_{11}$）、次乌头碱（$C_{33}H_{45}NO_{10}$）和新乌头碱（$C_{33}H_{45}NO_{11}$）的总量计，不得过 0.023 mg”。

【功能与主治】见《临床札记 · 所需宝典》。

起草单位：凉山州食品药品检验所

复核单位：四川省药品检验研究院

呐森麻如松觉散 སྣ་སྲིན་མ་རུ་སུམ་སྦྱོར།

Nasen Marusongjue San 呐森麻如松觉

【处方】紫草子 334 g　　阿魏 333 g　　螺厣 333 g

【制法】以上三味，粉碎成细粉，过筛，混匀，即得。

【性状】本品为淡黄色至棕黄色的粉末；有特异臭气，味涩、微辛。

【鉴别】（1）取本品，置显微镜下观察：种皮栅状细胞一列，淡黄色至黄棕色，侧面观细胞狭长（紫草子）。

（2）取本品 1 g，加稀盐酸 20 ml，超声处理 10 分钟，取上清液（必要时离心）用乙醚（40 ml、20 ml）振摇提取 2 次，合并乙醚液，挥干，残渣加无水乙醇 1 ml 使溶解，作为供试品溶液。另取阿魏酸对照品，加乙醇 -5% 冰醋酸（1∶4）的混合溶液，制成每 lml 含 1 mg 的溶液，作为对照品溶液。照薄层色谱法（通则 0502）试验，吸取上述两种溶液各 5~10 μl，分别点于同一硅胶 G 薄层板上，以环已烷 - 二氯甲烷 - 冰醋酸（8∶8∶1）为展开剂，展开，取出，晾干，喷以 1% 三氯化铁乙醇溶液 -1% 铁氰化钾溶液（1∶1）混合溶液（临用配制）。供试品色谱中，在与对照品色谱相应的位置上，显相同颜色的斑点。

【检查】应符合散剂项下有关的各项规定（通则 0115）。

【浸出物】照醇溶性浸出物测定法（通则 2201）项下的热浸法测定，用 70% 乙醇作溶剂，不得少于 13.0%。

【功能与主治】གདོང་པ་ལ་སྲིན་ཞུགས་ནས་འཚང་ཞིང་གཟེར་བ་དང་། རྣག་ཁྲག་འཛག་པ་སོགས་སེལ་བར་བྱེད་ཅིང་། དབང་པོ་དྭངས་པར་འགྱུར་རོ།
清热消炎，驱虫止痛。用于鼻炎、鼻窦炎。

【用法与用量】温开水送服。一次 0.5~3 g，一日 1~2 次；或遵医嘱。

【贮藏】密闭，防潮。

呐森麻如松觉散质量标准起草说明

【制剂名称】制剂中文名为呐森麻如松觉散，拼音名为 Nasen Marusongjue San，藏文名为“སྣ་སྲིན་མ་རུ་སུམ་སྦྱོར།”，藏文音译名按《钦哲文集》木刻版翻译为“呐森麻如松觉”。

【处方来源】《钦哲文集》木刻版《མཁྱེན་བརྩེའི་བཀའ་འབུམ།》

སྣ་སྲིན་སེལ་བའི་མ་རུ་ཙེ་སུམ་སྦྱོར་ནི།　མ་རུ་ཙེ།　ཤིང་ཀུན།　ནཱ་གི་སླ་རྫིས་བཏུལ་བ་རྣམས་ཞིབ་པར་བཏགས་པའི་ཕྱེ་མ་རྔུབས་པས།　གདོང་པ་ལ་སྲིན་ཞུགས་ནས་འཚང་ཞིང་གཟེར་བ་དང་།　རྣག་ཁྲག་འཛགས་[འཛག་]པ་སོགས་སེལ་བར་བྱེད་ཅིང་།　དབང་པོ་དྭངས་པར་འགྱུར་རོ།　།

【鉴别】（1）显微鉴别　本品粉末种皮栅状细胞显微特征明显，易于查看。

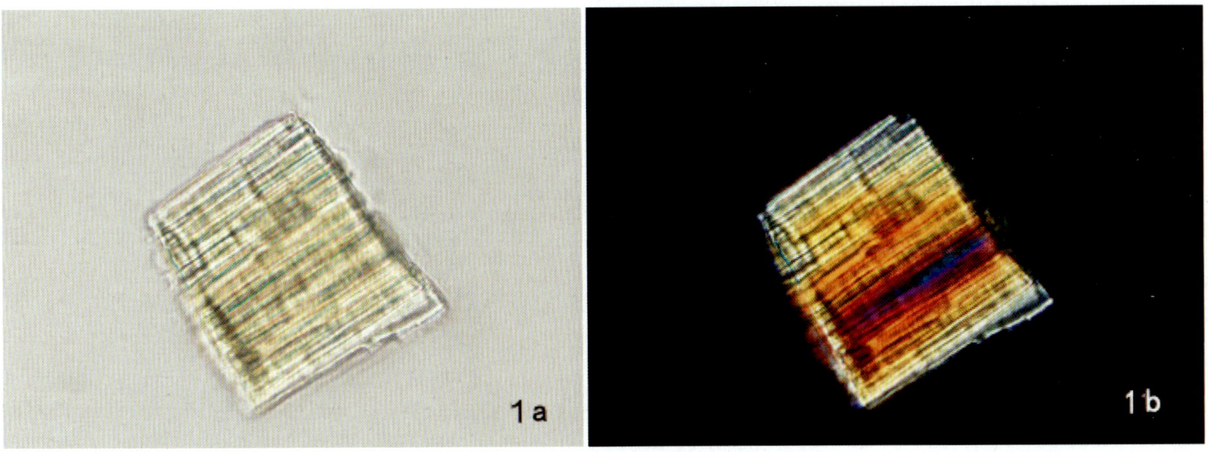

呐森麻如松觉散粉末显微特征

1a、1b—种皮栅状细胞（紫丱子）

（2）薄层鉴别　建立了以阿魏酸对照品为对照的薄层鉴别方法。

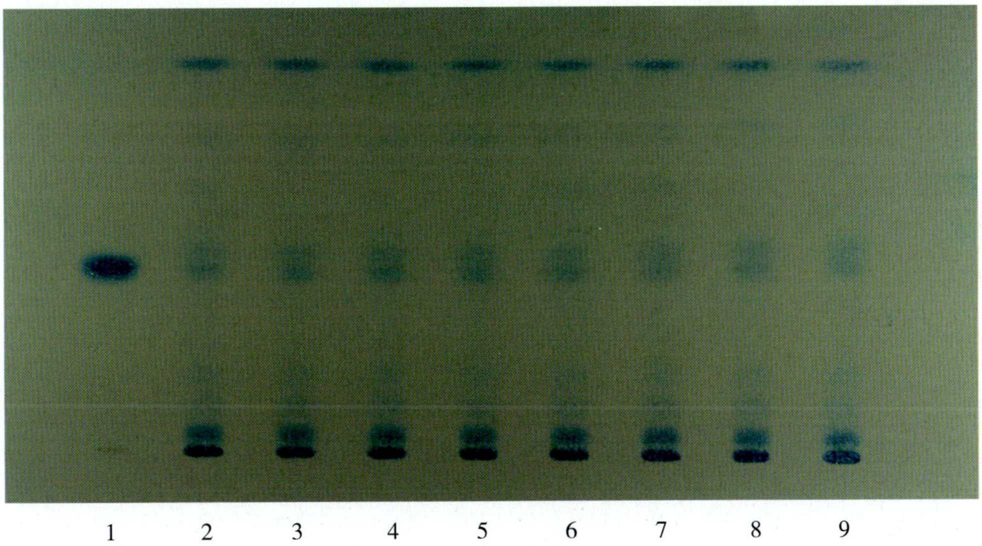

呐森麻如松觉散薄层色谱图

1—阿魏酸对照品　2~9—呐森麻如松觉散样品

【功能与主治】 见《钦哲文集》木刻版。

起草单位：阿坝藏族羌族自治州食品药品检验研究中心

复核单位：四川省药品检验研究院

若扎达昂丸　རོ་ཙ་མདའ་ལྒ།

Ruozhadaang Wan　若扎达昂

【处方】冬虫夏草 222 g　手参 222 g　黄精 222 g
天冬 222 g　马尿泡 112 g

【制法】以上五味，粉碎成细粉，过筛，混匀，用水泛丸，干燥，即得。

【性状】本品为淡黄色至灰黄色的水丸；气微腥，味淡。

【鉴别】（1）取本品，置显微镜下观察：导管为梯纹导管、网纹导管或螺纹导管（黄精）。石细胞黄绿色，长方形、椭圆形、类方形、多角形或纺锤形，直径 27~72 μm，壁较厚，纹孔细密石细胞长方形或长条形，直径 50~110 μm，纹孔极细密（天冬）。

（2）取本品 4 g，研细，加 70% 乙醇 50 ml，加热回流 1 小时，滤过，滤液蒸干，残渣加水 10 ml 使溶解，加正丁醇振摇提取 2 次，每次 20 m1，合并正丁醇液，蒸干，残渣加甲醇 1 ml 使溶解，作为供试品溶液。另取黄精对照药材 1 g，加 70% 乙醇 20 ml，同法制成对照药材溶液。照薄层色谱法（通则 0502）试验，吸取上述两种溶液各 10 μ1，分别点于同一硅胶 G 薄层板上，以石油醚（60~90℃）乙酸乙酯 - 甲酸（5∶2∶0.1）为展开剂，展开，取出，晾干，喷以 5% 香草醛硫酸溶液，在 105℃加热至斑点显色清晰。供试品色谱中，在与对照药材色谱相应的位置上，显相同颜色的斑点。

【检查】除溶散时限外，应符合丸剂项下有关的各项规定（通则 0108）。

【浸出物】照醇溶性浸出物测定法（通则 2201）项下的热浸法测定，用 70% 乙醇作溶剂，不得少于 40.0%。

【功能与主治】ཁུ་བའི་ཆུ་གཏེར་རྒྱས་པ་དང་། །འདོད་པའི་རྟ་གདོང་མི་འབར་བ། །དགའ་བའི་ཟླ་ཞེལ་འཆར་བ་གསུམ། །དུས་གཅིག་བྱེད་པའི་རོ་མཚར་སྨན། །

温补肾阳，生精益气。用于肾衰遗精、阳痿早泄、体虚眼花。

【用法与用量】温开水送服或嚼服。一次 0.5~3 g，一日 1~2 次；或遵医嘱。

【规格】（1）每 4 丸重 1 g；（2）每丸重 0.5 g；（3）每丸重 1~1.5 g

【贮藏】密封。

若扎达昂丸质量标准起草说明

【制剂名称】制剂中文名为若扎达昂丸，拼音名为 Ruozhadaang Wan，藏文名为

“རོ་ཙ་མདའ་ལྔ།”，藏文音译名按《居米旁医著集》翻译为“若扎达昂”。

【处方来源】《居米旁医著集》《འཇུ་མི་ཕམ་སྨན་ཡིག་གཅེས་བཏུས།》

རོ་ཙ་མདའ་ལྔ་ནི། དབྱར་རྩ་དགུན་འབུ་དབང་པོ་ལག །ར་མཉེ་ཉེར་[ཉེ་]ཤིང་ཐང་སྲོམ་དཀར། །ཚོད་ལྡན་རྩ་བ་ལྔ་པོ་དེ། །ཕྱུག་འབྲུས་སྣ་ཚོགས་ཕྱེ་བཏབ་ནས། །འོ་མར་ཁུ་བ་རང་ཐིམ་བཙོ། །བྱུང་ན་སྲམ་གྱི་མཛུག་ཧོ་དང་། །མཆིལ་བའི་ཤ་ཡང་བསྲེ་བར་བྱ། །རིལ་བུའམ་ནི་སྨན་མར་རམ། །ཞོ་གུ་ཕྱེ་མ་གང་རིགས་བྱ། །རོ་ཙ་མདའ་ལྔ་ཞེས་སུ་གྲགས། །ཁུ་བའི་རྒྱ་གཉེར་རྒྱས་པ་དང་། །འདོད་པའི་རྟ་གཏོང་[གདོང་]མི་འབར་བ། །དགའ་བའི་ཟླ་ཤེལ་འཆར་བ་གསུམ། །དུས་གཅིག་བྱེད་པའི་ངོ་མཚར་སྨན། །

【鉴别】（1）显微鉴别　本品粉末导管、石细胞显微特征明显，易于查看。

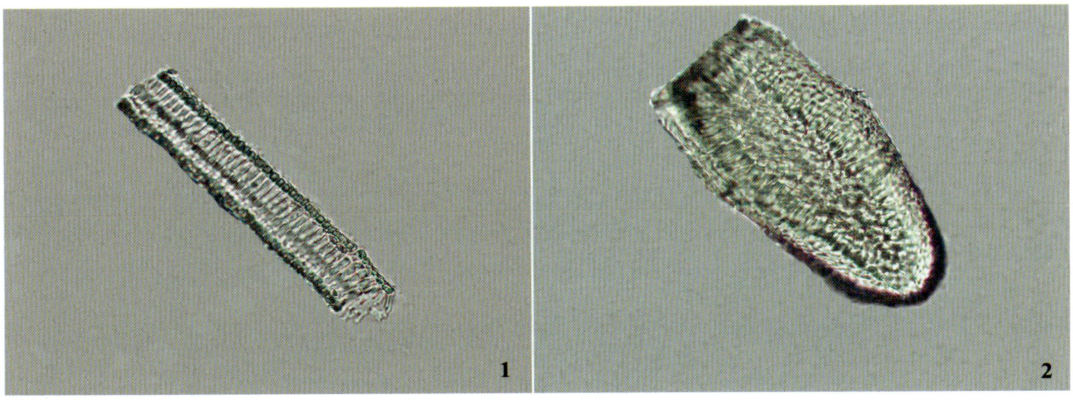

若扎达昂丸粉末显微特征

1—导管（黄精）　2—石细胞（天冬）

（2）薄层鉴别　建立了以黄精对照药材为对照的薄层鉴别方法。

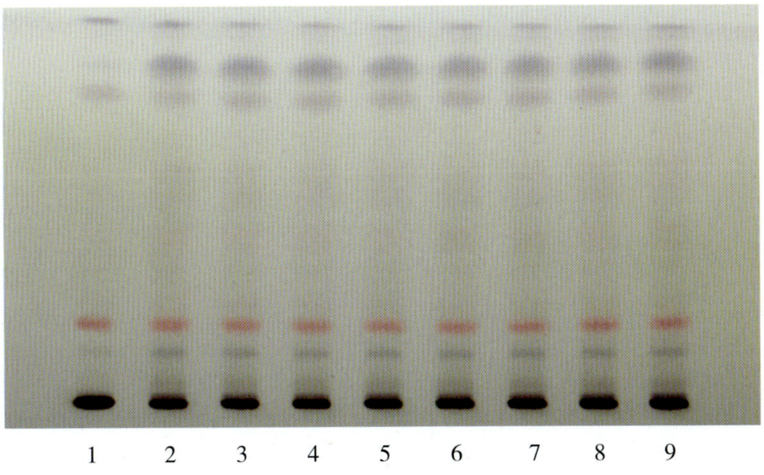

1　2　3　4　5　6　7　8　9

若扎达昂丸薄层色谱图

1—黄精对照药材　2~9—若扎达昂丸样品

【功能与主治】见《居米旁医著集》。

起草单位：阿坝藏族羌族自治州食品药品检验研究中心

复核单位：资阳市食品药品检验检测中心

直贡泰门钦木丸 འབྲི་གུང་ཐིག་སྨན་ཆེན་མོ།

Zhigong Taimenqinmu Wan 直贡泰门钦木

【处方】寒水石 100 g　朱砂 67 g　洼瓣花 34 g
赭石 67 g　针铁矿 67 g　磁石 67 g
岗提 67 g　自然铜 67 g　榊豆 34 g
志达萨增 34 g　花苜蓿 34 g　猪殃殃 34 g
刺尔恩 34 g　秦皮 34 g　红花 34 g
熊胆粉 50 g　人工牛黄 3 g　人工麝香 3 g
龙骨 34 g　琥珀 34 g　松石 34 g
珍珠母 34 g　珍珠 34 g

【制法】以上二十三味，粉碎成细粉，过筛，混匀，用水泛丸，干燥，即得。

【性状】本品为黄褐色至棕褐色的水丸；气微香，味微苦。

【鉴别】（1）取本品，置显微镜下观察：花粉粒类圆形、椭圆形或橄榄形，直径约至 60 μm，具 3 个萌发孔，外壁有齿状突起（红花）。不规则块片呈斜方形板片状或槽状，层纹明显（寒水石）。不规则细小颗粒暗棕红色，有光泽，边缘暗黑色（朱砂）。不规则碎块，表面多不平整，呈明显的颗粒性，有的呈层状结构，边缘多数为不规则锯齿状（珍珠母）。

（2）取本品 5 g，研细，加甲醇 20 ml，超声处理 10 分钟，滤过，滤液浓缩至约 2 ml，作为供试品溶液。另取胆酸对照品，加甲醇制成每 lml 含 1 mg 的溶液，作为对照品溶液。照薄层色谱法（通则 0502）试验，吸取供试品溶液和对照品溶液各 2 μl，分别点于同一硅胶 G 薄层板上，以正己烷 - 乙酸乙酯 - 醋酸 - 甲醇（20∶25∶2∶3）上层溶液为展开剂，展开，取出，晾干，喷以 10% 硫酸乙醇溶液，在 105℃加热至斑点显色清晰。供试品色谱中，在与对照品色谱相应的位置上，显相同颜色的斑点。

【检查】除溶散时限外，应符合丸剂项下有关的各项规定（通则 0108）。

【浸出物】照醇溶性浸出物测定法（通则 2201）项下的热浸法测定，用 70% 乙醇作溶剂，不得少于 9.0%。

【功能与主治】ཞིབ་བརྟགས་གར་ཚང་མིན་པའི་རྟ་ལ་བསྐྱོན། །ཁོང་དུ་བསྙེན་པས་མི་ལྟར་འཆིང་ནང་ནས། །དྲས་འབེབས་མི་ཐོས་རྩ་མདུད་གཞོམ་པ་

གསོ། །གས་པ་སྦྱོར་ལ་ཆག་པ་རུས་མདུང་འགྲིགས། །རིབ་པ་འདེགས་ཤིང་གྲུམ་པ་ལུགས་སུ་རྩུད། །ཀླད་རྒྱ་རལ་ཆེམ་ཀླད་རྒྱ་ཆད་པ་མཐུད། །ཀླད་མདོག་སྔོན་པོར་སོང་ན་རང་མདོག་དཀར། །ཀླད་སྐྱོན་ཁ་ལྐུགས་པ་ཡང་དབྱེ་བ་འབྱེད། །རུས་འཛེར་ཕྱིར་བུད་ཤའུ་ཟག་ལམ་འཚོབ། །མིག་འགྲིབ་པ་ལ་མཆོག་ཏུ་བསྔགས་པ་ཡིན། །

消炎通络，接骨愈伤。用于骨折、脑震荡、脑外伤、骨质增生、白内障等。

【用法与用量】温开水送服或嚼服。一次 0.5~3 g，一日 1~2 次；或遵医嘱。

【规格】（1）每 4 丸重 1 g；（2）每丸重 0.5 g；（3）每丸重 1~1.5 g

【贮藏】密封。

直贡泰门钦木丸质量标准起草说明

【制剂名称】制剂中文名为直贡泰门钦木丸，拼音名为 Zhigong Taimenqinmu Wan，藏文名为“འབྲི་གུང་ཐེག་སྨན་ཆེན་མོ།”，藏文音译名按《藏药验方精选 · 长生宝曼》翻译为“直贡泰门钦木”。

【处方来源】《藏药验方精选 · 长生宝曼》《གཅེས་བསྡུས་འཆི་མེད་ནོར་བུའི་ཐེང་བ།》

འབྲི་གུང་ཐེག་སྨན་ཆེན་མོ་ནི། མཚན་མོའི་འོད་ལྡན་ཆ་དྲུག་འོང་བ་ལ། །ཉིན་བྱེད་སྨན་གྱི་ཁ་ལོ་བསྒྱུར་བར་བྱ། །ཙ་སྐྱོན་ཅན་ལ་སྒོ་འབྱེད་ཞ་བ་བསྟེན། །རུས་སྦྱོར་ཀླད་པ་སྡོམ་པའི་སྤལ་རྒྱབ་བསྣན། །རུས་ཚད་ཆུ་སེར་སྐེམ་པའི་མདུང་རྩེ་བསྣན། །ཀླད་རུལ་ཙ་ནད་སེལ་བའི་ཁབ་ལེན་བསྣན། །ཀླད་པའི་ནང་རྒྱ་གསོ་བྱེད་གངས་ཐིག་བསྣན། །ཀླད་གསོ་ཆུ་སེར་སྐེམ་པའི་ཕ་ཕྱང་བསྣན། །ཀླད་པའི་ཆུ་སེར་ཡུལ་འདྲེན་དར་ཡ་ཀན། །རྨག་ཁྲག་འདྲེན་པའི་འབྲི་ཏ་ས་འཛིན་དང་། །ཙ་ཆད་མཐུད་པའི་སྨན་ལ་གང་བུ་ཅན། །མ་ཐང་མཆིང་བུ་རུས་པ་སྦྱོར་བའི་སྨན། །ཚེར་སྔོན་རུས་ཆག་གསོ་ཞིའི་ལྷ་བ་འདེགས། །སྤྱབས་སེང་རུས་ཆག་སྨན་ལ་མཆོག་ཏུ་བསྔགས། །ལི་ཁྲིའི་འོད་འཕྲོ་སྲོག་གི་མེ་ཏོག་གཉིས། །ཙ་ལ་རྒྱུགས་ཤིང་ཆུ་སེར་ཁྲག་ངན་སྲོས། །རི་དྭགས་ལྟེ་བས་རྫ་ཡི་གཉན་རྣམས་བསྲུང་། །འབྲུག་གི་རུས་པས་ཚད་པ་སེལ་བར་བྱེད། །སྲོས་དཀར་ཆུ་སེར་སྦྱོར་ཞིང་སྐེམ་པར་བྱེད། །ཀླད་ཚབ་གཡུ་བཟང་ཉ་ཕྱིས་མུ་ཏིག་མཆོན། །རྫ་སྨན་ཀུན་ལ་འཇུ་རྩི་དང་སྨན་གཅེས། །ཞིབ་བཏགས་གར་ཆང་མིན་པའི་ཏྲ་ལ་བསྒྲིལ། །ཁོང་དུ་བསྟེན་པས་མི་ལྷར་འཆིང་ནང་ནས། །དྲུས་འབེབས་མི་གོས་ཟ་མདུད་གཞོམ་པ་གསོ། །གས་པ་སྦྱོར་ལ་ཆག་པ་རུས་མདུང་འགྲིགས། །རིབ་པ་འདེགས་ཤིང་གྲུམ་པ་ལུགས་སུ་རྩུད། །ཀླད་རྒྱ་རལ་ཆེམ་ཀླད་རྒྱ་ཆད་པ་མཐུད། །ཀླད་མདོག་སྔོན་པོར་སོང་ན་རང་མདོག་དཀར། །ཀླད་སྐྱོན་ཁ་ལྐུགས་པ་ཡང་དབྱེ་བ་འབྱེད། །རུས་འཛེར་ཕྱིར་བུད་ཤའུ་ཟག་ལམ་འཚོབ། །མིག་འགྲིབ་པ་ལ་མཆོག་ཏུ་བསྔགས་པ་ཡིན། །

【鉴别】（1）显微鉴别　本品粉末花粉粒、不规则块片、不规则碎块等显微特征明显，易于查看。

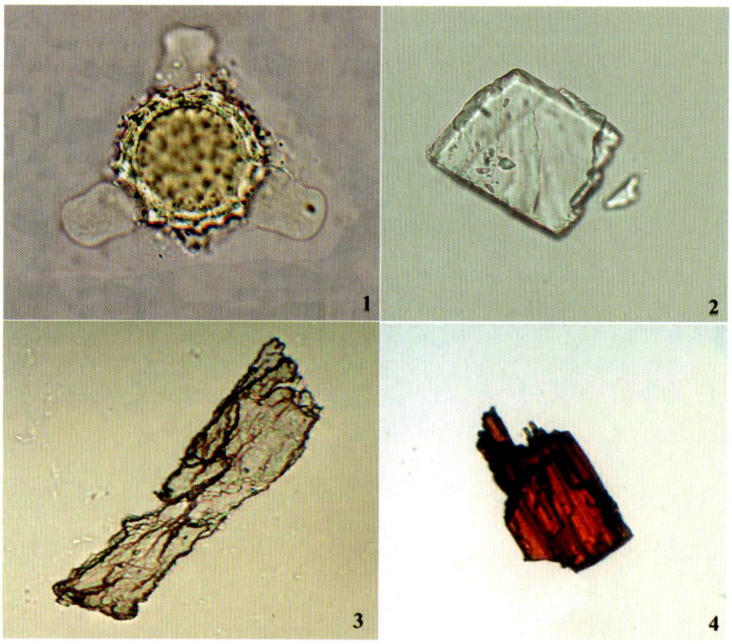

直贡泰门钦木丸粉末显微特征

1—花粉粒（红花）　2—不规则块片（寒水石）　3—不规则碎块（珍珠母）　4—不规则颗粒（朱砂）

（2）薄层鉴别　建立了以胆酸对照品为对照的薄层鉴别方法。

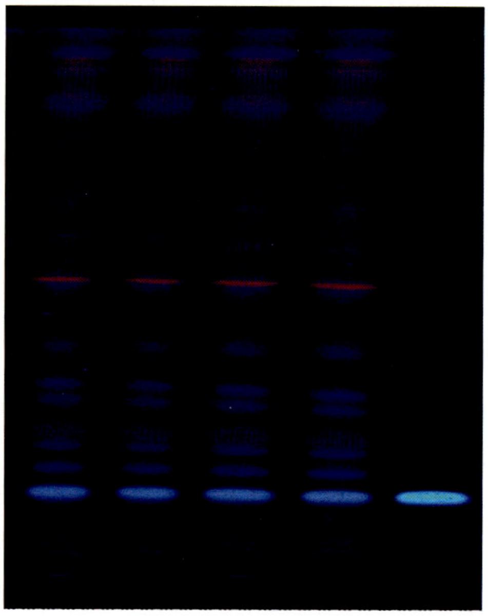

1　2　3　4　5

直贡泰门钦木丸薄层色谱图

1~4—直贡泰门钦木丸样品　5—胆酸对照品

【功能与主治】 见《藏药验方精选·长生宝曼》。

起草单位：凉山州食品药品检验所

复核单位：四川省药品检验研究院

欧曲尼昂散

ངུལ་ཆུ་ཉེར་ལྔ།

Ouquni'ang San

欧曲尼昂

【处方】欧曲都玛 80 g　石灰华 40 g　红花 39 g
丁香 39 g　肉豆蔻 39 g　苏麦 39 g
草果 39 g　穆库没药 39 g　藏菖蒲 40 g
人工麝香 9 g　棘豆 40 g　硫黄 40 g
琥珀 40 g　决明子 40 g　黄葵子 40 g
海金沙 40 g　鼠曲草 40 g　阿魏 39 g
硇砂 40 g　川木香 40 g　渣驯膏 40 g
刀豆 40 g　芒果核 40 g　蒲桃 39 g
大托叶云实 39 g

【制法】以上二十五味，粉碎成细粉，过筛，混匀，即得。

【性状】本品为浅棕色至棕色的粉末；气香，味咸。

【鉴别】（1）取本品，置显微镜下观察：花粉粒极面观三角形，赤道表面观双凸镜形，具 3 副合沟（丁香）。纤维状细胞长条形或长梭形，长约 120 μm，纹孔及孔沟不明显（兔耳草）。孢子为四面体、三角状圆锥形，顶面观三面锥形，可见三叉状裂隙，侧面观类三角形，底面观类圆形，直径 60~85 μm，外壁有颗粒状雕纹（海金沙）。花粉粒类圆形、椭圆形或橄榄形，直径约至 60 μm，具 3 个萌发孔，外壁有齿状突起（红花）。种皮栅状细胞无色或淡黄色，侧面观细胞 1 列，呈长方形，排列稍不平整，长 42~53 μm，壁较厚，光辉带 2 条（决明子）。内种皮厚壁细胞黄棕色、红棕色或深棕色，表面观多角形，壁厚，胞腔内含硅质块（苏麦）。

（2）取本品 3 g，加乙醚 30 ml，超声处理 20 分钟，滤过，滤液挥干，残渣加乙醚 1 ml 使溶解，作为供试品溶液。另取丁香酚对照品，加乙醚制成每 1 ml 含 15 μl 的溶液，作为对照品溶液。照薄层色谱法（通则 0502）试验，吸取上述两种溶液各 5~10 μl，分别点于同一硅胶 G 薄层板上，以石油醚（60~90℃）- 乙酸乙酯（9∶1）为展开剂，展开，取出，晾干，喷以 5% 香草醛硫酸溶液，在 105℃加热至斑点显色清晰。供试品色谱中，在与对照品色谱相应的位置上，显相同颜色的斑点。

（3）取本品 2 g，加甲醇 20 ml，超声处理 30 分钟，滤过，滤液浓缩至约 2 ml，作为供试品溶液。另取木香烃内酯对照品、去氢木香内酯对照品加甲醇分别制成每 1 ml 含 0.5 mg 的溶液，作为对照品溶液。照薄层色谱法（通则 0502）试验，吸取上述三种溶液各 5 μl，分别点于同一硅胶 G 薄层板上，以环己烷 - 甲酸乙酯 - 甲酸（15 : 5 : 1）的上层溶液为展开剂，展开，取出，晾干，喷以 5% 香草醛硫酸溶液，加热至斑点显色清晰。供试品色谱中，在与对照品色谱相应的位置上，显相同颜色的斑点。

【检查】应符合散剂项下有关的各项规定（通则 0115）。

【浸出物】照醇溶性浸出物测定法（通则 2201）项下的热浸法测定，用 70% 乙醇作溶剂，不得少于 18.0%。

【功能与主治】ཕན་ཡོན་གཟའ་མཛེ་སྐྲན་དམུ་ཆུ། །ཀག་རྫོག་ཆུ་སེར་པགས་ནད་མཛེར། །ཡ་མ་དྲེག་གྲུམ་རྐང་འབམ་སོགས། །ཁྱད་པར་མཁལ་གྲུམ་ནད་ལ་མཆོག །

消肿止痛，除湿。用于“黄水”病、痞瘤、痛风、痹症、脉管炎、湿疹及各种皮肤病。

【用法与用量】温开水送服。一次 0.5~3 g，一日 1~2 次；或遵医嘱。

【注意】本品含硫化汞，不宜大量服用或少量久服；孕妇及肝肾功能不全者禁用。

【贮藏】密闭，防潮。

欧曲尼昂散质量标准起草说明

【制剂名称】制剂中文名为欧曲尼昂散，拼音名为 Ouquni'ang San，藏文名为“དངུལ་ཆུ་ཉེར་ལྔ།”，藏文音译名按《临床札记・所需宝典》翻译为“欧曲尼昂”。

【处方来源】《临床札记・所需宝典》《ཞིབ་ཏིག་བདུད་རྩིའི་ཐིགས་པའི་ཉེར་མཁོའི་སྣུད་པོད་དགོས་བང་མཛོད་བེ་ཌཱུརྱའི་ལྡེ་མིག》

དངུལ་ཆུ་ཉེར་ལྔའི་སྦྱོར་བ་ལ། །གཙོ་བོ་དངུལ་ཆུ་དུལ་མ་ལ། །བཟང་དྲུག་གུ་གུལ་ཤུ་དག་དང་། །སླ་ཆེ་སྟག་ཤ་ཨ་རུ་ཟི་སེར། །ཆུ་སེར་སྨན་གསུམ་གསེར་བྱེ་དང་། །མཁལ་མ་ཞོ་ཤ་འབྲས་སྣ་གསུམ། །གཉྫ་པ་ཏྲ་ཤིང་ཀུན་དང་། །རྒྱ་ཚྭ་ཙ་ཏྲ་ཐག་ཞུན་རྣམས། །ཀ་ར་སྦྱར་བའི་རིལ་བུ་དྲིལ། །སྒྲི་ཏྲིས་སེང་ལྡེང་ཁུ་བས་འཕྱུལ། །ཕན་ཡོན་གཟའ་མཛེ་སྐྲན་དམུ་ཆུ། །ཀག་རྫོག་ཆུ་སེར་པགས་ནད་མཛེར། །ཡ་མ་དྲེག་གྲུམ་རྐང་འབམ་སོགས། །ཁྱད་པར་མཁལ་གྲུམ་ནད་ལ་མཆོག །

【鉴别】（1）显微鉴别　本品粉末花粉粒、纤维状细胞、孢子等显微特征明显，易于查看。

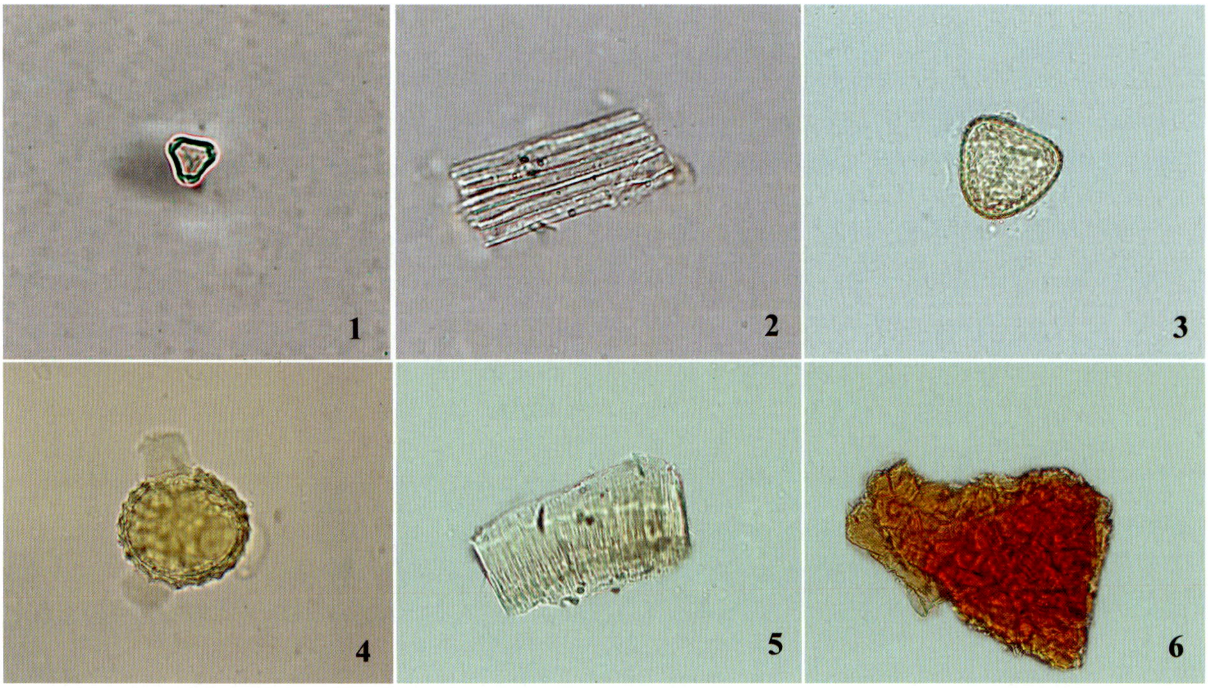

欧曲尼昂散粉末显微特征

1—花粉粒（丁香） 2—纤维状细胞（兔耳草） 3—孢子（海金沙） 4—花粉粒（红花）
5—种皮栅状细胞（决明子） 6—内种皮厚壁细胞（苏麦）

（2）薄层鉴别　建立了以丁香酚对照品、木香烃内酯对照品和去氢木香内酯对照品为对照的薄层鉴别方法。

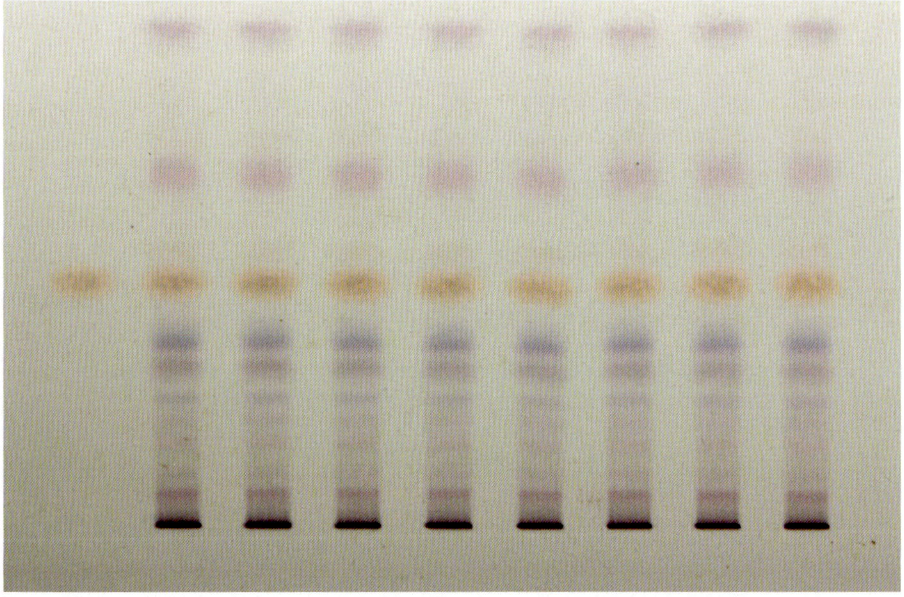

欧曲尼昂散薄层色谱图（一）

1—丁香酚对照品　2~9—欧曲尼昂散样品

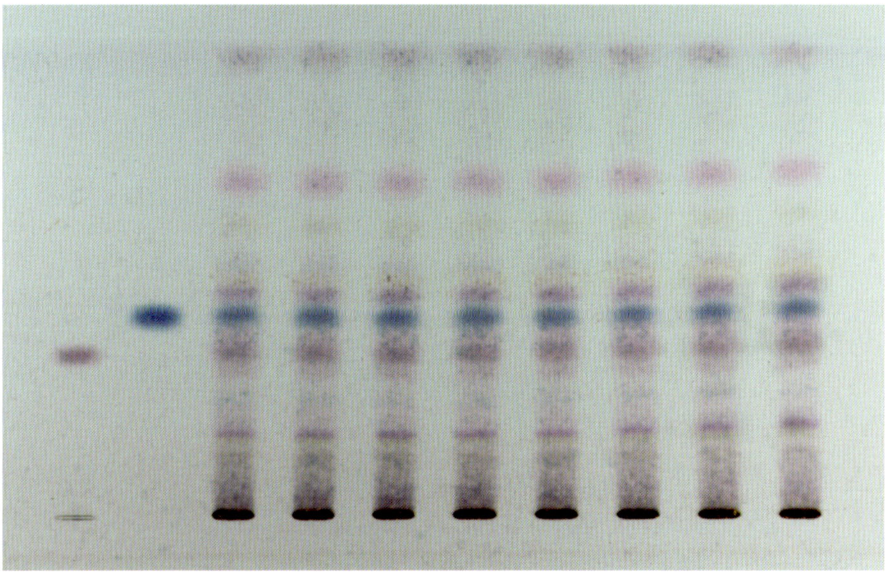

欧曲尼昂散薄层色谱图（二）

1—木香烃内酯对照品　2—去氢木香内酯对照品　3~10—欧曲尼昂散样品

【功能与主治】 见《临床札记·所需宝典》。

起草单位：阿坝藏族羌族自治州食品药品检验研究中心

复核单位：资阳市食品药品检验检测中心

果汤松汤散 མགོ་ཐང་སུམ་ཐང་།

Guotangsongtang San 果汤松汤

【处方】蒂达 625 g　　龙骨 313 g　　德妥 62 g

【制法】以上三味，粉碎成细粉，过筛，混匀，即得。

【性状】本品为灰色至灰棕色粉末；气微香，味苦。

【鉴别】（1）取本品，置显微镜下观察：纤维众多，常碎断，壁呈连珠状增厚，具斜纹孔；螺纹导管和网纹导管多见，以螺纹导管为主，直径 12~39 μm（蒂达）。

【检查】应符合散剂项下有关的各项规定（通则 0115）。

【浸出物】照醇溶性浸出物测定法（通则 2201）项下的热浸法测定，用 70% 乙醇作溶剂，不得少于 10.0%。

【功能与主治】ཡ་མའི་ནད་དང་། ཁྲག་ཚད། མཁྲིས་ཚད་རྒྱས་པའི་མགོ་ནད་སེལ།

消炎，止痛。用于“亚玛”病、血热病、“赤巴”引起的头痛。

【用法与用量】温开水送服。一次 0.5~3 g，一日 1~2 次；或遵医嘱。

【贮藏】密闭，防潮。

果汤松汤散质量标准起草说明

【制剂名称】制剂中文名为果汤松汤散，拼音名为 Guotangsongtang San，藏文名为“མགོ་ཐང་སུམ་ཐང་།”，藏文音译名按《四部医典》木刻版翻译为“果汤松汤”。

【处方来源】《四部医典》木刻版《དཔལ་ལྡན་རྒྱུད་བཞི།》

མགོ་ཐང་སུམ་ཐང་ནི། མི་ཐོད་རྙིང་པ་འབྲུག་རུས་ཏིག་ཏ་གསུམ། །སུམ་གཉིས་བསྡུས་གྲངས་མགོ་ནད་སེལ་བར་བྱེད། །

【鉴别】（1）显微鉴别　本品粉末纤维、导管显微特征明显，易于查看。

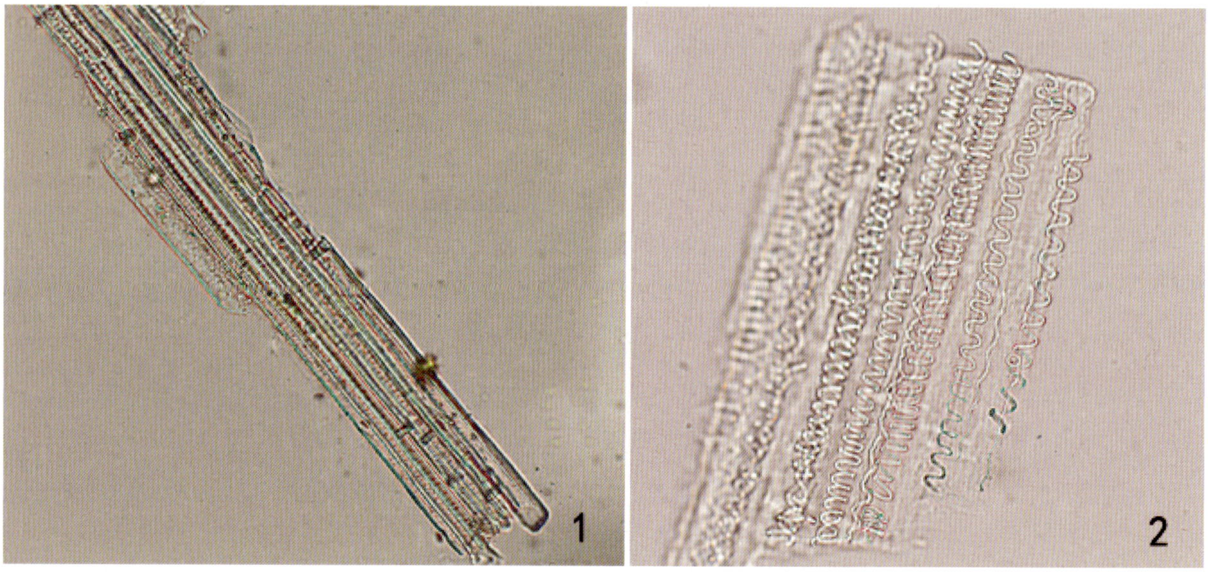

果汤松汤散粉末显微特征

1—纤维（蒂达）　2—导管（蒂达）

【功能与主治】 见《四部医典》木刻版。

起草单位：甘孜藏族自治州食品药品检验所

复核单位：资阳市食品药品检验检测中心

宗萨纳布古觉丸

Zongsa Nabugujue Wan

ཛོང་གསར་ནག་པོ་དགུ་སྦྱོར།

宗萨纳布古觉

【处方】人工牛黄 30 g　　诃子 158 g　　榜那 158 g
人工麝香 5 g　　藏菖蒲 158 g　　硫黄 158 g
阿魏 16 g　　朱砂 158 g　　穆库没药 159 g

【制法】以上九味，粉碎成细粉，过筛，混匀，用水泛丸，干燥，即得。

【性状】本品为红棕色至黑褐色水丸；气微香，味微苦。

【鉴别】（1）取本品，置显微镜下观察：石细胞类方形、类多角形或呈纤维状，直径14~40 μm，长至 130 μm，壁厚，孔沟细密（诃子）。不规则细小颗粒暗棕红色，有光泽，边缘暗黑色（朱砂）。

（2）取本品 3 g，研细，加甲醇 30 ml，超声处理 20 分钟，滤过，滤液蒸干，残渣加甲醇 lml 使溶解，作为供试品溶液。另取没食子酸对照品，加甲醇制成每 1 ml 含 1 mg 的溶液，作为对照品溶液。照薄层色谱法（通则 0502）试验，吸取上述两种溶液各 2~5 μl，分别点于同一硅胶 G 薄层板上，以三氯甲烷 - 乙酸乙酯 - 甲醇 - 甲酸（9∶9∶3∶0.2）为展开剂，展开，取出，晾干，喷以 2% 三氯化铁乙醇溶液。供试品色谱中，在与对照品色谱相应的位置上，显相同颜色的斑点。

【检查】**双酯型生物碱限量**　取本品适量，研细，取约 2 g，精密称定，置具塞锥形瓶中，加氨试液适量使润透，加二氯甲烷 50 ml，摇匀，超声处理（功率 300 W，频率 40 kHz）30 分钟，滤过，滤液于 50℃以下挥至约 20 ml，用 2% 盐酸溶液振摇提取 2 次，每次 20 ml，合并水溶液，用氨试液调节 pH 值至 8~9，用二氯甲烷振摇提取 3 次，每次 20 ml，合并二氯甲烷液，用无水硫酸钠脱水，低温挥干，残渣用 10% 甲醇（用磷酸调节 pH 值至 2）使溶解，转移至 5 ml 量瓶中，加上述 10% 甲醇至刻度，摇匀，滤过，取续滤液作为供试品溶液。取乌头双酯型生物碱对照提取物（已标示新乌头碱、次乌头碱和乌头碱的含量）约 10 mg，精密称定，置 25 ml 量瓶中，加上述 10% 甲醇稀释至刻度，摇匀，滤过，精密量取 1 ml，置 25 ml 量瓶中，加上述 10% 甲醇稀释至刻度，摇匀，作为对照品溶液。照高效液相色谱法（通则 0512）试验，以十八烷基硅烷键合硅胶为填充剂；以乙腈为流动相 A，以 0.2% 冰醋酸（用三乙胺调节 pH 值至 6.2）为流动相 B，按下表中的规定进行梯度洗脱，检测波长 235 nm，理论板数按新乌头碱峰计算应不低于 2 000。分别精密吸取供试品溶液与对照品溶液各 20 μl，注入液相色谱仪，测定，计算。本品每 1 g 含榜那以乌头碱（$C_{34}H_{47}NO_{11}$）、次乌头碱（$C_{33}H_{45}NO_{10}$）和新乌头碱（$C_{33}H_{45}NO_{11}$）的总量计，不得过 0.063 mg。

时间（分钟）	流动相 A（%）	流动相 B（%）
0~44	21 → 31	79 → 69
44~65	31 → 35	69 → 65
65~70	35	65

其他 除溶散时限外，应符合丸剂项下有关的各项规定（通则 0108）。

【浸出物】照醇溶性浸出物测定法（通则 2201）项下的热浸法测定，用 70% 乙醇作溶剂，不得少于 21.0%。

【功能与主治】གཉན་ཚད་རིགས་སྤྱི་དང་། ཁྲད་པར་ཆམ་རིམས། གཉན་རིམས། རྒྱ་གཟེར། གག་ལྷོག་སོགས་ཀྱི་གཉེན་པོ་མཆོག

清热消炎，防治瘟疫。用于流感、瘟疫、痢疾、白喉、肝炎等传染性疾病。

【用法与用量】温开水送服或嚼服。一次 0.5~2 g，一日 1~2 次；或遵医嘱。

【注意】本品含朱砂，不宜大量服用或少量久服；孕妇及肝肾功能不全者禁用。

【规格】（1）每 4 丸重 1 g；（2）每丸重 0.5 g；（3）每丸重 1~1.5 g

【贮藏】密封。

宗萨纳布古觉丸质量标准起草说明

【制剂名称】制剂中文名为宗萨纳布古觉丸，拼音名为 Zongsa Nabugujue Wan，藏文名为“རྫོང་གསར་ནག་པོ་དགུ་སྦྱོར།”，藏文音译名按《钦哲文集》木刻版翻译为“宗萨纳布古觉”。

【处方来源】《钦哲文集》木刻版《མཁྱེན་བརྩེའི་བཀའ་འབུམ།》

རྫོང་གསར་ནག་པོ་དགུ་སྦྱོར་ནི། གི་ཝང་ཤང་ཨ་རུ་བཙན་དུག་སླ་རྩེ་དང་། །ཤུ་དག་གུ་གུལ་སྦུ་ཟེ་ཤིང་ཀུན་མཚལ། །དངུལ་ཆུ་དུལ་མ་སྦྱར་བའི་ལོ་བརྒྱད་ཆུས། །རིལ་བུ་དྲིལ་ལམ་ཡང་ན་ཕྱེ་མ་བྱ། །ནག་པོ་དགུ་ཡི་སྦྱོར་བ་ཞེས་བྱ་སྟེ། །ཟབ་ལ་ཁྱེར་བདེ་ཇུས་སྲུང་རྒྱ་མཚོའི་བཅུད། །ནད་གདོན་བགེགས་རིགས་ཀུན་གྱི་གོ་ཆར་བསྔགས། །མནྡ་ལཾ། །

【鉴别】（1）显微鉴别 本品粉末石细胞、不规则颗粒显微特征明显，易于查看。

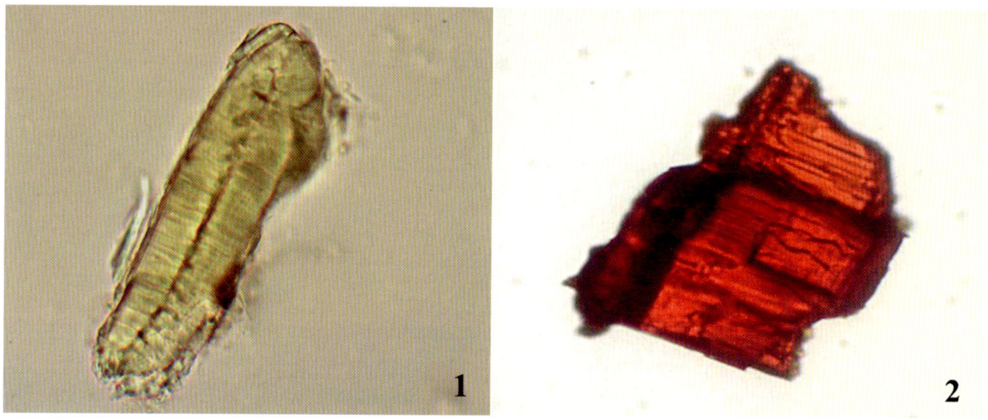

宗萨纳布古觉丸粉末显微特征

1—石细胞（诃子） 2—不规则颗粒（朱砂）

（2）薄层鉴别　建立了以没食子酸对照品为对照的薄层鉴别方法。

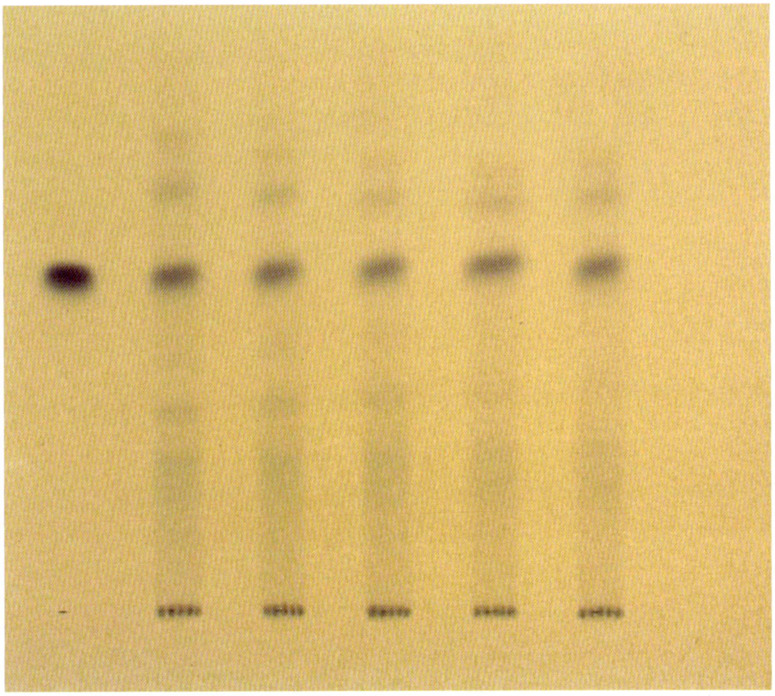

宗萨纳布古觉丸薄层色谱图

1—没食子酸对照品　2~5—宗萨纳布古觉丸样品

【检查】 **双酯型生物碱限量**　采用 HPLC 法，以乌头双酯型生物碱对照提取物（已标示新乌头碱、次乌头碱和乌头碱的含量）为对照，测定制剂中乌头双酯型生物碱的含量。藏药榜那为毛茛科植物伏毛铁棒锤 *Aconitum flavum* Hand.-Mazz、铁棒锤 *A. pendulum* Busch、工布乌头 *A. kongboense* Lauener、江孜乌头 *A. ludlowii* Exell 的干燥块根。榜那因基原和炮制工艺不同，其双酯型生物碱含量差异较大，在制定限度时，参照《中国药典》（2020 年版）乌头类药材炮制品"制川乌、制草乌、附片"双酯型生物碱的限度规定（分别为：0.040%、0.040%、0.020%），以 0.040% 为参考限度，根据处方中榜那的用量折算，规定"本品每 1 g 含榜那以乌头碱（$C_{34}H_{47}NO_{11}$）、次乌头碱（$C_{33}H_{45}NO_{10}$）和新乌头碱（$C_{33}H_{45}NO_{11}$）的总量计，不得过 0.063 mg"。

【功能与主治】 见《钦哲文集》木刻版。

起草单位：凉山州食品药品检验所

复核单位：四川省药品检验研究院

弥秋喜曼丸

Miqiuximan Wan

མིད་འཚུས་སྤྱི་སྨན།

弥秋喜曼

【处方】

石灰岩 184 g	石灰华 19 g	红花 19 g
丁香 19 g	肉豆蔻 19 g	苏麦 19 g
草果 19 g	诃子 39 g	人工麝香 10 g
硇砂 18 g	熊胆粉 18 g	烈香杜鹃 37 g
土木香 18 g	芫荽 36 g	余甘子 37 g
兔耳草 37 g	鸭嘴花 36 g	紫檀香 36 g
蒂达 18 g	波棱瓜子 18 g	止泻木子 18 g
寒水石 90 g	碱花 37 g	岗提 18 g
硼砂 18 g	渣驯膏 36	人工牛黄 18 g
光明盐 36 g	荜茇 18 g	石榴子 55 g

【制法】以上三十味，粉碎成细粉，过筛，混匀，用水泛丸，干燥，即得。

【性状】本品为黄棕色至黄褐色的水丸；气香，味咸。

【鉴别】（1）取本品，置显微镜下观察：花粉粒类圆形、椭圆形或橄榄形，直径约 60 μm，具 3 个萌发孔，外壁有齿状突起（红花）。不规则块片呈斜方形板片状或槽状，层纹明显（寒水石）。木纤维成束，棕红色或黄棕色，壁稍厚，纹孔较密；有的木纤维束周围细胞含草酸钙方晶，形成晶纤维，含晶细胞的壁不均匀木化，增厚（紫檀香）。石细胞类方形、类多角形或呈纤维状，直径 14~40 μm，长至 130 μm，壁厚，孔沟细密（诃子）。内种皮厚壁细胞黄棕色、红棕色或深棕色，表面观多角形，壁厚，胞腔内含硅质块（苏麦）。

（2）取本品 3 g，研细，加甲醇 20 ml，超声处理 15 分钟，滤过，滤液蒸干，残渣加甲醇 1 ml 使溶解，作为供试品溶液。另取松果菊苷对照品、毛蕊花糖苷对照品，加甲醇分别制成每 1 m 含 1 mg 的溶液，作为对照品溶液。照薄层色谱法（通则 0502）试验，吸取上述三种溶液各 5~10 μl，分别点于同一聚酰胺薄层板上，以甲醇 - 醋酸 - 水（2∶1∶7）为展开剂，展开，取出，晾干，置紫外光灯（365 nm）下检视。供试品色谱中，在与对照品色谱相应的位置上，显相同颜色的荧光斑点。

【检查】除溶散时限外，应符合丸剂项下有关的各项规定（通则 0108）。

【浸出物】照醇溶性浸出物测定法（通则 2201）项下的热浸法测定，用 70% 乙醇作溶剂，不得少于 18.0%。

【功能与主治】 ཐོ་རངས་བཏང་བས་མེད་འཆུས་ཕོ་བར་བབས། །གྲེ་ཐོག་སྣ་ཐོག་ཕོ་ཐོག་ཚ་འགགས་སེལ། །

消肿散结，健胃消食。用于吞咽困难、食管异物感、泛酸及上消化道肿瘤等。

【用法与用量】 温开水送服或嚼服。一次 0.5~3 g，一日 1~2 次；或遵医嘱。

【规格】（1）每 4 丸重 1 g；（2）每丸重 0.5 g；（3）每丸重 1~1.5 g

【贮藏】 密封。

弥秋喜曼丸质量标准起草说明

【制剂名称】 制剂中文名为弥秋喜曼丸，拼音名为 Miqiuximan Wan，藏文名为“མེད་འཆུས་སྤྱི་སྨན།”，藏文音译名按《临床札记·庄严》翻译为“弥秋喜曼”。

【处方来源】《临床札记·庄严》《ཟིན་ཏིག་མཛེས་རྒྱན་བདུད་རྩི་སྨན་མཛོད།》

[རྗོ་ཐལ་སུམ་ཅུའི་སྦྱོར་བ་ནི།] མེད་འཆུས་སྤྱི་སྨན་རྗོ་ཐལ་བཟང་པོ་དྲུག །གསེར་མདོག་སླ་རྩེ་དོམ་མཁྲིས་རྒྱ་ཚྭ་དང་། །དཱ་ལིས་མ་ནུ་ཨུ་སུ་སྐྱུ་རུ་ར། །ཧོང་ལེན་བ་ཤ་ཀ་དང་ཙན་དན་དམར། །ཏིག་ཏ་གསེར་གྱི་མེ་ཏོག་དུག་མོ་ཉུང་། །ཚོང་ཞི་བུལ་ཏོག་གངས་ཐིགས་ཚ་ལ་དང་། །ཐག་ཞུན་གི་ཝང་རྒྱམ་ཚྭ་པི་པི་ལིང་། །སེ་འབྲུ་སྣང་སྦྱར་རིལ་བུ་སྨན་འཕོས་དྲིལ། །ཐོ་རངས་བཏང་བས་མེད་འཆུས་ཕོ་བར་བབས། །གྲེ་ཐོག་སྣ་ཐོག་ཕོ་ཐོག་ཚ་འགགས་སེལ། །ཉང་རལ་གཉེར་མ་ཐུག་ལེན་སྦྱོང་བས་གྲུབ། །ཅེས་སོ། །

【鉴别】（1）显微鉴别　本品粉末花粉粒、不规则块片、木纤维等显微特征明显，易于查看。

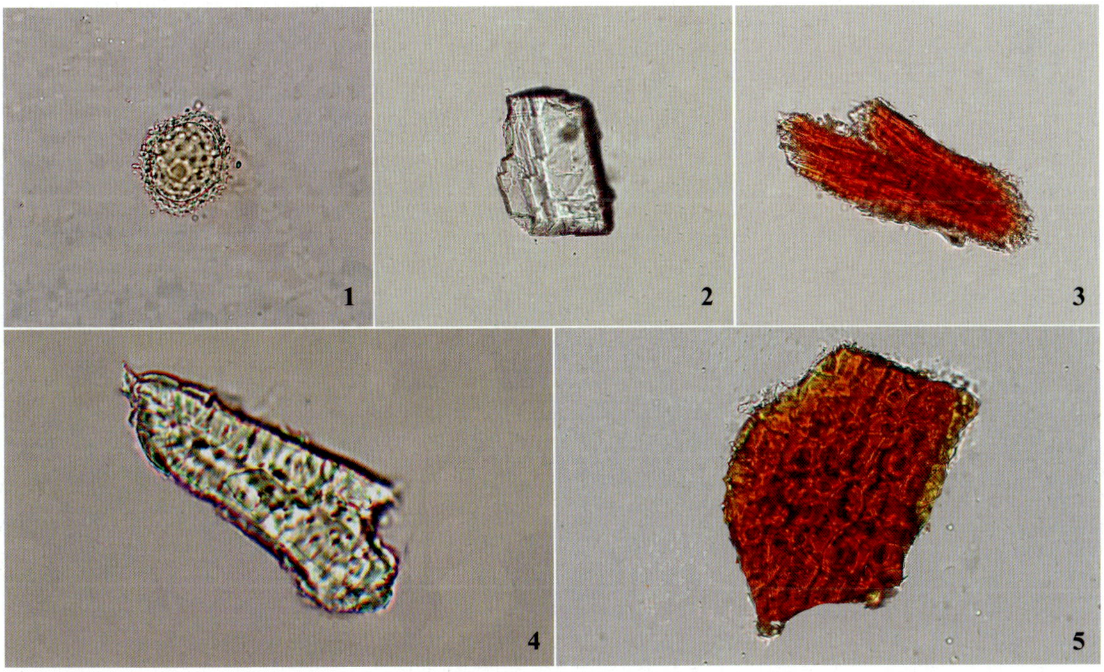

弥秋喜曼丸粉末显微特征

1—花粉粒（红花）　2—不规则块片（寒水石）　3—木纤维（紫檀香）

4—石细胞（诃子）　5—内种皮厚壁细胞（苏麦）

（2）薄层鉴别　建立了以松果菊苷对照品、毛蕊花糖苷对照品为对照的薄层鉴别方法。

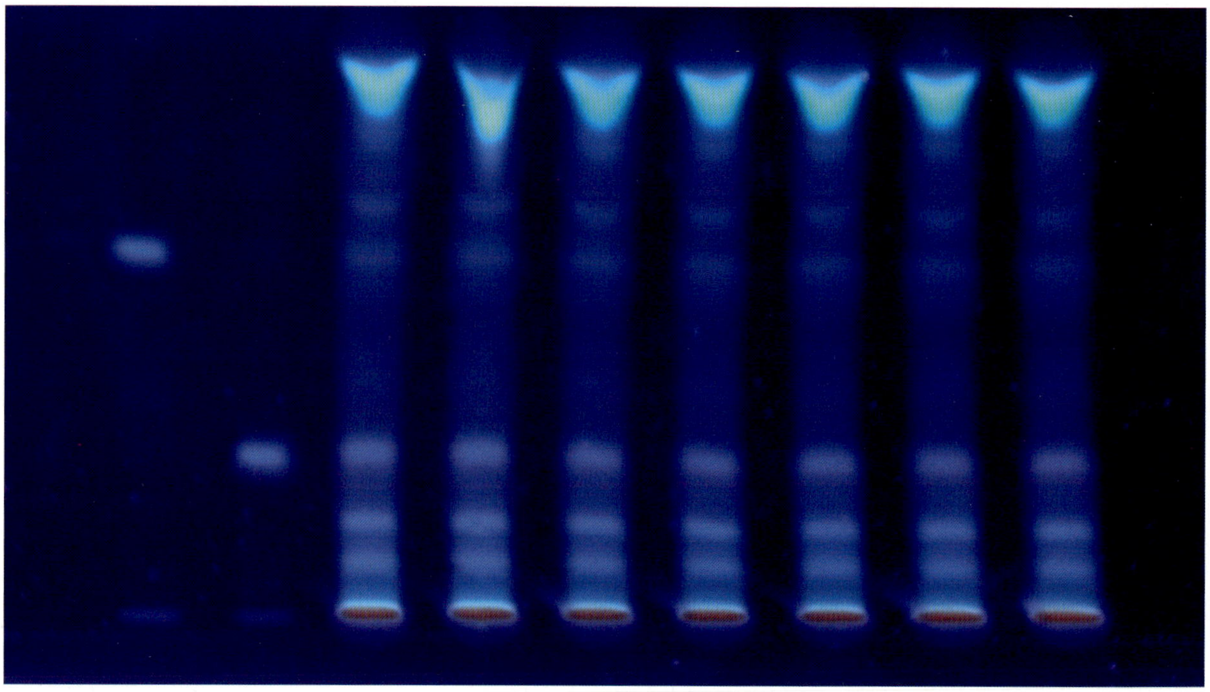

弥秋喜曼丸薄层色谱图

1—松果菊苷对照品　2—毛蕊花糖苷对照品　3~9—弥秋喜曼丸样品

【功能与主治】见《临床札记·庄严》。

起草单位：阿坝藏族羌族自治州食品药品检验研究中心

复核单位：资阳市食品药品检验检测中心

珍哲达色丸

ཟྲིན་བྲལ་ཟླ་ཟེར།

Zhenzhedase Wan

珍哲达色

【处方】 檀香 70 g　人工牛黄 30 g　天竺黄 70 g
红花 70 g　蒂达 70 g　鸭嘴花 70 g
兔耳草 70 g　榜嘎 70 g　土木香 70 g
悬钩木 70 g　宽筋藤 70 g　干姜 27 g
诃子 81 g　毛诃子 81 g　余甘子 81 g

【制法】 以上十五味，粉碎成细粉，过筛，混匀，用水泛丸，干燥，即得。

【性状】 本品为灰黄色至褐色的水丸；气香，味苦。

【鉴别】（1）取本品，置显微镜下观察：石细胞类方形、类多角形或呈纤维状，直径 14~40 μm，长至 130 μm，壁厚，孔沟细密（诃子）。非腺毛为 2 细胞，基部细胞常内含棕黄色物（毛诃子）。木纤维束淡黄色，其周围的含晶细胞壁厚，木化，层纹可见，内含草酸钙方晶，形成晶纤维（檀香）。花粉粒类圆形、椭圆形或橄榄形，直径约至 60 μm，具 3 个萌发孔，外壁有齿状突起（红花）。

（2）取本品 4 g，研细，加丙酮 30 ml，超声处理 20 分钟，滤过，药渣再加丙酮 30 ml，同上述操作，弃去滤液，药渣加 80% 丙酮溶液 30 ml，超声处理 30 分钟，滤过，滤液蒸干，残渣加 80% 丙酮溶液 1 ml 使溶解，作为供试品溶液。另取红花对照药材 0.5 g，同法制成对照药材溶液。照薄层色谱法（通则 0502）试验，吸取上述两种溶液各 5~10 μl，分别点于同一硅胶 H 薄层板上，以乙酸乙酯 - 甲酸 - 水 - 甲醇（7∶2∶3∶0.4）为展开剂，展开，取出，晾干。供试品色谱中，在与对照药材色谱相应的位置上，显相同颜色的斑点。

【检查】 **双酯型生物碱限量**　取本品适量，研细，取约 7 g，精密称定，置具塞锥形瓶中，加氨试液适量使润透，加二氯甲烷 100 ml，摇匀，超声处理（功率 300 W，频率 40 kHz）30 分钟，滤过，滤液于 50℃以下挥至约 20 ml，用 2% 盐酸溶液振摇提取 2 次，每次 20 ml，合并水溶液，用氨试液调节 pH 值至 8~9，用二氯甲烷提取 3 次，每次 20 ml，合并二氯甲烷液，用无水硫酸钠脱水，低温挥干，残渣用 10% 甲醇（用磷酸调节 pH 值至 2）使溶解，转移至 5 ml 量瓶中，加上述 10% 甲醇至刻度，摇匀，滤过，取续滤液作为供试品溶液。取乌头双酯型生物碱对照提取物（已标示新乌头碱、次乌头碱和乌头碱的含量）约 10 mg，精密称定，置 25 ml 量瓶中，加上述 10% 甲醇稀释至刻度，摇匀，滤过，精密量取 1 ml，置 25 ml 量瓶中，加上述 10% 甲醇稀释至刻度，摇匀，作为对照品溶液。

照高效液相色谱法（通则 0512）试验，以十八烷基硅烷键合硅胶为填充剂；以乙腈为流动相 A，以 0.2% 冰醋酸（用三乙胺调节 pH 值至 6.2）为流动相 B，按下表中的规定进行梯度洗脱，检测波长 235 nm，理论板数按新乌头碱峰计算应不低于 2 000。分别精密吸取供试品溶液与对照品溶液各 20 μl，注入液相色谱仪，测定，计算。本品每 1 g 含榜嘎以乌头碱（$C_{34}H_{47}NO_{11}$）、次乌头碱（$C_{33}H_{45}NO_{10}$）和新乌头碱（$C_{33}H_{45}NO_{11}$）的总量计，不得过 0.028 mg。

时间（分钟）	流动相 A（%）	流动相 B（%）
0~44	21 → 31	79 → 69
44~65	31 → 35	69 → 65
65~70	35	65

其他 除溶散时限外，应符合丸剂项下有关的各项规定（通则 0108）。

【浸出物】 照醇溶性浸出物测定法（通则 2201）项下的热浸法测定，用 70% 乙醇作溶剂，不得少于 24.0%。

【功能与主治】 ཚད་པ་བྱེར་སྙིང་ཚད་མཇུག་ཚོགས་བབས་དང་། །ཚ་གྲུམ་ལ་སོགས་ལྷན་ཚད་འཛོམས་པའི་མཆོག །

清热止痛。用于流感、痹症、“陈旧热”等。

【用法与用量】 温开水送服或嚼服。一次 0.5~3 g，一日 1~2 次；或遵医嘱。

【规格】（1）每 4 丸重 1 g；（2）每丸重 0.5 g；（3）每丸重 1~1.5 g

【贮藏】 密封。

珍哲达色丸质量标准起草说明

【制剂名称】 制剂中文名为珍哲达色丸，拼音名为 Zhenzhedase Wan，藏文名为“སྦྱིན་བྲལ་ཟླ་ཟེར།”，藏文音译名按《临床札记 · 精粹》翻译为“珍哲达色”。

【处方来源】《临床札记 · 精粹》《ཟིན་ཏིག་གཅེས་པར་བཏུས་པའི་ཁ་སྐོང་ཡང་ཏིག་སྨན་གྱི་སྦྱོར་སྡེ་འཆི་མེད་བདུད་རྩིའི་བཅུད་ལེན། 》

སྦྱིན་བྲལ་ཟླ་ཟེར་ནི། གཙོ་བརྒྱད་ནོར་བུ་བདུན་བསྣན་བཙོ་ལྷ་པས། །ཚད་པ་བྱེར་སྙིང་ཚད་མཇུག་ཚོགས་བབས་དང་། །ཚ་གྲུམ་ལ་སོགས་ལྷན་ཚད་འཛོམས་པའི་མཆོག།

（གཙོ་བོ་བརྒྱད་པ་ནི། གི་ཝང་ཙན་དན་ཅུ་གང་གུར་གུམ་དང་། །ཏིག་ཏ་བ་ཤ་ཧོང་ལེན་བོང་དཀར་བརྒྱད། །ནོར་བུ་བདུན་ཐང་ནི། ས་ནུ་གཏྲ་ཀ་རི་སླེ་ཏྲེས་སྣ །ཤ་བར་སྦྲུར་གསུམ་སྦྱར་བའོ།）

【鉴别】（1）显微鉴别 本品粉末石细胞、非腺毛、木纤维等显微特征明显，易于查看。

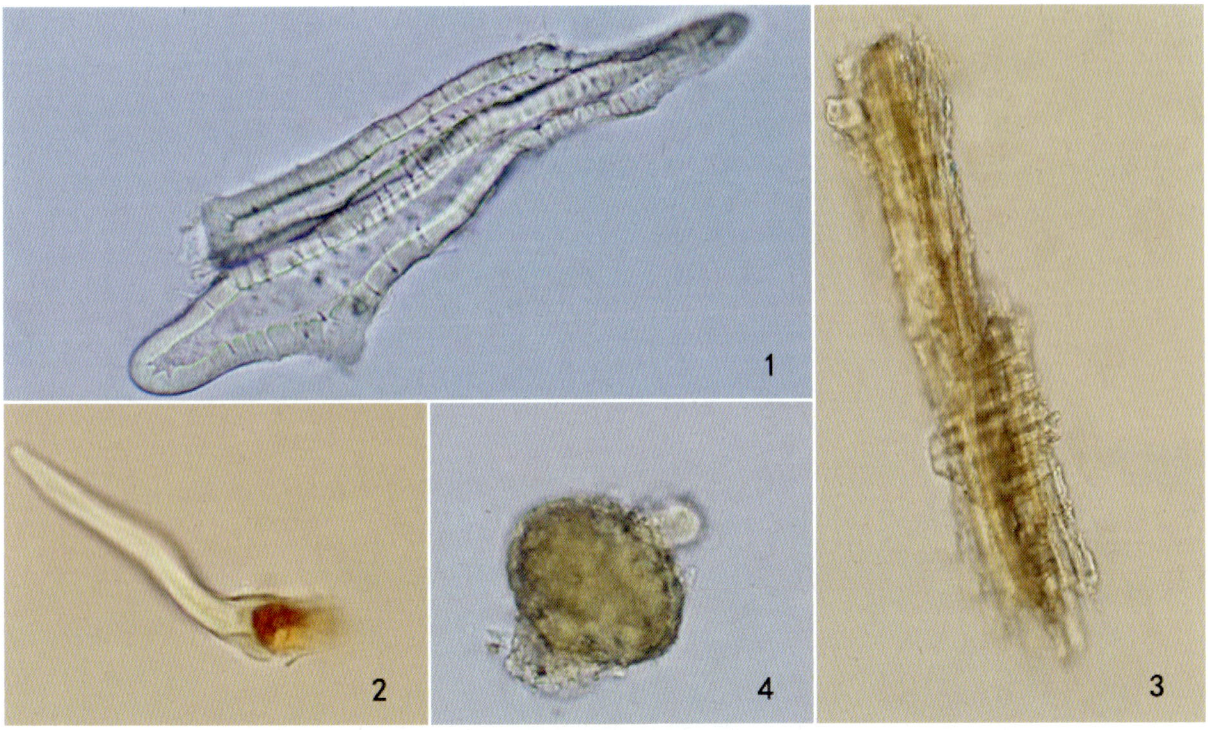

珍哲达色丸粉末显微特征

1—石细胞（诃子） 2—非腺毛（毛诃子） 3—木纤维（檀香） 4—花粉粒（红花）

（2）薄层鉴别　建立了以红花对照药材为对照的薄层鉴别方法。

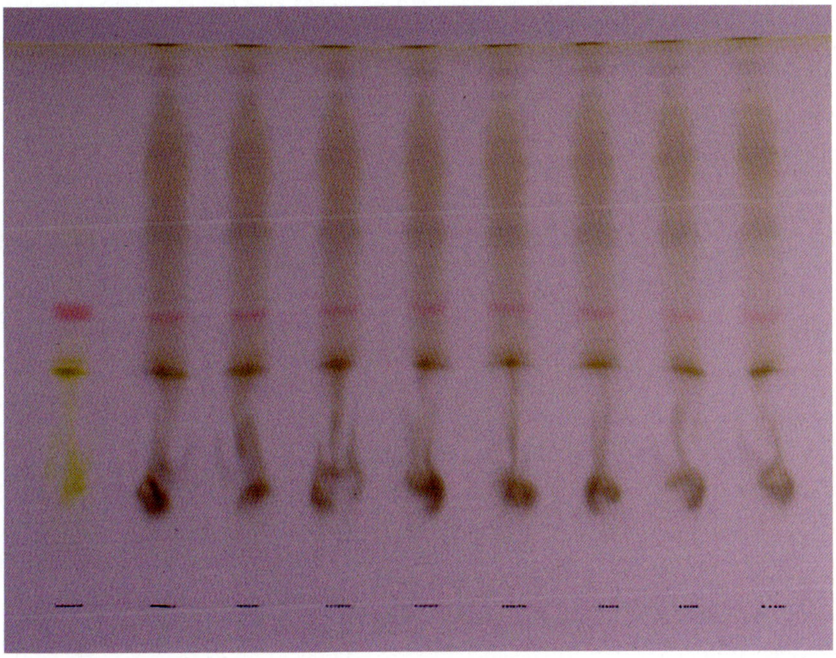

1 2 3 4 5 6 7 8 9

珍哲达色丸薄层色谱图

1—红花对照药材 2~9—珍哲达色丸样品

【检查】**双酯型生物碱限量** 采用HPLC法，以乌头双酯型生物碱对照提取物（已标示新乌头碱、次乌头碱和乌头碱的含量）为对照，测定制剂中乌头双酯型生物碱的含量。藏药榜嘎为毛茛科植物唐古特乌头 *Aconitum tanguticum*（Maxim.）Stapf、船盔乌头 *A. naviculare*（Bruhl.）Stapf的干燥全草。榜嘎因基原和炮制工艺不同，其双酯型生物碱含量差异较大，在制定限度时，参照《中国药典》（2020年版）乌头类药材炮制品“制川乌、制草乌、附片”双酯型生物碱的限度规定（分别为：0.040%、0.040%、0.020%），以0.040%为参考限度，根据处方中榜嘎的用量折算，规定“本品每1 g含榜嘎以乌头碱（$C_{34}H_{47}NO_{11}$）、次乌头碱（$C_{33}H_{45}NO_{10}$）和新乌头碱（$C_{33}H_{45}NO_{11}$）的总量计，不得过0.028 mg”。

【功能与主治】见《临床札记·精粹》。

起草单位：阿坝藏族羌族自治州食品药品检验研究中心
复核单位：四川省药品检验研究院

查喜仁青帕蓝丸

Chaxi Renqing Palan Wan

ཁྲག་བཞིག་རིན་ཆེན་ཕ་ལམ།

查喜仁青帕蓝

【处方】余甘子 72 g　诃子 36 g　硼砂 36 g
毛诃子 19 g　达布 72 g　兔耳草 36 g
紫草茸 36 g　甘青青兰 36 g　山矾叶 19 g
藏锦鸡儿 36 g　藏紫草 36 g　紫檀香 36 g
蒂达 36 g　鸭嘴花 36 g　巴力嘎 36 g
小叶莲 36 g　芒硝 36 g　公绵羊角 10 g
假耧斗菜 19 g　芫荽 36 g　朱砂 36 g
红花 36 g　川木香 36 g　叶兴巴 19 g
蒺藜 36 g　冬葵果 36 g　土木香 36 g
人工牛黄 30 g　寒水石 20 g

【制法】以上二十九味，粉碎成细粉，过筛，混匀，用水泛丸，干燥，即得。

【性状】本品为棕黄色至棕褐色水丸；气微香，味苦。

【鉴别】（1）取本品，置显微镜下观察：花粉粒类圆形、椭圆形或橄榄形，直径约至 60 μm，具 3 个萌发孔，外壁有齿状突起（红花）。盾状毛由 100 多个单细胞毛毗连而成，末端分离，单个细胞长 80~220 μm，直径约 5 μm，毛脱落后的疤痕由 7~8 个圆形细胞聚集而成，细胞壁稍厚（达布）。木纤维成束，棕红色或黄棕色，壁稍厚，纹孔较密；有的木纤维束周围细胞含草酸钙方晶，形成晶纤维，含晶细胞的壁不均匀木化，增厚（紫檀香）。石细胞类方形、类多角形或呈纤维状，直径 14~40 μm，长至 130 μm，壁厚，孔沟细密（诃子）。薄壁细胞中含有草酸钙簇晶（冬葵果）。

（2）取本品 3 g，研细，加甲醇 50 ml，超声处理 20 分钟，滤过，滤液蒸干，残渣加甲醇 1 ml 使溶解，作为供试品溶液。另取没食子酸对照品，加甲醇制成每 1 ml 含 1 mg 的溶液，作为对照品溶液。照薄层色谱法（通则 0502）试验，吸取上述两种溶液各 5~10 μl，分别点于同一硅胶 G 薄层板上，以三氯甲烷 - 乙酸乙酯 - 甲醇 - 甲酸（9 : 9 : 3 : 0.2）为展开剂，展开，取出，晾干，喷以 2% 三氯化铁乙醇溶液。供试品色谱中，在与对照品色谱相应的位置上，显相同颜色的斑点。

（3）取本品 5 g，研细，加石油醚（60~90℃）50 ml，超声处理 30 分钟，滤过，滤液浓缩至 1 ml，作为供试品溶液。另取去氢木香内酯对照品，加甲醇制成每 1 ml 含 0.5 mg 的溶液，作为对照品溶液。照薄层色谱法（通则 0502）试验，吸取上述两种溶液各 2~5 μl，分别点于同一硅胶 G 薄层板上，以石油醚（60~90℃）- 乙酸乙酯（9：1）为展开剂，展开，取出，晾干，喷以 1% 香草醛硫酸溶液，在 105℃加热至斑点显色清晰。供试品色谱中，在与对照品色谱相应的位置上，显相同颜色的斑点。

【检查】除溶散时限外，应符合丸剂项下有关的各项规定（通则 0108）。

【浸出物】照醇溶性浸出物测定法（通则 2201）项下的热浸法测定，用 70% 乙醇作溶剂，不得少于 23.0%。

【功能与主治】སྨུག་པོ་མཆེན་ཁྲག་རྒྱས་དང་ཚ་གྲང་འཐབ། །མོ་ནད་སྟོད་གཟེར་ཁྲག་འཁྱིངས་པོ་བར་འདྲིལ། །ཁྲག་ཚབས་ཁྲག་སྐྲན་བཏབ་ཁྲག་ལུས་པ་སོགས། །མ་ལུས་འཇོམས་པ་སྦྱོང་ཐུབ་ཟབ་མོ་རྒྱུ། །

调经活血，散瘀止痛。用于“木布”病，痛经、闭经、月经不调等妇科病。

【用法与用量】温开水送服或嚼服。一次 0.5~3 g，一日 1~2 次；或遵医嘱。

【注意】本品含朱砂和巴力嘎（含马兜铃酸），不宜大量服用或少量久服；孕妇及肝肾功能不全者禁用。

【规格】（1）每 4 丸重 1 g；（2）每丸重 0.5 g；（3）每丸重 1~1.5 g

【贮藏】密封。

查喜仁青帕蓝丸质量标准起草说明

【制剂名称】制剂中文名查喜仁青帕蓝丸，拼音名为 Chaxi Renqing Palan Wan，藏文名为“ཁྲག་བཞིག་རིན་ཆེན་པ་ལམ།”，藏文音译名按《临床札记・庄严》翻译为“查喜仁青帕蓝”。

【处方来源】《临床札记・庄严》《ཟིན་ཏིག་མཛེས་རྒྱན་བདུད་རྩི་སྨན་མཛོད།》

ཁྲག་བཞིག་རིན་ཆེན་པ་ལམ་ནི། །སྒྲུ་རུ་ཨ་རུ་ཚ་ལ་བ་རུ་ར། །སྟར་བུ་ཏོང་ལེན་རྒྱ་སྐྱེགས་བྲི་ཡང་ཀུ། །ཞུ་མཁན་མཛོ་ཚེར་འབྲི་མོག་ཙན་དན་དམར། །ཏིག་ཏ་བ་ལེ་བ་ཤ་འོལ་མོ་སེ། །མདེ་ཚ་རྒྱ་རུ་མདེལ་འབྲིན་ཨུ་སུ་མཆལ། །གུར་གུམ་རུ་རྟ་གཡེར་ཤིང་གཟེ་ལྷམ་དང་། །མ་ནུ་གི་ཝཾ་ཅོང་ཞི་དམར་པོ་རྣམས། །ཞིབ་བཏགས་ཕྱེ་མ་བྲ་བོའི་ཐང་གིས་འཕྱུལ། །ཟླ་མཚན་གྱེན་ལོག་ཁྲག་ནད་སྟོད་རྒྱས་དང་། །མཚོན་ཕོག་བརྡབས་ཁྲག་སྟོད་དུ་འཁར་བ་དང་། །སྟོད་ཚད་ཁྲག་ཏུ་རྒྱས་པ་རྩ་སྦུབས་སོགས། །དམར་ནག་རྩ་མཁྲིས་ཁྲག་ཆགས་འགགས་འཕྱུར་འཐབ། །མི་ལྷར་འབར་བའི་ཁྲག་ནད་ཚ་བར་འགྱུར། །ཟླ་མཚན་འགགས་འཁྱིལ་ཁྲག་ཞེན་རྒྱུ་ཞབས་གཟེར། །ཁྲག་འདྲིལ་རྒྱུ་མ་སྒྲངས་པས་བསྣམས་པ་དང་། །སྟོད་ཚད་སྨད་གྲང་ལ་སོགས་ཁྲག་གི་ནད། །ཀུན་འཇོམས་ཁྱད་པར་ཁྲག་འཁར་ཆགས་པ་བཞིག །ཁྲག་རྣན་ཐུར་དུ་འཛིན་པའི་གོང་གནོན་ཡིན། །ཚབས་ཆེ་ཁྲག་བཤལ་རྩ་བཤལ་འཇམ་རྒྱུག་བསྟེན། །ཞེས་སོ། །

【鉴别】（1）显微鉴别　本品粉末花粉粒、盾状毛、木纤维等显微特征明显，易于查看。

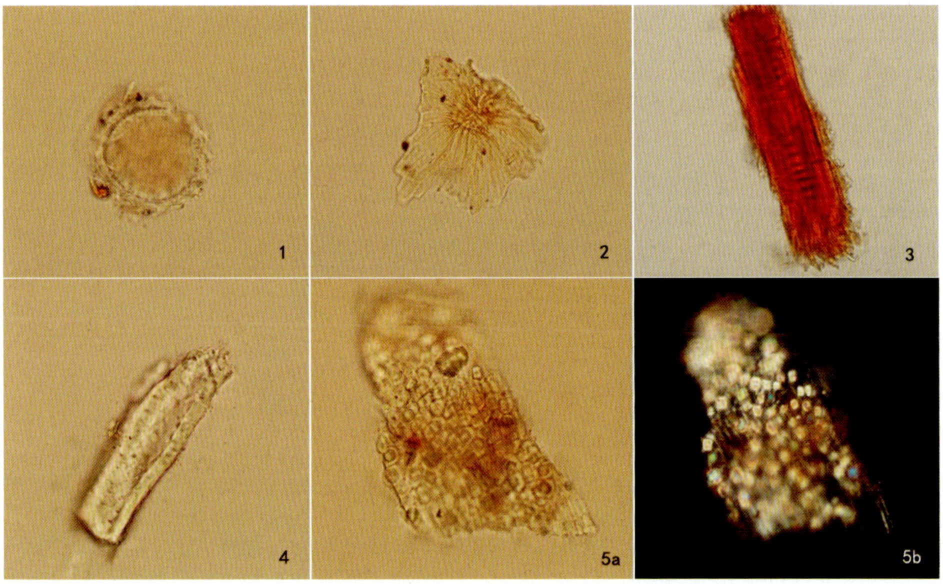

查喜仁青帕蓝丸粉末显微特征

1—花粉粒（红花） 2—盾状毛（达布） 3—木纤维（紫檀香）

4—石细胞（诃子） 5a、5b- 薄壁细胞（冬葵果）

（2）薄层鉴别　建立了以没食子酸对照品和去氢木香内酯对照品为对照的薄层鉴别方法。

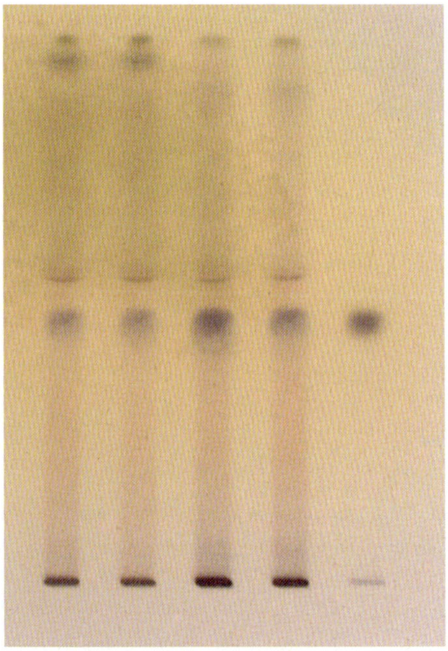

查喜仁青帕蓝丸薄层色谱图（一）

1~4—查喜仁青帕蓝样品　5—没食子酸对照品

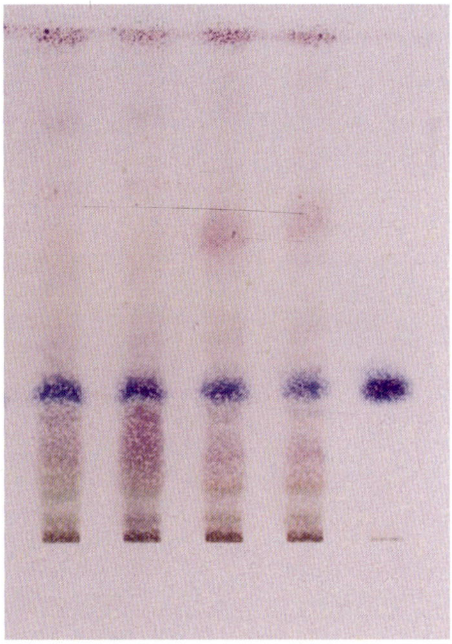

查喜仁青帕蓝丸薄层色谱图（二）

1~4—查喜仁青帕蓝样品　5—去氢木香内酯对照品

【功能与主治】 见《临床札记·庄严》。

起草单位：凉山州食品药品检验所

复核单位：四川省药品检验研究院

钦采谷贡顿巴丸

Qincai Gugongdunba Wan

མཆིན་ཚད་གུར་གུམ་བདུན་པ།

钦采谷贡顿巴

【处方】红花 250 g　天竺黄 180 g　人工牛黄 30 g
绿绒蒿 120 g　鸭嘴花 120 g　甘青青兰 180 g
渣驯膏 120 g

【制法】以上七味，粉碎成细粉，过筛，混匀，用水泛丸，干燥，即得。

【性状】本品为黄棕色至红棕色的水丸；气微，味微苦。

【鉴别】（1）取本品，置显微镜下观察：花粉粒类圆形、椭圆形或橄榄形，直径约 60 μm，具 3 个萌发孔，外壁有齿状突起（红花）。非腺毛呈锥形，由 1 至多个细胞组成，基部直径约 50 μm，具角质线纹和疣状凸起（甘青青兰）。

（2）取本品 2 g，研细，加无水乙醇 20 ml，超声处理 30 分钟，滤过，滤液通过活性炭小柱，收集滤液，浓缩至约 2 ml，作为供试品溶液。另取熊果酸对照品，加无水乙醇制成每 1 ml 含 1 mg 的溶液，作为对照品溶液。照薄层色谱法（通则 0502）试验，吸取上述两种溶液各 5~10 μl，分别点于同一硅胶 G 薄层板上，以甲苯 - 乙酸乙酯 - 冰醋酸（14∶4∶0.5）为展开剂，展开，取出，晾干，喷以 10% 硫酸乙醇溶液，在 105℃加热至斑点显色清晰，供试品色谱中，在与对照品色谱相应的位置上，显相同颜色的斑点或荧光斑点。

（3）取本品 2 g，研细，加丙酮 30 ml，超声处理 20 分钟，滤过，药渣再加丙酮 20 ml，同上述操作，弃去滤液，药渣加 80% 丙酮溶液 20 ml，超声处理 30 分钟，滤过，滤液蒸干，残渣加 80% 丙酮溶液 1 ml 使溶解，作为供试品溶液。另取红花对照药材 0.5 g，同法制成对照药材溶液。照薄层色谱法（通则 0502）试验，吸取上述两种溶液各 2~5 μl，分别点于同一硅胶 H 薄层板上，以乙酸乙酯 - 甲酸 - 水 - 甲醇（7∶2∶3∶0.4）为展开剂，展开，取出，晾干。供试品色谱中，在与对照药材色谱相应的位置上，显相同颜色的斑点。

【检查】除溶散时限外，应符合丸剂项下有关的各项规定（通则 0108）。

【浸出物】照醇溶性浸出物测定法（通则 2201）项下的热浸法测定，用 70% 乙醇作溶剂，不得少于 24.0%。

【功能与主治】གུར་གུམ་བདུན་པས་མཆིན་པའི་ཚད་པ་སེལ།

清热利肝。用于肝胆热证。

【用法与用量】温开水送服或嚼服。一次 0.5~3 g，一日 1~2 次；或遵医嘱。

【规格】（1）每 4 丸重 1 g；（2）每丸重 0.5 g；（3）每丸重 1~1.5 g

【贮藏】密封。

钦采谷贡顿巴丸质量标准起草说明

【制剂名称】制剂中文名为钦采谷贡顿巴丸，拼音名为 Qincai Gugongdunba Wan，藏文名为“མཆིན་ཚད་གུར་གུམ་བདུན་པ།”，藏文音译名按《临床札记 · 精粹》翻译为“钦采谷贡顿巴”。

【处方来源】《临床札记 · 精粹》《ཟིན་ཏིག་གཅེས་པར་བསྡུས་པའི་ཁ་སྐོང་ཡང་ཏིག་སྨན་གྱི་སྦྱོར་སྡེ་འཆི་མེད་བདུད་རྩིའི་བཅུད་ལེན།》

མཆིན་ཚད་གུར་གུམ་བདུན་པ་ནི། གུར་གུམ་ཙ་གང་གི་ཤང་གཙོ་བོ་ལ། །ཕྱུལ་བྱི་ཡང་ཟུག་ཞུན་པ་ཤ་བསྡེབས། །མཆིན་ཚད་སེལ་བའི་གུར་གུམ་བདུན་པ་ཡིན། །

【鉴别】（1）显微鉴别　本品粉末花粉粒、非腺毛显微特征明显，易于查看。

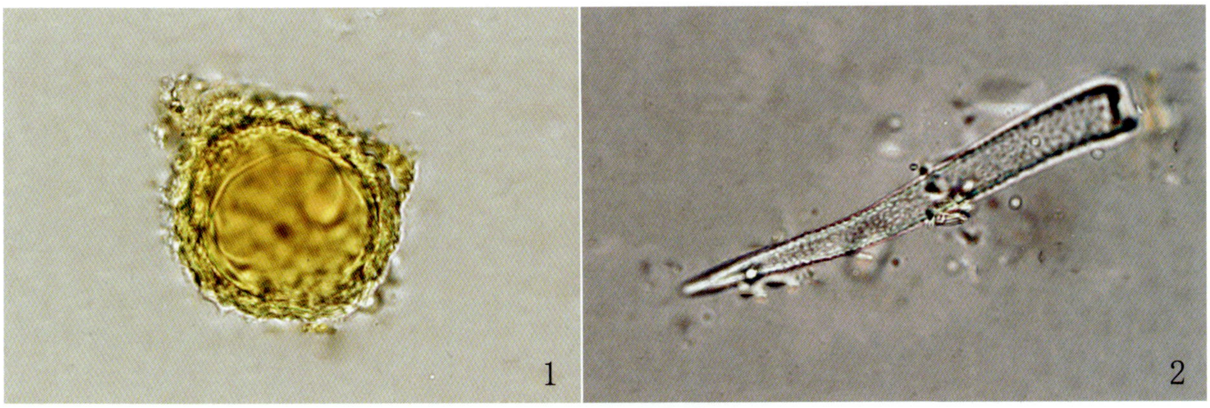

钦采谷贡顿巴丸粉末显微特征

1—花粉粒（红花）　2—非腺毛（甘青青兰）

（2）薄层鉴别　建立了以熊果酸对照品和红花对照药材为对照的薄层鉴别方法。

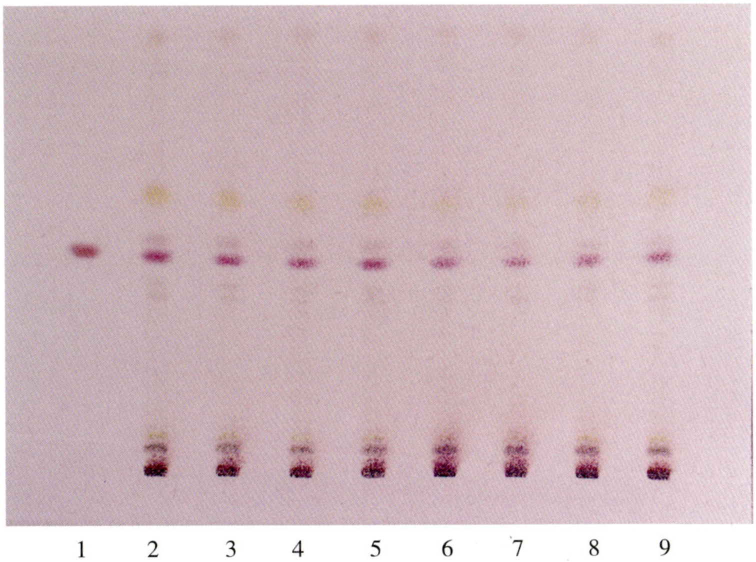

钦采谷贡顿巴丸薄层色谱图（一）

1—熊果酸对照品　2~9—钦采谷贡顿巴丸样品

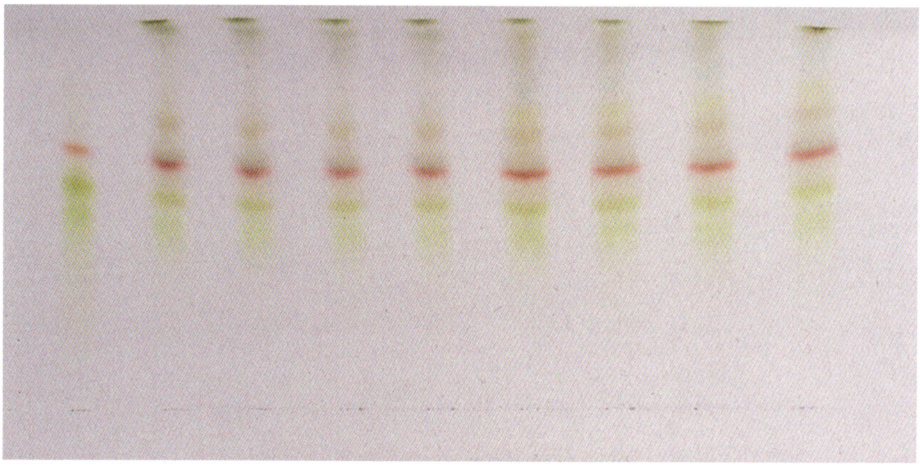
1 2 3 4 5 6 7 8 9

钦采谷贡顿巴丸薄层色谱图（二）

1—红花对照药材　2~9—钦采谷贡顿巴丸样品

【功能与主治】 见《临床札记·精粹》。

起草单位：阿坝藏族羌族自治州食品药品检验研究中心

复核单位：四川省药品检验研究院

珠夏久宁丸

Zhuxiajiuning Wan

སྐྱུལ་ཞགས་བཅུ་གཉིས།

珠夏久宁

【处方】 诃子 86 g　黑冰片 86 g　石榴子 86 g
藏菖蒲 44 g　人工麝香 10 g　水柏枝 44 g
烈香杜鹃 86 g　蒺藜 86 g　肉豆蔻 129 g
苏麦 129 g　葫芦 43 g　欧洲菟丝子 171 g

【制法】 以上十二味，粉碎成细粉，过筛，混匀，用水泛丸，干燥，即得。

【性状】 本品为黄棕色至棕色的水丸；气香，味微辛。

【鉴别】 （1）取本品，置显微镜下观察：花粉粒为四分体，呈类球形，直径 29~66 μm，每一分体具 3 个萌发孔，外壁较薄，表面近光滑（烈香杜鹃）。种皮细胞多角形或类方形，直径约 30 μm，壁网状增厚，木化（蒺藜）。石细胞类方形、类多角形或呈纤维状，直径 14~40 μm，长至 130 μm，壁厚，孔沟细密（诃子）。

（2）取本品 5 g，研细，加甲醇 50 ml，超声处理 30 分钟，滤过，滤液蒸干，残渣加甲醇 2 ml 使溶解，作为供试品溶液。另取没食子酸对照品，同法制成每 1 ml 含 0.5 mg 的溶液，作为对照品溶液。照薄层色谱法（通则 0502）试验，吸取上述两种溶液各 5 μl，分别点于同一聚酰胺薄膜上，以三氯甲烷 - 乙酸乙酯 - 甲酸（7：10：1）为展开剂，展开，取出，晾干，喷以 2% 三氯化铁乙醇溶液。供试品色谱中，在与对照品色谱相应的位置上，显相同颜色的斑点。

【检查】 除溶散时限外，应符合丸剂项下有关的各项规定（通则 0108）。

【浸出物】 照醇溶性浸出物测定法（通则 2201）项下的热浸法测定，用 70% 乙醇作溶剂，不得少于 23.0%。

【功能与主治】 ཚ་གྲང་རྣུང་གསུམ་འབྲུ་འཇོམས་ཚོམ་ལུག་སེལ། །

补气，止泻。用于寒热不调引起的腹泻、脱肛。

【用法与用量】 温开水送服或嚼服。一次 0.5~3 g，一日 1~2 次；或遵医嘱。

【规格】 （1）每 4 丸重 1 g；（2）每丸重 0.5 g；（3）每丸重 1~1.5 g

【贮藏】 密封。

珠夏久宁丸质量标准起草说明

【制剂名称】 制剂中文名为珠夏久宁丸，拼音名为 Zhuxiajiuning Wan。藏文名称为

“སྦྲུལ་ཞགས་བཅུ་གཉིས།”，藏文音译名按《临床札记·精粹》翻译为“珠夏久宁”。

【处方来源】《临床札记·精粹》《ཟིན་ཏིག་གཅེས་པར་བཏུས་པའི་ཁ་སྐོང་ཡང་ཏིག་སྨན་གྱི་སྦྱོར་སྡེ་འཆི་མེད་བདུད་རྩིའི་བཅུད་ལེན།》

རྒྱ་ལུག་ལ་སྦྲུལ་ཞག་[ཞགས་]བཅུ་གཉིས་ནི། ཨ་རུ་ཕག་བྲུན་སེ་འབྲུ་ཤུ་དག་བཞི། །སྣ་ཚེ་ཏོམ་བུ་ད་ལིས་གཟེ་མ་དང་། །རྡོ་ཏི་སུག་སྨེལ་ཀ་པེད་སྦྲུལ་ཞགས་བཞི། །བཞི་གསུམ་སྦྱར་བས་སྦྲུལ་ཞགས་བཅུ་གཉིས་འདི། །ཚ་གྲང་རླུང་གསུམ་འབྲུ་འཛོམས་ཚོམ་ལུག་སེལ། །

【鉴别】（1）显微鉴别　本品粉末花粉粒、种皮细胞、石细胞显微特征明显，易于查看。

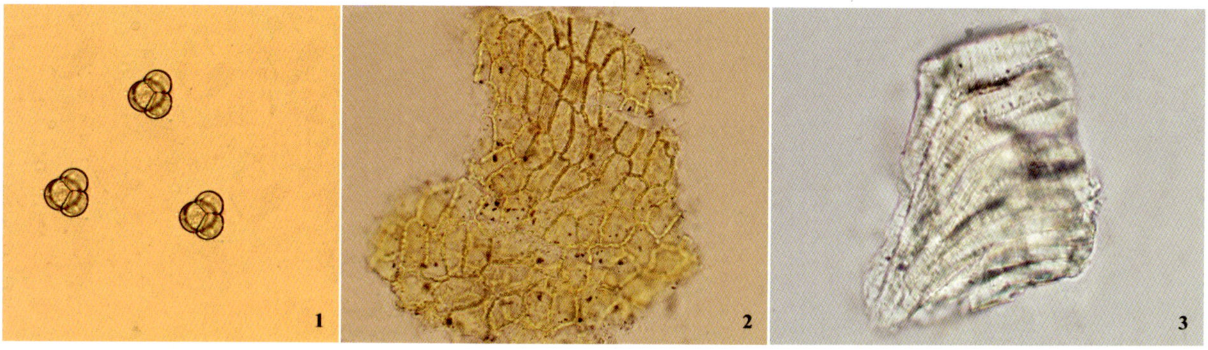

珠夏久宁丸粉末显微特征

1—花粉粒（烈香杜鹃）　2—种皮细胞（蒺藜）　3—石细胞（诃子）

（2）薄层鉴别　建立了以没食子酸对照品为对照的薄层鉴别方法。

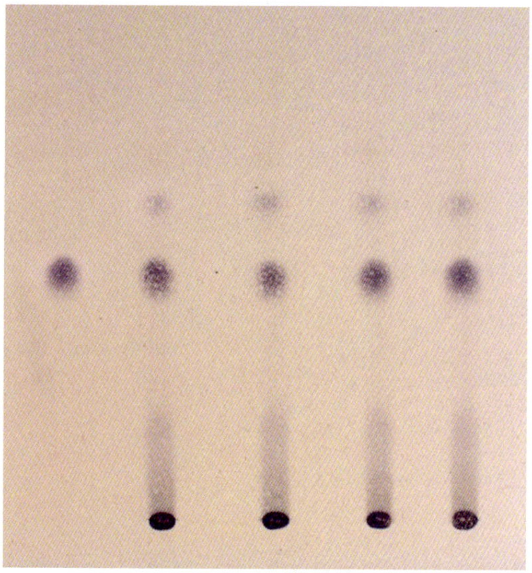

1　2　3　4　5

珠夏久宁丸薄层色谱图

1—没食子酸对照品　2~5—珠夏久宁丸样品

【功能与主治】见《临床札记·精粹》。

起草单位：阿坝藏族羌族自治州食品药品检验研究中心

复核单位：四川省药品检验研究院

桑培日纳丸

བསམ་འཕེལ་རྣ་བུ།

Sangpeirina Wan

桑培日纳

【处方】石灰华 30 g　西红花 44 g　丁香 44 g
檀香 44 g　紫檀香 44 g　沉香 44 g
人工牛黄 30 g　人工麝香 10 g　珍珠母 44 g
水牛角 15 g　诃子 44 g　毛诃子 44 g
余甘子 70 g　干姜 2 g　荜茇 15 g
香旱芹 21 g　黑种草子 30 g　硇砂 44 g
螃蟹 44 g　甘草 44 g　肉桂 2 g
志达萨增 44 g　冬葵果 44 g　金灰 2 g
红铜灰 2 g　松石 15 g　珊瑚 7 g
珍珠 14 g　硅灰石 15 g　针铁矿 15 g
瘤状石灰岩 15 g　赭石 15 g　肉豆蔻 15 g
苏麦 44 g　草果 44 g

【制法】以上三十五味，粉碎成细粉，过筛，混匀，用水泛丸，干燥，即得。

【性状】本品为黄棕色至黄褐色的水丸；气香，味咸、微苦。

【鉴别】（1）取本品，置显微镜下观察：花粉粒极面观三角形，赤道表面观双凸镜形，具 3 副合沟（丁香）。下表皮星状毛由 2~8 个细胞组成，单个细胞长 50~1 140 μm，直径约 75 μm，壁稍厚（冬葵果）。分隔纤维壁稍厚，非木化，斜纹孔明显（干姜）。石细胞类方形、类多角形或呈纤维状，直径 14~40 μm，长至 130 μm，壁厚，孔沟细密（诃子）。管状分泌细胞界限不甚明显，狭细，长短不一，内含红棕色分泌物（檀香）。不规则碎块，表面多不平整，呈明显的颗粒性，有的呈层状结构，边缘多数为不规则锯齿状（珍珠母）。草酸钙方晶较小，直径约 20 μm（余甘子）。木纤维成束，棕红色或黄棕色，壁稍厚，纹孔较密（紫檀香）。

（2）取本品 5 g，研细，加乙醚 50 ml，超声处理 30 分钟，滤过，滤液蒸干，残渣加三氯甲烷 1 ml 使溶解，作为供试品溶液。另取沉香对照药材 0.5 g，加乙醚 30 ml，同法制成对照药材溶液。照薄层色谱法（通则 0502）试验，吸取上述两种溶液各 5~10 μl，分别点于同一硅胶 G 薄层板上，以三氯甲烷 - 乙醚（10∶1）为展开剂，展开，取出，晾干，在紫外光灯（365 nm）下检视。供试品色谱中，在与对照药材色谱相应的位置上，显相同颜色的荧光主斑点。

（3）取本品 4 g，研细，加乙醚 30 ml，超声处理 20 分钟，滤过，滤液挥干，残渣加乙酸乙酯 1 ml 使溶解，作为供试品溶液。另取丁香酚对照品，加乙醚制成每 1 ml 含 16 μl 的溶液，作为对照品溶液。照薄层色谱法（通则 0502）试验，吸取上述两种溶液各 5 μl，分别点于同一硅胶 G 薄层板上，以石油醚（60~90℃）- 乙酸乙酯（9∶1）为展开剂，展开，取出，晾干，喷以 5% 香草醛硫酸溶液，在 105℃加热至斑点显色清晰。供试品色谱中，在与对照品色谱相应的位置上，显相同颜色的斑点。

【检查】 除溶散时限外，应符合丸剂项下有关的各项规定（通则 0108）。

【浸出物】 照醇溶性浸出物测定法（通则 2201）项下的热浸法测定，用 70% 乙醇作溶剂，不得少于 22.0%。

【功能与主治】 ཁྲིད་པར་དུག་སྐྱུག་ཚ་བ་བྱེར་སྙིང་དང་། །རྩ་ནད་ཚ་གྲང་དྲིག་གསུམ་རྒྱ་སེར་མཛེ། །སྙིང་འོག་འབྱུང་པོའི་ནད་ཀུན་འཛོམས་པར་བྱེད། །

通筋活络，调和气血，镇惊安神。用于中风引起的半身不遂、手脚麻木、口眼㖞斜，脑震荡，高血压，癔病，癫痫等。

【用法与用量】 温开水送服或嚼服。一次 0.5~3 g，一日 1~2 次；或遵医嘱。

【规格】（1）每 4 丸重 1 g；（2）每丸重 0.5 g；（3）每丸重 1~1.5 g

【贮藏】 密封。

桑培日纳丸质量标准起草说明

【制剂名称】 制剂中文名为桑培日纳丸，拼音名为 Sangpeirina Wan，藏文名为“བསམ་འཕེལ་རཏྣ།”，藏文音译名按《钦哲文集》木刻版翻译为“桑培日纳”。

【处方来源】《钦哲文集》木刻版《མཁྱེན་བརྩེའི་བཀའ་འབུམ།》

བསམ་འཕེལ་རཏྣ་ནི། ཁྲིད་[མི་དབང་སངས་རྒྱས་རྒྱ་མཚོའི་ལུགས་ཡིན་]པར་སྤྱི་སྨན་བཟང་དྲུག་ཙ་རྒྱན་གཉིས། །ཨར་ནག་གི་ཤུ་ཕླ་རྩེ་ཏ་ཕྱིས་དང་། །བསེ་རུ་འབྲས་གསུམ་སླ་པི་ཟི་ར་གཉིས། །རྒྱ་ཚྭ་ཐིག་ཐིན་ཤིང་མངར་ཤིང་ཚ་དང་། །འབྲི་ཧྲ་ས་འཛིན་ཞི་དཀར་བཅས་པ་ཡི། །སྦྱོར་བ་འདི་ལ་ནོར་བུ་བསམ་འཕེལ་ཟེར། །རིམས་འཁྲུགས་ཚ་བ་རྩ་དཀར་སྙིང་པ་དང་། །དྲིག་གསུམ་མཛེ་དང་རེངས་འཁུམ་མཁལ་རྩ་བསྣད། །འགྲམས་འཁྲུགས་རྩ་ལ་བྱེར་ཞིང་ཞེན་པ་དང་། །གསོ་དཀའི་རིགས་ཀྱི་ནད་གཞི་ཀུན་ལ་ཕན། །དེ་སྙིང་གསེར་ཟངས་གཡུ་སྙིང་བྱེ་[བྱུ་]རུ་དང་། །ཐོག་ལྕགས་ཤ་ཕྱིས་སྤལ་རྒྱབ་དཀར་སྨུག་བཞི། །དུག་འདོན་ལ་སོགས་ཚད་ལྡན་ལེགས་སྦྱར་ཏེ། །བཞི་ཐང་ཁུ་བས་འདམ་བཏགས་འཚེམ་པར་བྱ། །རིལ་བུ་སྲན་མ་ཙམ་དྲིལ་པར་བྱར་བླུག །བྱིན་རླབས་ཆེན་འབྲེལ་སྙིང་པོས་ཤིས་པ་བརྗོད། །འདི་ནི་བསམ་འཕེལ་རཏྣའི་སྦྱོར་བ་སྟེ། །ཁྲིད་པར་དུག་སྐྱུག་ཚ་བ་བྱེར་སྙིང་དང་། །རྩ་ནད་ཚ་གྲང་དྲིག་གསུམ་རྒྱ་སེར་མཛེ། །སྙིང་འོག་འབྱུང་པོའི་ནད་ཀུན་འཛོམས་པར་བྱེད། །

【鉴别】（1）显微鉴别　本品粉末花粉粒、下表皮星状毛、分隔纤维等显微特征明显，易于查看。

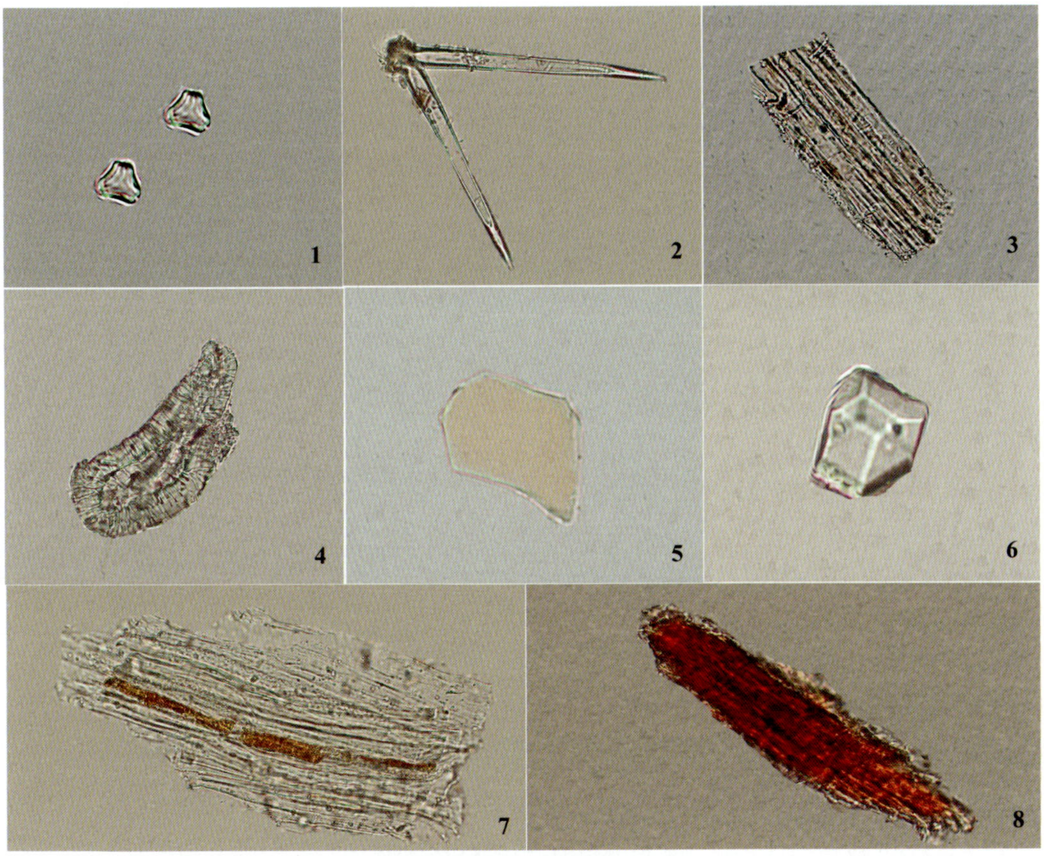

桑培日纳丸粉末显微特征

1—花粉粒（丁香） 2—下表皮星状毛（冬葵果） 3—分隔纤维（干姜） 4—石细胞（诃子）
5—不规则碎块（珍珠母） 6—方晶（余甘子） 7—管状分泌细胞（檀香） 8—木纤维（紫檀香）

（2）薄层鉴别 建立了以沉香对照药材和丁香酚对照品为对照的薄层鉴别方法。

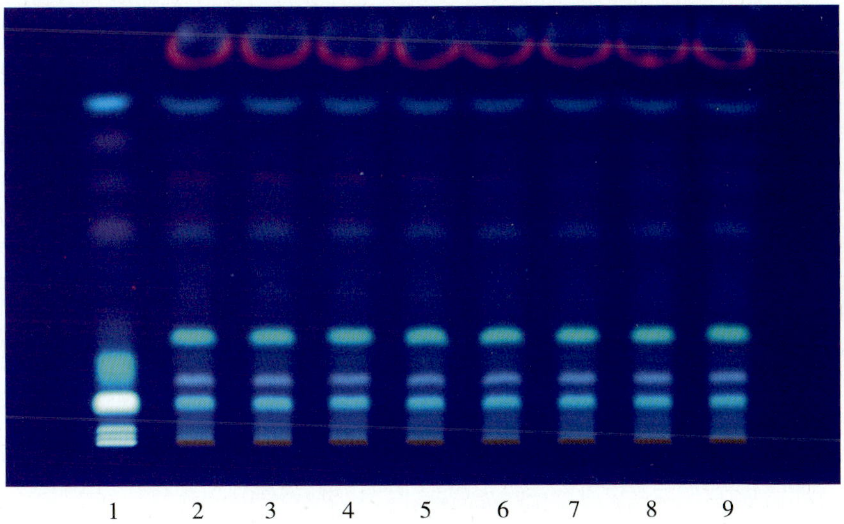

1 2 3 4 5 6 7 8 9

桑培日纳丸薄层色谱图（一）

1—沉香对照药材 2~9—桑培日纳丸样品

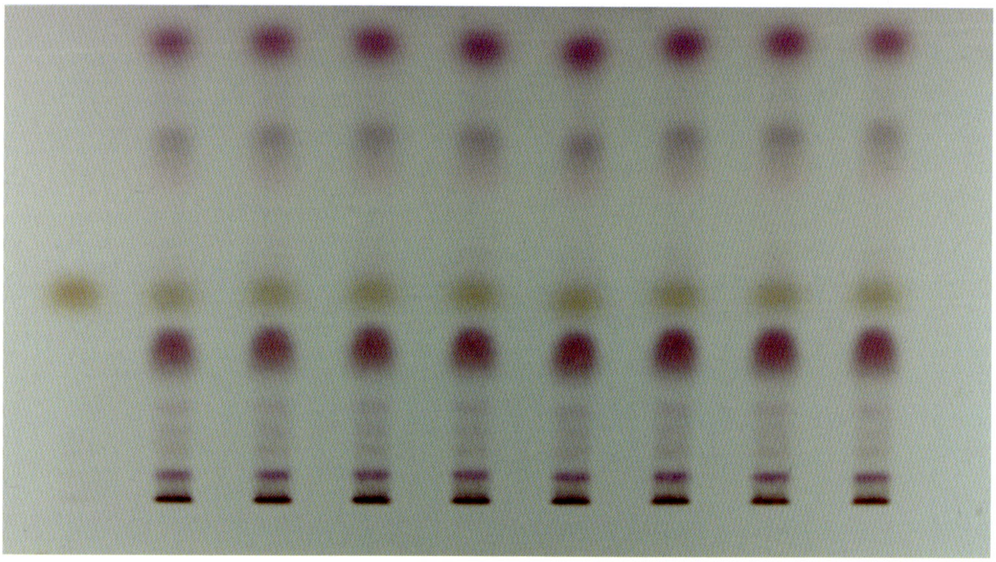

桑培日纳丸薄层色谱图（二）

1—丁香酚对照品　2~9—桑培日纳丸样品

【功能与主治】 见《钦哲文集》木刻版。

起草单位：阿坝藏族羌族自治州食品药品检验研究中心

复核单位：资阳市食品药品检验检测中心

堆汤尼昂散

ཐུང་ཐང་ཉེར་ལྔ།

Duitangni'ang San

堆汤尼昂

【处方】诃子 54 g　毛诃子 36 g　余甘子 36 g
石灰华 36 g　红花 36 g　丁香 36 g
渣驯膏 36 g　沉香 36 g　土木香 36 g
悬钩木 36 g　宽筋藤 36 g　骨碎补 36 g
波棱瓜子 36 g　小檗皮 36 g　鸭嘴花 36 g
蒂达 36 g　秦艽花 36 g　志达萨增 36 g
甘草 36 g　冬葵果 35 g　紫草茸 35 g
茜草 35 g　山矾叶 35 g　悬钩蔷薇 35 g
猪血 35 g　大黄 35 g　香柏 35 g
干姜 18 g

【制法】以上二十八味，粉碎成细粉，过筛，混匀，即得。

【性状】本品为黄棕色至棕色的粉末；气微香，味苦。

【鉴别】（1）取本品，置显微镜下观察：花粉粒类圆形、椭圆形或橄榄形，直径约至 60 μm，具 3 个萌发孔，外壁有齿状突起；长管状分泌细胞常位于导管旁，直径约至 66 μm，含黄棕色至红棕色分泌物（红花）。纤维多成束，呈淡红色（茜草）。纤维成束，直径 8~14 μm，壁厚，微木化，周围薄壁细胞含草酸钙方晶，形成晶纤维（甘草）。

（2）取本品 5 g，加乙醚 50 ml，超声处理 20 分钟，滤过，滤液挥干，残渣加乙醇 1 ml 使溶解，作为供试品溶液。另取丁香酚对照品，加乙醚制成每 lml 含 16 μg 的溶液，作为对照品溶液。照薄层色谱法（通则 0502）试验，吸取上述两种溶液各 1~2 μl，分别点于同一硅胶 G 薄层板上，以石油醚（60~90℃）- 乙酸乙酯（9∶1）为展开剂，展开，取出，晾干，喷以 5% 香草醛硫酸溶液，在 105℃加热至斑点显色清晰。供试品色谱中，在与对照品色谱相应的位置上，显相同颜色的斑点。

（3）本品 5 g，加乙醇 50 ml，超声处理 30 分钟，滤过，滤液蒸干，残渣加乙醇 lml 使溶解，作为供试品溶液。另取没食子酸对照品，加乙醇制成每 1 ml 含 0.2 mg 的溶液，作为对照品溶液。照薄层色谱法（通则 0502）试验，吸取上述两种溶液各 5~10 μl，分别点于同一聚酰胺薄膜上，以乙酸乙酯 - 甲酸（3∶1）为展开剂，展开，取出，晾干，喷以 5% 三氯化铁乙醇溶液。供试品色谱中，在与对照品色谱相应的位置上，显相同颜色的斑点。

【检查】应符合散剂项下有关的各项规定（通则 0115）。

【浸出物】 照醇溶性浸出物测定法（通则 2201）项下的热浸法测定，用 70% 乙醇作溶剂，不得少于 18.0%。

【功能与主治】 དུག་དང་ཚ་བ་ཁྲག་མཁྲིས་སྨུག་པོ་འབམས། །ལ་སོགས་ནད་ཀྱི་རིགས་སུ་གྱུར་ཏོ་ཅོག །སྟོད་སྨད་དོན་སྣོད་ཕྱི་ནང་རྩ་ཡན་ལག །གང་དུ་བྱེར་ཀྱང་ངེས་པར་སྡུད་པར་བྱེད། །

清热利胆，收敛拔毒。用于“木布”病、脉管炎、体表及脏腑热证。

【用法与用量】 温开水送服。一次 0.5~3 g，一日 1~2 次；或遵医嘱。

【贮藏】 密闭，防潮。

堆汤尼昂散质量标准起草说明

【制剂名称】 制剂中文名为堆汤尼昂散，拼音名为 Duitangni'ang San，藏文名为“སྡུད་ཐང་ཉེར་ལྔ”，藏文音译名按《迷旁医著》翻译为“堆汤尼昂”。

【处方来源】 《迷旁医著》《འཇུ་མི་ཕམ་སྨན་ཡིག་གཅེས་བཏུས།》

སྡུད་ཐང་ཉེར་ལྔ་ནི། འབྲས་གསུམ་བསེལ་གསུམ་བྲག་ཞུན་ཨ་ག་རུ། །མ་ནུ་ག་བྲ་སྙི་ཏིས་སྣ་སྐྱུ་དང་། །རེ་རལ་གསེར་མེ་སྐྱེར་ཤུན་བ་ཤ་ཀ །ཏིཀྟ་ཀྱི་ལྕེ་འབྲི་རྟ་ས་འཛིན་དང་། །ཤིང་མངར་ལྷམ་པ་ཚོས་བཙོད་ཞུ་མཁན་དང་། །སེ་རྒོད་ཕག་ཁྲག་ལྷུམ་རྩ་སྣ་འབྲུར་བཅས། །སྡུད་ཐང་ཉེར་ལྔ་ནོར་བུའི་ཞགས་པ་འདིས། །དུག་དང་ཚ་བ་ཁྲག་མཁྲིས་སྨུག་པོ་འབམས། །ལ་སོགས་ནད་ཀྱི་རིགས་སུ་གྱུར་ཏོ་ཅོག །སྟོད་སྨད་དོན་སྣོད་ཕྱི་ནང་རྩ་ཡན་ལག །གང་དུ་བྱེར་ཀྱང་ངེས་པར་སྡུད་པར་བྱེད། །འདི་ཡི་ཕན་ཡོན་ལག་ཏུ་བླང་བས་གསལ། །སྡུད་སྨན་ཀུན་གྱི་རྒྱལ་པོ་ཟླ་མེད་འདི། །རིག་འཛིན་བྱིན་རླབས་མཐུར་བརྟེན་རྡོ་ཡིས་སྦྱོལ། །རབ་ཆོས་ལྷུགས་ཡོས་ཟླ་བཞིའི་ཚེས་ཉེར་གཉིས་ལའོ། །

【鉴别】（1）显微鉴别　本品粉末花粉粒、分泌细胞、纤维等显微特征明显，易于查看。

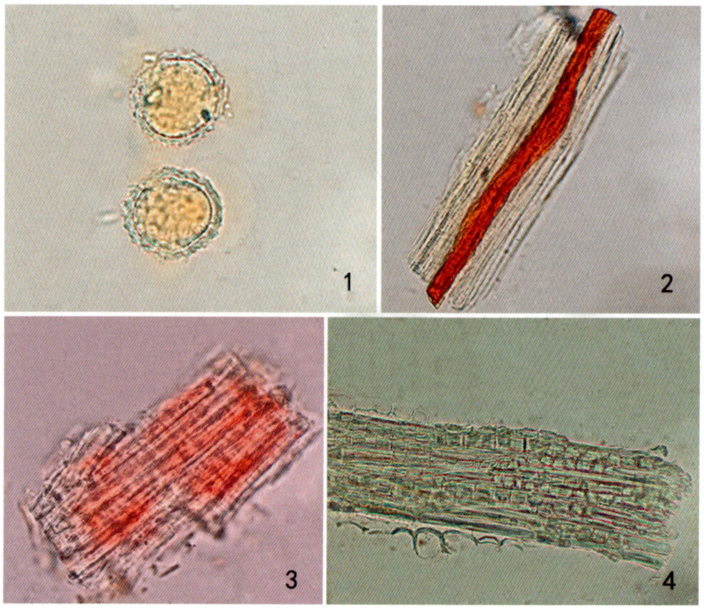

堆汤尼昂散粉末显微特征

1—花粉粒（红花）　2—分泌细胞（红花）　3—纤维（茜草）　4—晶纤维（甘草）

（2）薄层鉴别　建立了以丁香酚对照品和没食子酸对照品为对照的薄层鉴别方法。

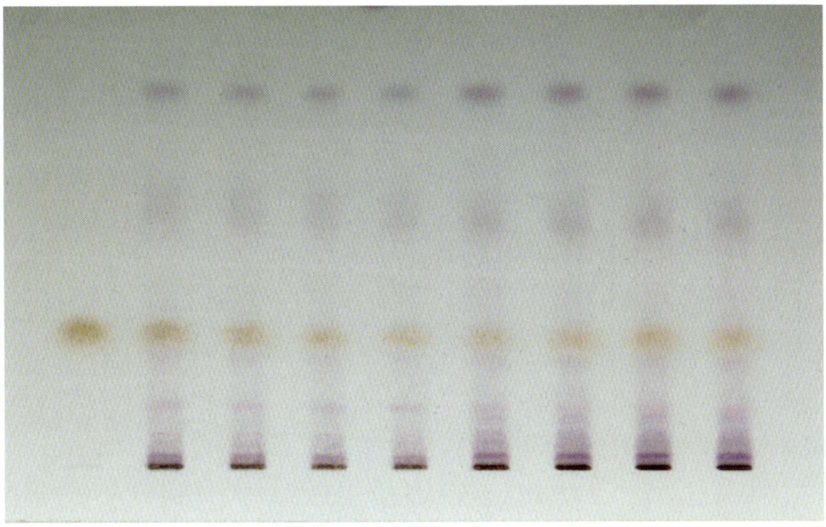

堆汤尼昂散薄层色谱图（一）

1—丁香酚对照品　2~9—堆汤尼昂散样品

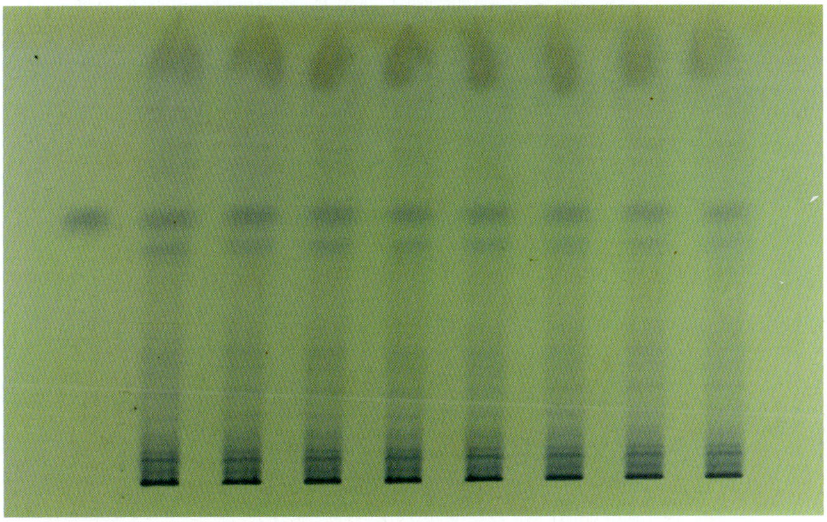

堆汤尼昂散薄层色谱图（二）

1—没食子酸对照品　2~9—堆汤尼昂散样品

【功能与主治】 见《迷旁医著》。

起草单位：甘孜藏族自治州食品药品检验所

复核单位：资阳市食品药品检验检测中心

萨杰迦仁丸 གསལ་བྱེད་ལྕགས་རིལ།

Sajiejiaren Wan 萨杰迦仁

【处方】

诃子 58 g	茅膏菜 30 g	洼瓣花 29 g
渣驯膏 20 g	毛诃子 35 g	余甘子 43 g
铁屑（制） 86 g	石灰华 23 g	红花 29 g
丁香 15 g	肉豆蔻 12 g	苏麦 12 g
草果 12 g	人工麝香 7 g	熊胆粉 9 g
人工牛黄 7 g	檀香 23 g	紫檀香 29 g
沉香 29 g	荜茇 14 g	绿绒蒿 29 g
狍角 14 g	松久蒂达 23 g	榜嘎 23 g
兔耳草 29 g	鸭嘴花 29 g	针铁矿 14 g
磁石 14 g	水牛角 11 g	岗提 23 g
寒水石 43 g	朱砂 14 g	鹿角 14 g
公绵羊角 14 g	珍珠母 14 g	乌梢蛇 14 g
小檗皮 14 g	贝齿 14 g	川木香 23 g
石榴子 29 g	赭石 14 g	巴力嘎 20 g
硅灰石 14 g	瘤状石灰岩 14 g	西红花 14 g

【制法】以上四十五味，粉碎成细粉，过筛，混匀，用水泛丸，干燥，即得。

【性状】本品为浅棕色至棕褐色的水丸；气香，味苦。

【鉴别】（1）取本品，置显微镜下观察：石细胞类方形、类多角形或呈纤维状，直径 14~40 μm，长至 130 μm，壁厚，孔沟细密（诃子）。内种皮厚壁细胞黄棕色、红棕色或深棕色，表面观多角形，壁厚，胞腔内含硅质块（苏麦）。角质鳞片近无色或淡黄色，表面具纵向条纹（乌梢蛇）。花粉粒类圆形、椭圆形或橄榄形，直径约至 60 μm，具 3 个萌发孔，外壁有齿状突起（红花）。花粉粒极面观呈三角形，赤道表面观双凸镜形，具 3 副合沟（丁香）。不规则块片呈斜方形板片状或槽状，层纹明显（寒水石）。木纤维成束，棕红色或黄棕色，壁稍厚，纹孔较密；有的木纤维束周围细胞含草酸钙方晶，形成晶纤维，含晶细胞的壁不均匀木化，增厚（紫檀香）。

（2）取本品 5 g，研细，加无水乙醇 30 ml，超声处理 20 分钟，滤过，滤液蒸干，残渣加无水乙醇 1 ml 使溶解，作为供试品溶液。另取没食子酸对照品，加无水乙醇制成每 1 ml 含 1 mg 的溶液，作为对照品溶液。照薄层色谱法（通则 0502）试验，吸取上述两种溶液各

5~10 μl，分别点于同一聚酰胺薄层板上，以三氯甲烷 - 乙酸乙酯 - 甲酸（3∶2∶1）为展开剂，展开，取出，晾干，喷以 5% 三氯化铁乙醇溶液。供试品色谱中，在与对照品色谱相应的位置上，显相同颜色的斑点。

（3）取本品 5 g，研细，加丙酮 30 ml，超声处理 20 分钟，滤过，药渣再加丙酮 30 ml，同上述操作，弃去滤液，药渣加 80% 丙酮溶液 30 ml，超声处理 30 分钟，滤过，滤液蒸干，残渣加 80% 丙酮溶液 0.5 ml 使溶解，作为供试品溶液。另取红花对照药材 0.2 g，同法制成对照药材溶液。照薄层色谱法（通则 0502）试验，吸取上述两种溶液各 5~10 μl，分别点于同一硅胶 H 薄层板上，以乙酸乙酯 - 甲酸 - 水 - 甲醇（7∶2∶3∶0.4）为展开剂，展开，取出，晾干。供试品色谱中，在与对照药材色谱相应的位置上，显相同颜色的斑点。

【检查】 **双酯型生物碱限量**　取本品适量，研细，取约 10 g，精密称定，置具塞锥形瓶中，加氨试液适量使润透，加二氯甲烷 100 ml，摇匀，超声处理（功率 300 W，频率 40 kHz）30 分钟，滤过，滤液于 50℃以下挥至约 20 ml，用 2% 盐酸溶液振摇提取 2 次，每次 20 ml，合并水溶液，用氨试液调节 pH 值至 8~9，用二氯甲烷振摇提取 3 次，每次 20 ml，合并二氯甲烷液，用无水硫酸钠脱水，低温挥干，残渣用 10% 甲醇（用磷酸调节 pH 值至 2）使溶解，转移至 5 ml 量瓶中，加上述 10% 甲醇至刻度，摇匀，滤过，取续滤液作为供试品溶液。取乌头双酯型生物碱对照提取物（已标示新乌头碱、次乌头碱和乌头碱的含量）约 10 mg，精密称定，置 25 ml 量瓶中，加上述 10% 甲醇稀释至刻度，摇匀，滤过，精密量取 1 ml，置 25 ml 量瓶中，加上述 10% 甲醇稀释至刻度，摇匀，作为对照品溶液。照高效液相色谱法（通则 0512）试验，以十八烷基硅烷键合硅胶为填充剂；以乙腈为流动相 A，以 0.2% 冰醋酸（用三乙胺调节 pH 值至 6.2）为流动相 B，按下表中的规定进行梯度洗脱，检测波长 235 nm，理论板数按新乌头碱峰计算应不低于 2 000。分别精密吸取供试品溶液与对照品溶液各 20 μl，注入液相色谱仪，测定，计算。本品每 1 g 含榜嘎以乌头碱（$C_{34}H_{47}NO_{11}$）、次乌头碱（$C_{33}H_{45}NO_{10}$）和新乌头碱（$C_{33}H_{45}NO_{11}$）的总量计，不得过 0.009 mg。

时间（分钟）	流动相 A（%）	流动相 B（%）
0~44	21 → 31	79 → 69
44~65	31 → 35	69 → 65
65~70	35	65

其他　除溶散时限外，应符合丸剂项下有关的各项规定（通则 0108）。

【浸出物】 照醇溶性浸出物测定法（通则 2201）项下的热浸法测定，用 70% 乙醇作溶剂，不得少于 26.0%。

【功能与主治】 རྒྱལ་མོའི་ཤེད་ཉམས་པ་དང་། སྐྱ་རིབ་དང་། རྫོ་རིབ་ནད། མིག་ནད་དམར་ཚག སྐམ་ཚག ལིང་ཏོག་ནད་སོགས་ལ་ཕན།

清肝明目。用于视力减退、白内障、结膜炎、眼睛红肿等。

【用法与用量】 温开水送服或嚼服。一次 0.5~3 g，一日 1~2 次；或遵医嘱。

【注意】 本品含朱砂和巴力嘎（含马兜铃酸），不宜大量服用或少量久服；孕妇及肝肾功能不全者禁用。

【规格】（1）每 4 丸重 1 g；（2）每丸重 0.5 g；（3）每丸重 1~1.5 g

【贮藏】 密封。

萨杰迦仁丸质量标准起草说明

【制剂名称】 制剂中文名为萨杰迦仁丸，拼音名为 Sajiejiaren Wan，藏文名为“གསལ་བྱེད་ལྷགས་རིལ།”，藏文音译名按《临床札记·所需宝典》翻译为“萨杰迦仁”。

【处方来源】《临床札记·所需宝典》《ཟིན་ཏིག་བདུད་རྩིའི་ཐིགས་པའི་ཉེར་མཁོའི་སྨད་པོད་དགོས་དགུའི་བང་མཛོད་བཻ་ཌཱུར་ཡའི་ལྡེ་མིག》

གསལ་བྱེད་ལྷགས་རིལ་རིན་ཆེན་སྦྱོར་བ་ལ། །དེ་ལ་དང་པོ་རྩ་བའི་སྨན་བདུན་ནི། །ཨ་རུ་གསེར་མདོག་ཙུལ་སྲུངས་མེད་པ་བསྟེ། །ཁྱད་པར་བདུད་རྩི་འོད་ལྡན་[རྟག་ཏྲ་སེར་པོ་བཟང་ཤོས་མེ་ཏོག་ཚུང་གུག་པ་]རིགས་གསུམ་པོ། །སྲང་བདུན་ཨ་བ་སྲང་བཞི་བྲག་ཞུན་[སྲང་]གང་། །བ་རུ་ར་ཕྲ་སྐྱུ་རུ་བཟང་པོ་བདུན། །ལྷགས་ཞུན་[ལྷགས་བཙུང་བའི་དྲེག་པ་]ཕྱེ་མ་སྲང་དོ་རྩི་བཞིན་བཏགས། །གར་སྣ་ཚོ་ཚམ་ལྷགས་སྦྱོད་ནང་དུ་བླུགས། །ཁིབས་ལྡན་རས་དཀར་དྲི་མ་མེད་པས་བཏུམས། །རིན་ཆེན་སྦྱོད་དུ་ཞག་གསུམ་བསྐོལ་བྱས་ནས། །བྱུང་བའི་མདངས་ལྡན་མཐིང་འཚེར་ཁ་དོག་འབྱུང་། །དེ་སྟེང་ཡན་ལག་སྨན་ནི་འདི་ལྟར་ཡིན། །ཁ་ཆེ་གུར་གུམ་བཟང་པོ་ཐུབ་ཕྲ་དང་། །བཟང་དྲུག་ཐུབ་རེ་འབིགས་བྱེད་[ཨ་རུ་]ཐུབ་བཟང་ཕྲ། །སླ་རྩི་དོམ་མཁྲིས་གི་ཝཾ་ཐུབ་གསུམ་རེ། །མདུང་རྩེ་སྤྲལ་རྒྱབ་[དཀར་སྨུག་གཉིས་]གངས་ཐིགས་རིན་ཆེན་མཚལ། །ཁབ་ལེན་ཅོང་ཞི་རུ་ཏ་ཙ་རྒྱན་གཉིས། །རྒྱ་རུ་བསེ་རུ་ཁ་ཤ་[གསང་སྨན་སེ་འབྲུ་༠༧༠མགྲོན་བུ་བསྲེག་ཐལ་]ཤ་བའི་རུ། །པི་ལིང་ཨུཏྤལ་སྐྱེར་ཤུན་སུམ་ཅུ་ཏིག །བོང་དཀར་ཧོང་ལེན་བ་ལེ་བ་ཤ་ཀ །ཨ་གར་ནག་པོ་ཉ་ཕྱིས་ལྷགས་སླུལ་རྣམས། །དམ་ཅོག་ལྡན་པས་འདམ་འཐག་ཉིན་གསུམ་བྱ། །སྤྲིང་དཀར་བསྲུད་མེད་ཏ་སྦྱར་རིལ་བུ་དྲིལ། །གསེར་དངུལ་ལ་སོགས་རིན་ཆེན་སྦྱོད་མཆོག་ཏུ། །དར་དམར་ཁིབས་ལྡན་རབ་ཏུ་གནས་བྱས་ལ། །གཟའ་སྐར་ཚེས་གྲངས་བཟང་པོའི་ཐོ་རངས་དུས། །རིལ་བུ་ཕྲ་ཕྲ་རྒྱ་སྐོལ་འཕུལ་ལ་བཏང་། །འདི་ཡི་ཕན་ཡོན་བརྗོད་ན་བསམ་ལས་འདས། །མིག་ནད་རབ་རིབ་ཕྱི་ནང་བར་འགྲིབ་དང་། །རྒྱལ་མོ་འདལ་དང་ཆུ་འཁྱུགས་རྩ་མདངས་ཉམས། །ཤ་འཛེར་རྭ་དང་ལིང་ཏོག་རྩ་དྲ་སོགས། །མིག་ནད་སུམ་ཅུའི་གཡུལ་ལས་རྣམ་པར་རྒྱལ། །ཁྱད་པར་དུག་ལིང་མིག་འགྲིབ་ཐམས་ཅད་ལ། །སྦྱོར་བ་འདི་མེད་གཞན་གྱིས་དགོས་པ་ཅི། །འདུས་འགྲིབ་ནད་ལ་རྡོ་རྗེ་ཕ་ལམ་ཡིན། །གཞན་ཡང་སྨྱུར་དུག་རྙིང་པ་དང་། །ཞུན་འདུས་འགྲམས་འཁྱུགས་ཤུ་བ་དང་། །སྨུག་པོ་ཁྲག་སྐྱུགས་ཐམས་ཅད་སེལ། །མཆིན་མཚེར་ཁྲག་བབས་མཁྲིས་པ་གླ་ཡས་བཏབ། །མ་ལུས་སེལ་བ་སྦྱོང་བས་གྲུབ་པའོ། །

【鉴别】（1）显微鉴别　本品粉末石细胞、内种皮厚壁细胞、角质鳞片等显微特征明显，易于查看。

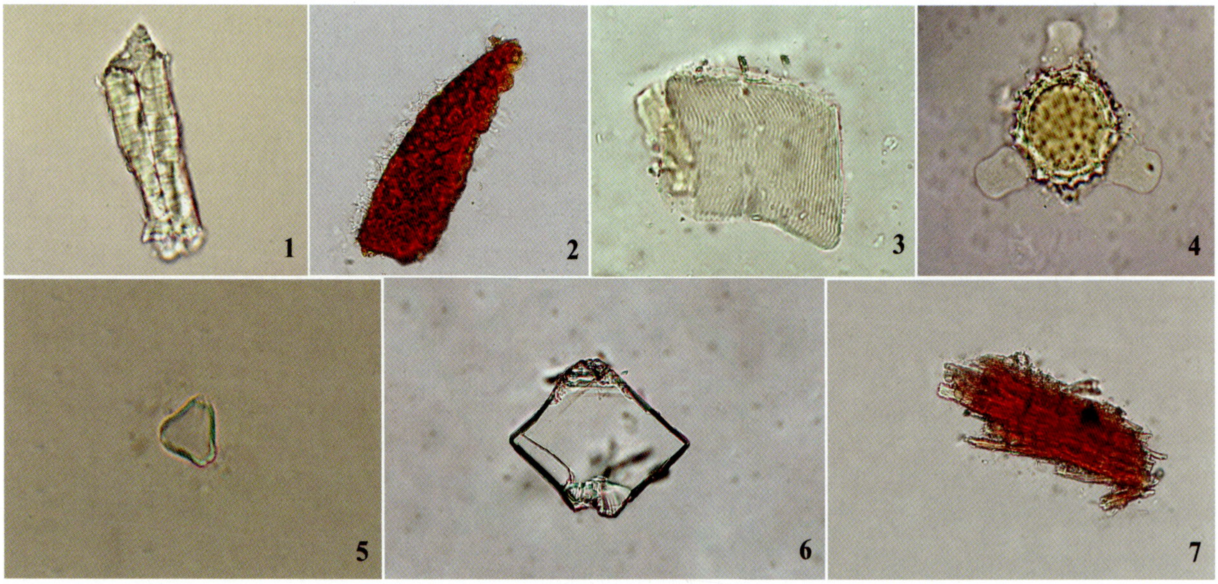

萨杰迦仁丸粉末显微特征

1—石细胞（诃子） 2—内种皮厚壁细胞（苏麦） 3—角质鳞片（乌梢蛇） 4—花粉粒（红花）
5—花粉粒（丁香） 6—不规则块片（寒水石） 7—木纤维（紫檀香）

（2）薄层鉴别　建立了以没食子酸对照品和红花对照药材为对照的薄层鉴别方法。

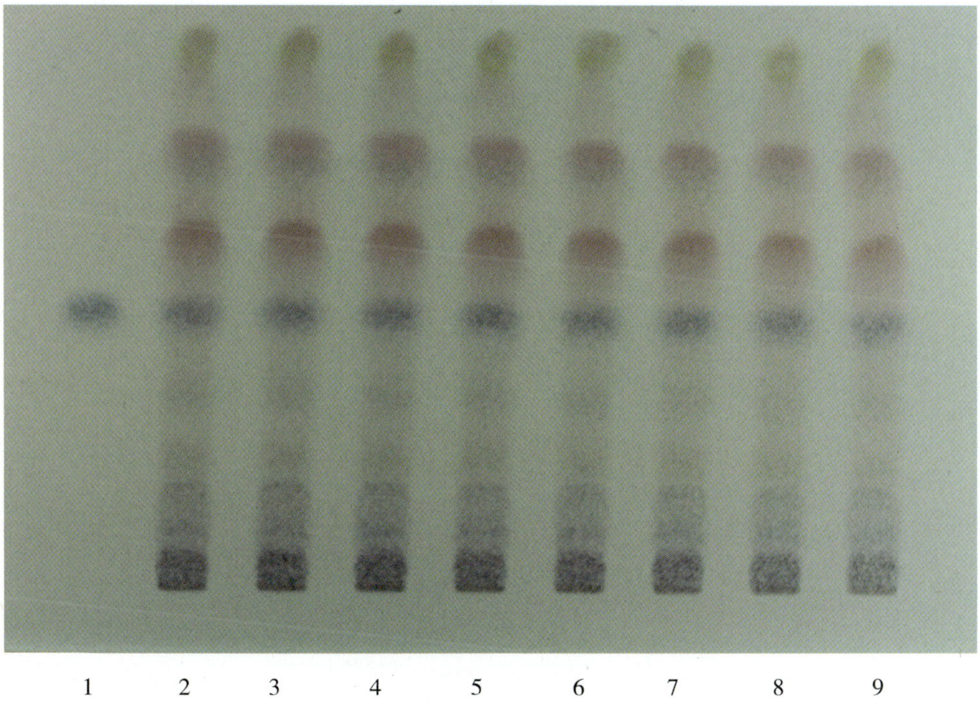

萨杰迦仁丸薄层色谱图（一）

1—没食子酸对照品 2~9—萨杰迦仁丸样品

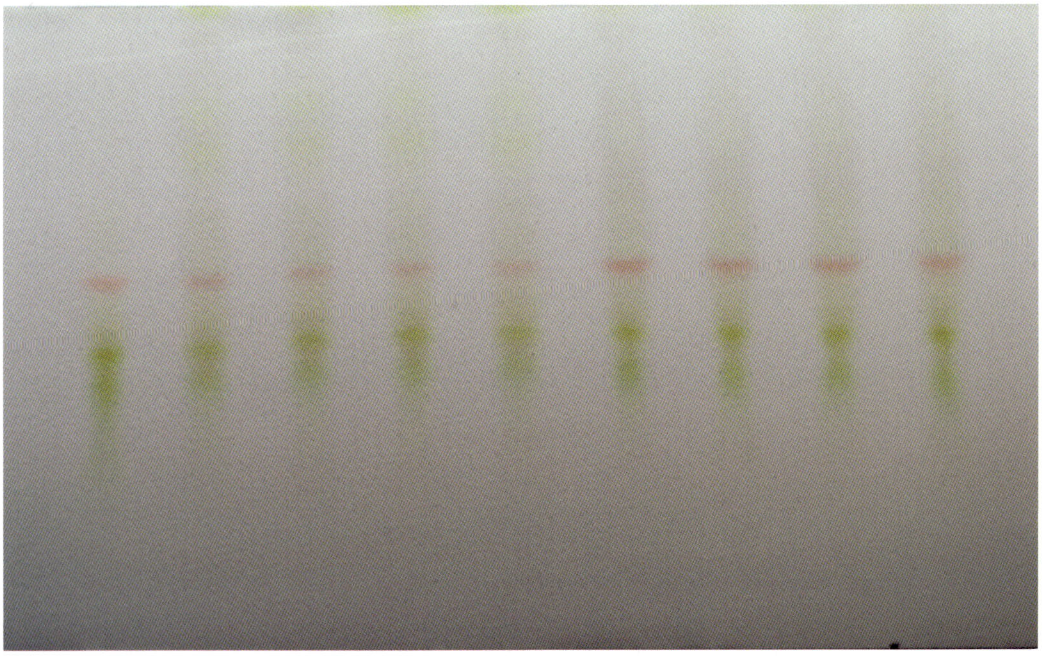

1　2　3　4　5　6　7　8　9

萨杰迦仁丸薄层色谱图（二）

1—红花对照药材　2~9—萨杰迦仁丸样品

【检查】 **双酯型生物碱限量**　采用 HPLC 法，以乌头双酯型生物碱对照提取物（已标示新乌头碱、次乌头碱和乌头碱的含量）为对照，测定制剂中乌头双酯型生物碱的含量。藏药榜嘎为毛茛科植物唐古特乌头 *Aconitum tanguticum*（Maxim.）Stapf、船盔乌头 *A. naviculare*（Bruhl.）Stapf 的干燥全草。榜嘎因基原和炮制工艺不同，其双酯型生物碱含量差异较大，在制定限度时，参照《中国药典》（2020 年版）乌头类药材炮制品"制川乌、制草乌、附片"双酯型生物碱的限度规定（分别为：0.040%、0.040%、0.020%），以 0.040% 为参考限度，根据处方中榜嘎的用量折算，规定"本品每 1 g 含榜嘎以乌头碱（$C_{34}H_{47}NO_{11}$）、次乌头碱（$C_{33}H_{45}NO_{10}$）和新乌头碱（$C_{33}H_{45}NO_{11}$）的总量计，不得过 0.009 mg"。

【功能与主治】 见《临床札记·所需宝典》。

起草单位：阿坝藏族羌族自治州食品药品检验研究中心

复核单位：资阳市食品药品检验检测中心

萨琼丸 སར་ཁྱུང་།

Saqiong Wan 萨琼

【处方】

榜那 105 g	诃子 105 g	川木香 37 g
藏菖蒲 37 g	人工麝香 10 g	蜀葵花 72 g
珍珠母 72 g	穆库没药 37 g	山矾叶 72 g
紫草茸 37 g	茜草 72 g	红花 72 g
熊胆粉 72 g	乌玉块 19 g	朱砂 37 g
苏麦 72 g	刀豆 72 g	

【制法】 以上十七味，粉碎成细粉，过筛，混匀，用水泛丸，干燥，即得。

【性状】 本品为黄棕色至黄褐色的水丸；气香，味淡。

【鉴别】（1）取本品，置显微镜下观察：花粉粒类圆形、椭圆形或橄榄形，直径约至 60 μm，具 3 个萌发孔，外壁有齿状突起（红花）。不规则碎块，表面多不平整，呈明显的颗粒性，有的呈层状结构，边缘多数为不规则锯齿状（珍珠母）。石细胞类方形、类多角形或呈纤维状，直径 14~40 μm，长至 130 μm，壁厚，孔沟细密（诃子）。内种皮厚壁细胞黄棕色、红棕色或深棕色，表面观多角形，壁厚，胞腔内含硅质块（苏麦）。

（2）取本品 3 g，研细，加乙醇 30 ml，超声处理 30 分钟，滤过，滤液浓缩至约 1 ml，作为供试品溶液。另取诃子对照药材 0.5 g，加乙醇 10 ml，同法制成对照药材溶液。照薄层色谱法（通则 0502）试验，吸取上述两种溶液各 2~5 μl，分别点于同一聚酰胺薄膜上，以乙酸乙酯 - 甲酸（3∶1）为展开剂，展开，取出，晾干，喷以 5% 三氯化铁乙醇溶液。供试品色谱中，在与对照药材色谱相应的位置上，显相同颜色的斑点。

（3）取本品 5 g，研细，加丙酮 30 ml，超声处理 20 分钟，滤过，药渣再加丙酮 30 ml，同上述操作，弃去滤液，药渣加 80% 丙酮溶液 30 ml，超声处理 30 分钟，滤过，滤液蒸干，残渣加 80% 丙酮溶液 1 ml 使溶解，作为供试品溶液。另取红花对照药材 0.5 g，同法制成对照药材溶液。照薄层色谱法（通则 0502）试验，吸取上述两种溶液各 5~10 μl，分别点于同一硅胶 H 薄层板上，以乙酸乙酯 - 甲酸 - 水 - 甲醇（7∶2∶3∶0.4）为展开剂，展开，取出，晾干。供试品色谱中，在与对照药材色谱相应的位置上，显相同颜色的斑点。

【检查】 **双酯型生物碱限量** 取本品适量，研细，取约 3 g，精密称定，置具塞锥形瓶中，加氨试液适量使润透，加二氯甲烷 50 ml，摇匀，超声处理（功率 300 W，频率 40 kHz）30 分钟，滤过，滤液于 50℃以下挥至约 20 ml，用 2% 盐酸溶液振摇提取 2 次，每次 20 ml，合并水溶液，用氨试液调节 pH 值至 8~9，用二氯甲烷振摇提取 3 次，每次

20 ml，合并二氯甲烷液，用无水硫酸钠脱水，低温挥干，残渣用 10% 甲醇（用磷酸调节 pH 值至 2）使溶解，转移至 5 ml 量瓶中，加上述 10% 甲醇至刻度，摇匀，滤过，取续滤液作为供试品溶液。取乌头双酯型生物碱对照提取物（已标示新乌头碱、次乌头碱和乌头碱的含量）约 10 mg，精密称定，置 25 ml 量瓶中，加上述 10% 甲醇稀释至刻度，摇匀，滤过，精密量取 1 ml，置 25 ml 量瓶中，加上述 10% 甲醇稀释至刻度，摇匀，作为对照品溶液。照高效液相色谱法（通则 0512）试验，以十八烷基硅烷键合硅胶为填充剂；以乙腈为流动相 A，以 0.2% 冰醋酸（用三乙胺调节 pH 值至 6.2）为流动相 B，按下表中的规定进行梯度洗脱，检测波长 235 nm，理论板数按新乌头碱峰计算应不低于 2 000。分别精密吸取供试品溶液与对照品溶液各 20 μl，注入液相色谱仪，测定，计算。本品每 1 g 含榜那以乌头碱（$C_{34}H_{47}NO_{11}$）、次乌头碱（$C_{33}H_{45}NO_{10}$）和新乌头碱（$C_{33}H_{45}NO_{11}$）的总量计，不得过 0.042 mg。

时间（分钟）	流动相 A（%）	流动相 B（%）
0~44	21 → 31	79 → 69
44~65	31 → 35	69 → 65
65~70	35	65

其他　除溶散时限外，应符合丸剂项下有关的各项规定（通则 0108）。

【浸出物】 照醇溶性浸出物测定法（通则 2201）项下的热浸法测定，用 70% 乙醇作溶剂，不得少于 25.0%。

【功能与主治】 མཁལ་མའི་ཚ་གྲང་ནད་རིགས་ཡིན་ཚོག་དང་། །ཕྲིན་སྣང་ལ་སོགས་གཉན་རིམས་ཀུན་བཏུགས་ཤིང་། །ཁྲུད་པར་ས་བོན་འཛག་པ་གཅོད་པ་སྟེ། །སྐྲན་ནད་ཐོན་ངེས་ལན་འགག་བསྟེན་པ་ཡིས། །དངས་མ་འཛག་གཅོད་མིན་ཀྱང་ནད་ཟུག་གཅོག །

益肾固精，消炎止痛。用于遗精、前列腺炎、尿道感染等。

【用法与用量】 温开水送服或嚼服。一次 0.5~3 g，一日 1~2 次；或遵医嘱。

【注意】 本品含朱砂，不宜大量服用或少量久服，孕妇及肝肾功能不全者禁用。

【规格】（1）每 4 丸重 1 g；（2）每丸重 0.5 g；（3）每丸重 1~1.5 g

【贮藏】 密封。

萨琼丸质量标准起草说明

【制剂名称】 制剂中文名为萨琼丸，拼音名为 Saqiong Wan，藏文名为“སྣར་ཁྱུང་།”，藏文音译名按《临床札记 · 所需宝典》翻译为“萨琼”。

【处方来源】《临床札记 · 所需宝典》《ཟིན་ཏིག་བདུད་རྩིའི་ཐིགས་པའི་ཉེར་མཁོའི་སྨུད་པོད་དགོས་དགུའི་བང་མཛོད་བེ་ཌཱུརྱའི་ལྡེ་མིག》

སྣར་ཁྱུང་ནི། མཁལ་ནད་ས་བོན་འཛག་པ་སེལ་བ་ཡི། །གཙོ་བོ་བྱ་ཁྱུང་ལྷ་པའི་ལུས་པོ་ལ། །མདོག་ལྡན་ཉ་ཕྱིས་གུ་གུལ་མཆུ་རུ་བསྐྱོན། །ཞུ་མཁན་ཆོས་བཙོད་གཡོག་སྒྲོ་རྒྱས་པ་ལ། །གུར་གུམ་དོམ་མཁྲིས་རྒྱ་སྣག་མཐུག་མ་བཏགས། །མཚལ་དང་སུག་སྨེལ་མཁལ་ཞོའི་སྤེར་ལྡན་འདི། །སྣ་རའི་ཁྱུང་ལྷ་འཛག་སྡོམ་ཞེས་བྱ་སྟེ། །ཕལ་ཆེར་རྒྱུ་སྐོལ་གྲང་རླུང་སྨོས་ཁུས་འཕྱལ། །མཁལ་མའི་ཚ་གྲང་ནད་རིགས་ཡིན་ཅོག་དང་། །སྲིན་སླད་ལ་སོགས་གཞན་རིམས་ཀུན་བསྲུགས་ཤིང་། །ཁྱད་པར་ས་བོན་འཛག་པ་གཅོད་པ་སྟེ།། སྨན་ནད་ཐོན་ངེས་ལན་འགའ་བསྟེན་པ་ཡིས། །དངས་མ་འཛག་གཅོད་མིན་ཀྱང་ནད་ཟུག་གཅོག །

【鉴别】（1）显微鉴别　本品粉末花粉粒、不规则碎块、石细胞等显微特征明显，易于查看。

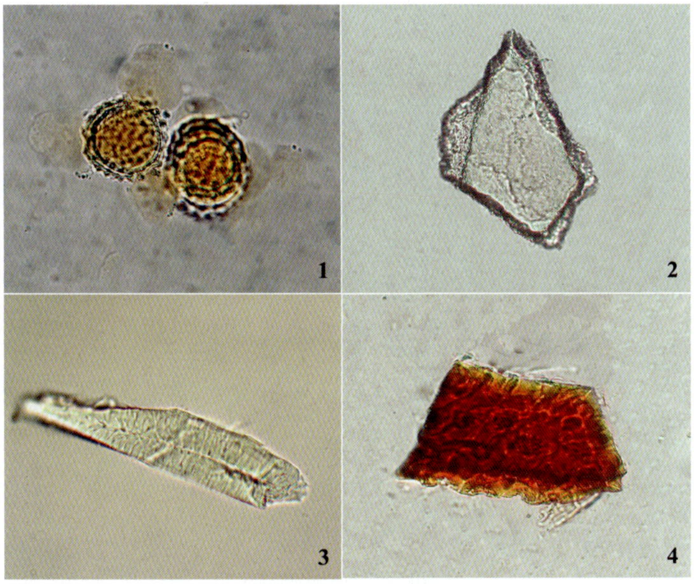

萨琼丸粉末显微特征

1—花粉粒（红花）　2—不规则碎块（珍珠母）　3—石细胞（诃子）　4—内种皮厚壁细胞（苏麦）

（2）薄层鉴别　建立了以诃子对照药材、红花对照药材为对照的薄层鉴别方法。

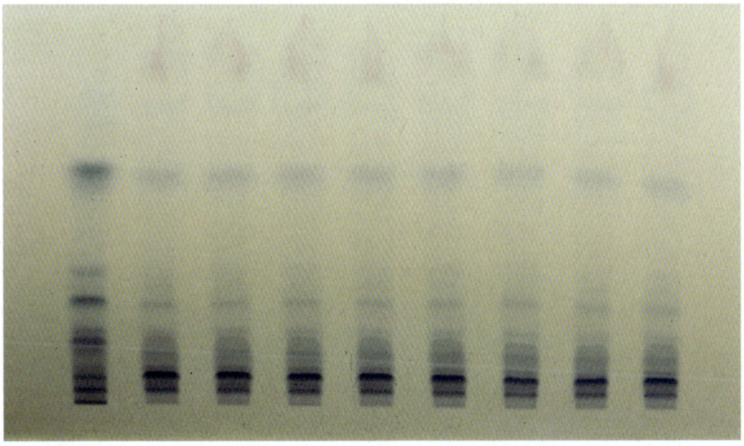

1　2　3　4　5　6　7　8　9

萨琼丸薄层色谱图（一）

1—诃子对照药材　2~9—萨琼丸样品

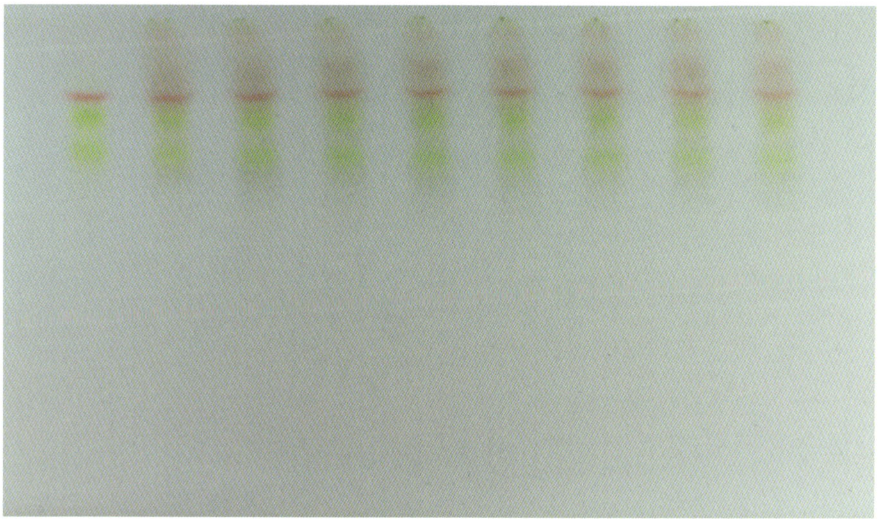

1　2　3　4　5　6　7　8　9

萨琼丸薄层色谱图（二）

1—红花对照药材　2~9—萨琼丸样品

【检查】 **双酯型生物碱限量**　采用 HPLC 法，以乌头双酯型生物碱对照提取物（已标示新乌头碱、次乌头碱和乌头碱的含量）为对照，测定制剂中乌头双酯型生物碱的含量。藏药榜那为毛茛科植物伏毛铁棒锤 *Aconitum flavum* Hand.-Mazz.、铁棒锤 *A. pendulum* Busch、工布乌头 *A. kongboense* Lauener、江孜乌头 *A. ludlowii* Exell 的干燥块根。榜那因基原和炮制工艺不同，其双酯型生物碱含量差异较大，在制定限度时，参照《中国药典》（2020 年版）乌头类药材炮制品“制川乌、制草乌、附片”双酯型生物碱的限度规定（分别为：0.040%、0.040%、0.020%），以 0.040% 为参考限度，根据处方中榜那的用量折算，规定“本品每 1 g 含榜那以乌头碱（$C_{34}H_{47}NO_{11}$）、次乌头碱（$C_{33}H_{45}NO_{10}$）和新乌头碱（$C_{33}H_{45}NO_{11}$）的总量计，不得过 0.042 mg”。

【功能与主治】 见《临床札记·所需宝典》。

起草单位：阿坝藏族羌族自治州食品药品检验研究中心

复核单位：资阳市食品药品检验检测中心

葛谷琼纳丸

Gegu Qiongna Wan

གི་དགུ་ཁྱུང་ནག

葛谷琼纳

【处方】人工牛黄 75 g　红花 50 g　绿绒蒿 50 g
巴力嘎 50 g　蒂达 50 g　渣驯膏 50 g
川木香 98 g　鸭嘴花 50 g　波棱瓜子 50 g
诃子 98 g　藏菖蒲 25 g　人工麝香 10 g
榜那 98 g　黑冰片 123 g　穆库没药 50 g
毛莲蒿 73 g

【制法】以上十六味，粉碎成细粉，过筛，混匀，用水泛丸，干燥，即得。

【性状】本品为灰绿色至棕绿色水丸，气微香，味苦。

【鉴别】（1）取本品，置显微镜下观察：花粉粒类圆形、椭圆形或橄榄形，直径约至 60 μm，具 3 个萌发孔，外壁有齿状突起（红花）。石细胞类方形、类多角形或呈纤维状，直径 14~40 μm，长至 130 μm，壁厚，孔沟细密（诃子）。

（2）取本品 2 g，研细，加乙醚 20 ml，超声处理 20 分钟，滤过，滤液挥干，残渣加甲醇 1 ml 使溶解，作为供试品溶液。另取川木香对照药材 0.5 g，同法制成对照药材溶液。照薄层色谱法（通则 0502）试验，吸取上述两种溶液各 5~10 μl，分别点于同一硅胶 G 薄层板上，以甲苯 - 乙酸乙酯（19∶1）为展开剂，展开，取出，晾干，喷以 5% 香草硫酸溶液，加热至斑点显色清晰。供试品色谱中，在与对照药材色谱相应的位置上，显相同颜色的斑点。

【检查】**双酯型生物碱限量**　取本品适量，研细，取约 3 g，精密称定，置具塞锥形瓶中，加氨试液适量使润透，加二氯甲烷 50 ml，摇匀，超声处理（功率 300 W，频率 40 kHz）30 分钟，滤过，滤液于 50℃以下挥至约 20 ml，用 2% 盐酸溶液振摇提取 2 次，每次 20 ml，合并水溶液，用氨试液调节 pH 值至 8~9，用二氯甲烷振摇提取 3 次，每次 20 ml，合并二氯甲烷液，用无水硫酸钠脱水，低温挥干，残渣用 10% 甲醇（用磷酸调节 pH 值至 2）使溶解，转移至 5 ml 量瓶中，加上述 10% 甲醇至刻度，摇匀，滤过，取续滤液作为供试品溶液。取乌头双酯型生物碱对照提取物（已标示新乌头碱、次乌头碱和乌头碱的含量）约 10 mg，精密称定，置 25 ml 量瓶中，加上述 10% 甲醇稀释至刻度，摇匀，滤过，精密量取 1 ml，置 25 ml 量瓶中，加上述 10% 甲醇稀释至刻度，摇匀，作为对照品溶液。照高效液相色谱法（通则 0512）试验，以十八烷基硅烷键合硅胶为填充剂；以乙腈为流动相 A，以 0.2% 冰醋酸（用三乙胺调节 pH 值至 6.2）为流动相 B，按下表中的规定进行梯度洗脱，检测波长 235 nm，理论板数按新乌头碱峰计算应不低于 2 000。分别精密吸取供试品溶液与对照品溶液各 20 μl，注入液相色谱仪，测定，计算。本品每 1 g 含榜那以乌头碱（$C_{34}H_{47}NO_{11}$）、次乌头碱（$C_{33}H_{45}NO_{10}$）和新乌头碱（$C_{33}H_{45}NO_{11}$）的总量计，不得过 0.040 mg。

时间（分钟）	流动相 A（%）	流动相 B（%）
0~44	21 → 31	79 → 69
44~65	31 → 35	69 → 65
65~70	35	65

其他 除溶散时限外，应符合丸剂项下有关的各项规定（通则 0108）。

【浸出物】 照醇溶性浸出物测定法（通则 2201）项下的热浸法测定，用 70% 乙醇作溶剂，不得少于 22.0%。

【功能与主治】 གཉན་ཚད་མཁྲིས་པ་རྩར་རྒྱུག་ལ་སོགས་པ། །ཀུན་ལ་ཟབ་ཕྱུད་ལག་ལེན་སྦྱོང་གྲུབ་སོ། །

疏肝利胆，清热止痛。用于黄疸性肝炎。

【用法与用量】 温开水送服或嚼服。一次 0.5~3 g，一日 1~2 次；或遵医嘱。

【注意】 本品含马兜铃酸，可引起肾脏损害等不良反应；儿童及老年人慎用；孕妇、婴幼儿及肾功能不全者禁用。

【规格】（1）每 4 丸重 1 g；（2）每丸重 0.5 g；（3）每丸重 1~1.5 g

【贮藏】 密封。

葛谷琼纳丸质量标准起草说明

【制剂名称】 制剂中文名为葛谷琼纳丸，拼音名为 Gegu Qiongna Wan，藏文名为“གི་དཀྱུ་ཁྱུང་ནག”，藏文音译名按《临床札记》翻译为“葛谷琼纳”。

【处方来源】《临床札记》《གསོ་རིག་ཟིན་ཏིག་གཅེས་བསྡུས།》

གི་དཀྱུ་ཁྱུང་ནག་ནི། གི་ཝཾ་ཨུཏྤལ་གུར་གུམ་བ་ལེ་ཀ །ཏིག་ཏ་ཟྭག་ཞུན་ཙ་རྟ་བ་ཤ་ཀ །གསེར་གྱི་མེ་ཏོག་སྦྱར་བའི་གི་ཝཾ་དགུ །དེ་སྟེང་ཨ་རུ་རུ་རྟ་ཤུ་དག་དང་། །སླ་རྩི་སོང་ང་ཕག་བྲན་ཞང་ཙམ་སྦྱར། །ཀུ་གུལ་ཕུར་ནག་སྦྱར་བའི་བཅུ་བདུན་པ། །གི་དཀྱུ་ཁྱུང་ནག་ཅེས་གྲགས་དུས་ངན་གྱི། །གཉན་ཚད་མཁྲིས་པ་རྩར་རྒྱུག་ལ་སོགས་པ། །ཀུན་ལ་ཟབ་ཕྱུད་ལག་ལེན་སྦྱོང་གྲུབ་སོ། །

【鉴别】（1）显微鉴别 本品粉末花粉粒、石细胞显微特征明显，易于查看。

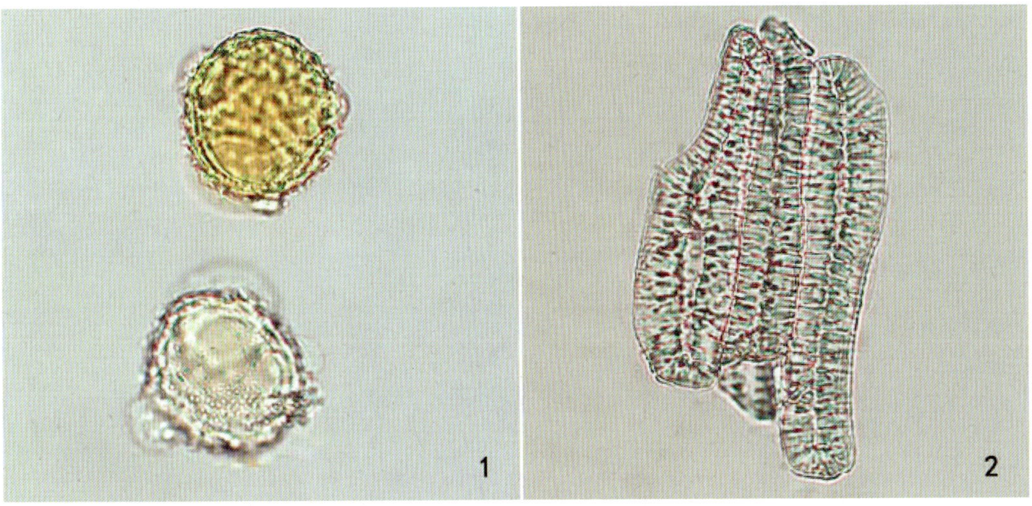

葛谷琼纳丸粉末显微特征

1—花粉粒（红花）　2—石细胞（诃子）

（2）薄层鉴别　建立了以川木香对照药材为对照的薄层鉴别方法。

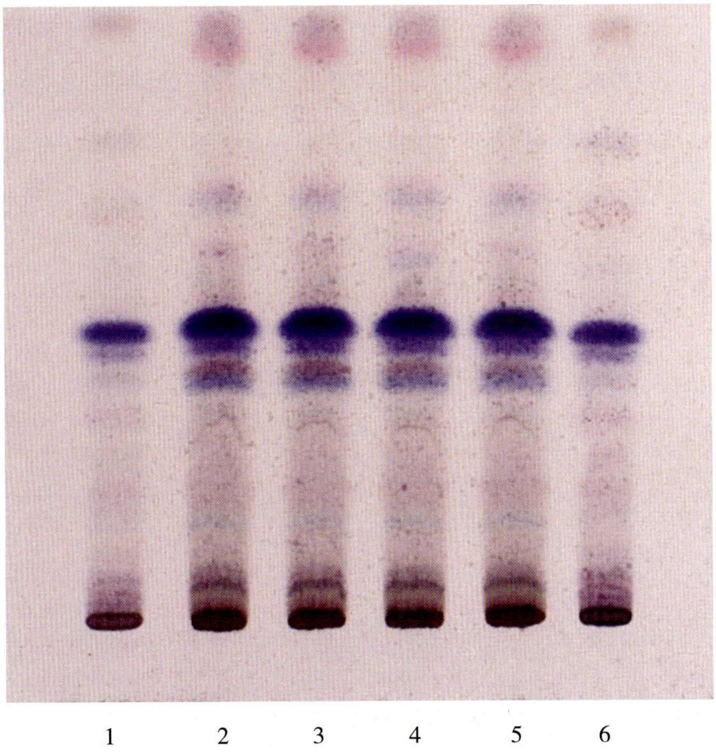

葛谷琼纳丸薄层色谱图

1，6—川木香对照药材　2~5—葛谷琼纳丸样品

【检查】 双酯型生物碱限量　采用 HPLC 法，以乌头双酯型生物碱对照提取物（已标示新乌头碱、次乌头碱和乌头碱的含量）为对照，测定制剂中乌头双酯型生物碱的含量。藏药榜那为毛茛科植物伏毛铁棒锤 *Aconitum flavum* Hand.-Mazz.、铁棒锤 *A. pendulum* Busch、

工布乌头 *A. kongboense* Lauener、江孜乌头 *A. ludlowii* Exell 的干燥块根。榜那因基原和炮制工艺不同，其双酯型生物碱含量差异较大，在制定限度时，参照《中国药典》（2020 年版）乌头类药材炮制品“制川乌、制草乌、附片”双酯型生物碱的限度规定（分别为：0.040%、0.040%、0.020%），以 0.040% 为参考限度，根据处方中榜那的用量折算，规定“本品每 1 g 含榜那以乌头碱（$C_{34}H_{47}NO_{11}$）、次乌头碱（$C_{33}H_{45}NO_{10}$）和新乌头碱（$C_{33}H_{45}NO_{11}$）的总量计，不得过 0.040 mg”。

【功能与主治】 见《临床札记》。

起草单位：阿坝藏族羌族自治州食品药品检验研究中心
复核单位：四川省药品检验研究院

蒂达芒觉丸

Didamangjue Wan

ཏིག་ཏའི་མང་སྦྱོར།

蒂达芒觉

【处方】蒂达（甲蒂）75 g　蒂达（瓦蒂）74 g　松久蒂达 74 g
波棱瓜子 37 g　止泻木子 37 g　葡萄 37
秦艽花 37 g　榜嘎 37 g　肉豆蔻 37 g
川木香 37 g　沉香 37 g　甘草 37 g
天竺黄 37 g　阿忠（杂阿忠）37 g　红花 37 g
渣驯膏 37 g　鸭嘴花 37 g　石榴子 37 g
荜茇 37 g　刺柏 37 g　苏麦 37 g
茜草 37 g　藏紫草 37 g　紫草茸 37 g

【制法】以上二十四味，粉碎成细粉，过筛，混匀，用水泛丸，干燥，即得。

【性状】本品棕色至棕褐色的水丸；气香，味苦。

【鉴别】（1）取本品，置显微镜下观察：草酸钙方晶多存在于胚乳细胞中（止泻木子）。内种皮厚壁细胞黄棕色、红棕色或深棕色，表面观多角形，壁厚，胞腔内含硅质块（苏麦）。花粉粒类圆形、椭圆形或橄榄形，直径约至 60 μm，具 3 个萌发孔，外壁有齿状突起（红花）。纤维成束，直径 8~14 μm，壁厚，微木化，周围薄壁细胞含草酸钙方晶，形成晶纤维（甘草）。

（2）取本品 5 g，研细，加甲醇 50 ml，振摇，浸泡过夜，滤过，滤液浓缩至约 2 ml，作为供试品溶液。另取龙胆苦苷对照品，加甲醇制成每 1 ml 含 1 mg 的溶液，作为对照品溶液。照薄层色谱法（通则 0502）试验，吸取供试品溶液 5 μl、对照品溶液 1μl，分别点于同一硅胶 GF_{254} 薄层板上，以乙酸乙酯 - 甲醇 - 水（10∶2∶1）为展开剂，展开，取出，晾干，置紫外光灯（254 nm）下检视。供试品色谱中，在与对照品色谱相应的位置上，显相同颜色的斑点。

【检查】**双酯型生物碱限量**　取本品适量，研细，取约 14 g，精密称定，置具塞锥形瓶中，加氨试液适量使润透，加二氯甲烷 100 ml，摇匀，超声处理（功率 300 W，频率 40 kHz）30 分钟，滤过，滤液于 50℃以下挥至约 20 ml，用 2% 盐酸溶液振摇提取 2 次，每次 20 ml，合并水溶液，用氨试液调节 pH 值至 8~9，用二氯甲烷振摇提取 3 次，每次 20 ml，合并二氯甲烷液，用无水硫酸钠脱水，低温挥干，残渣用 10% 甲醇（用磷酸调节 pH 值至 2）使溶解，转移至 5 ml 量瓶中，加上述 10% 甲醇至刻度，摇匀，滤过，取续滤液作为供试品溶液。取乌头双酯型生物碱对照提取物（已标示新乌头碱、次乌头碱和乌头碱的含量）约 10 mg，精密称定，置 25 ml 量瓶中，加上述 10% 甲醇稀释至刻度，摇匀，滤过，精密量取

1 ml，置 25 ml 量瓶中，加上述 10% 甲醇稀释至刻度，摇匀，作为对照品溶液。照高效液相色谱法（通则 0512）试验，以十八烷基硅烷键合硅胶为填充剂；以乙腈为流动相 A，以 0.2% 冰醋酸（用三乙胺调节 pH 值至 6.2）为流动相 B，按下表中的规定进行梯度洗脱，检测波长 235 nm，理论板数按新乌头碱峰计算应不低于 2 000。分别精密吸取供试品溶液与对照品溶液各 20 μl，注入液相色谱仪，测定，计算。本品每 1 g 含榜嘎以乌头碱（$C_{34}H_{47}NO_{11}$）、次乌头碱（$C_{33}H_{45}NO_{10}$）和新乌头碱（$C_{33}H_{45}NO_{11}$）的总量计，不得过 0.015 mg。

时间（分钟）	流动相 A（%）	流动相 B（%）
0~44	21 → 31	79 → 69
44~65	31 → 35	69 → 65
65~70	35	65

其他 除溶散时限外，应符合丸剂项下有关的各项规定（通则 0108）。

【浸出物】照醇溶性浸出物测定法（通则 2201）项下的热浸法测定，用 70% 乙醇作溶剂，不得少于 20.0%。

【功能与主治】མཁྲིས་པ་ཤ་སེར་མིག་སེར་གླ་ཡ་སོགས། །ཛོན་ལྷར་མཁྲིས་པ་ཞུགས་པའི་སྤྱི་སྨན་ཡིན། །

疏肝清瘀，消炎利胆。用于急慢性胆囊炎、肝炎及各种黄疸性疾病。

【用法与用量】温开水送服或嚼服。一次 0.5~3 g，一日 1~2 次；或遵医嘱。

【规格】（1）每 4 丸重 1 g；（2）每丸重 0.5 g；（3）每丸重 1~1.5 g

【贮藏】密封。

蒂达芒觉丸质量标准起草说明

【制剂名称】制剂中文名为蒂达芒觉丸，拼音名为 Didamangjue Wan，藏文名为“ཏིག་ཏའི་མང་སྦྱོར།”，藏文音译名按《临床札记・精粹》翻译为“蒂达芒觉”。

【处方来源】《临床札记・精粹》《ཟིན་ཏིག་གཅེས་པར་བསྡུས་པའི་ཁ་སྐོང་ཡང་ཏིག་སྨན་གྱི་སྦྱོར་སྡེ་འཆི་མེད་བདུད་རྩིའི་བཅུད་ལེན།》

མན་རྒྱུད་ཏིག་ཏའི་མང་སྦྱོར་ནི། དོན་ལྷ་མཁྲིས་པ་ཞུགས་པའི་སྤྱི་སྨན་དུ། །ཏིག་ཏ་གསུམ་[རྒྱ་ཏིག་བལ་ཏིག་སུམ་ཅུ་ཏིག་]དང་གསེར་གྱི་མེ་ཏོག་དང་། །དུག་ཞུང་རྒྱན་འབྲུམ་གྱི་སྙེ་བོང་ང་དཀར། །སྙིང་ལ་ཛྙ་ཧྲི་ཙ་ཧྲ་ཨ་ག་ཙ། །གློ་ལ་ཤིང་མངར་ཅུ་གང་ཨ་གྲོང་བསྣན། །མཆིན་པར་གུར་གུམ་བྲག་ཞུན་པ་ཤ་ཀ །མཆེར་བ་ཙ་ཧྲ་སེ་འབྲུ་པི་པི་ལིང་།། མཁལ་མ་ཤུག་ཆེར་སུག་སྨེལ་དམར་པོ་གསུམ། །ཀ་ར་སྦྲུར་བཏང་རང་རང་རྩ་ལ་གཏང་། །ཚ་བ་བཙོམ་ན་ཚོགས་གསང་མི་ཡིས་བསྲོམ[བསྲོམས]། །སྨོད་ལྷུང་གང་ཡང་བཤལ་ལས་ལྷག་པ་མེད། །མིག་སེར་ལུས་ཀྱི་དང་ག་འགག་[འགགས་]པ་ལ། །གློ་སྙིང་མཆིན་མཆེར་མཁལ་མཁྲིས་རྩ། །མཁྲིས་རྩ་བཤལ་རིང་[གཤའ་རིངས་]ཐུན་བུ་གཉིས་ལ་གཏང་། །ཁྲག་མཁྲིས་ནད་སྤྱིར་མཆིན་མཁྲིས་འདོམ་རྩ་གཏང་། །

【鉴别】（1）显微鉴别　本品粉末草酸钙方晶、内种皮厚壁细胞、花粉粒等显微特征明显，易于查看。

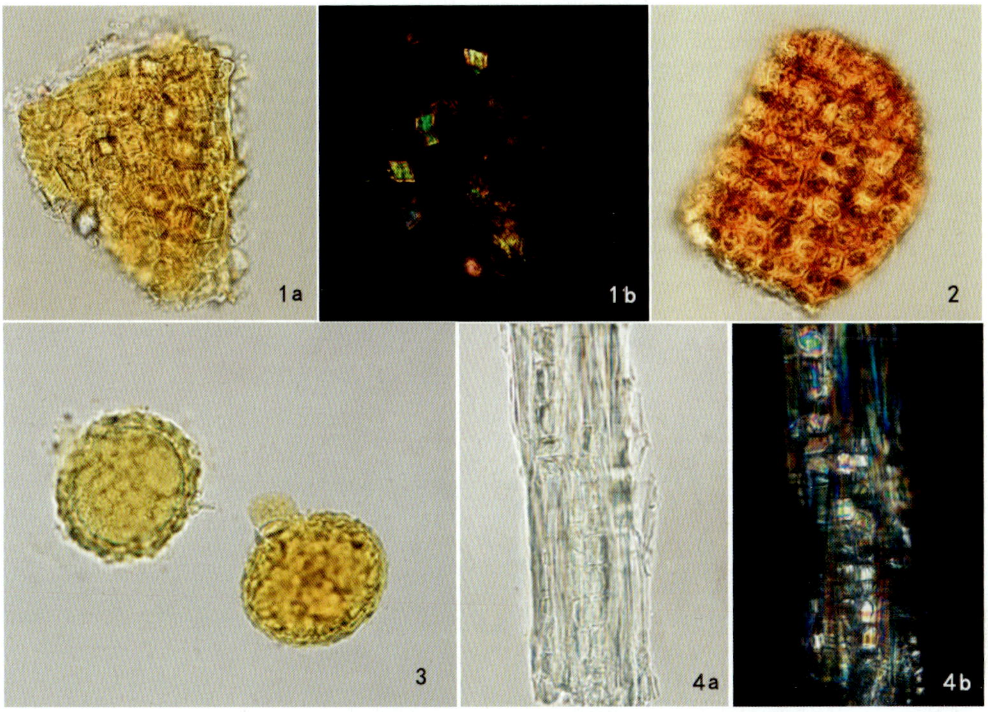

蒂达芒觉丸粉末显微特征

1a、1b- 草酸钙方晶（止泻木子）　2—内种皮厚壁细胞（苏麦）
3—花粉粒（红花）　4a、4b—晶纤维（甘草）

（2）薄层鉴别　建立了以龙胆苦苷对照品为对照的薄层鉴别方法。

蒂达芒觉丸薄层色谱图

1—龙胆苦苷对照品　2~5—蒂达芒觉丸样品

【检查】**双酯型生物碱限量** 采用HPLC法，以乌头双酯型生物碱对照提取物（已标示新乌头碱、次乌头碱和乌头碱的含量）为对照，测定制剂中乌头双酯型生物碱的含量。藏药榜嘎为毛茛科植物唐古特乌头 *Aconitum tanguticum*（Maxim.）Stapf、船盔乌头 *A. naviculare*（Bruhl.）Stapf的干燥全草。榜嘎因基原和炮制工艺不同，其双酯型生物碱含量差异较大，在制定限度时，参照《中国药典》（2020年版）乌头类药材炮制品“制川乌、制草乌、附片”双酯型生物碱的限度规定（分别为：0.040%、0.040%、0.020%），以0.040%为参考限度，根据处方中榜嘎的用量折算，规定“本品每1 g含榜嘎以乌头碱（$C_{34}H_{47}NO_{11}$）、次乌头碱（$C_{33}H_{45}NO_{10}$）和新乌头碱（$C_{33}H_{45}NO_{11}$）的总量计，不得过0.015 mg”。

【功能与主治】见《临床札记·精粹》。

起草单位：阿坝藏族羌族自治州食品药品检验研究中心
复核单位：四川省药品检验研究院

森炯吾白尼顿丸

Sengjiong Wubainidun Wan

སེན་སྦྱོང་ཨུཏྤལ་ཉེར་བདུན།

森炯吾白尼顿

【处方】

绿绒蒿 78 g	鸭嘴花 38 g	巴力嘎 38 g
红花 38 g	苏麦 38 g	木棉花 38 g
诃子 38 g	冰片 38 g	岩白菜 38 g
甘松 38 g	川木香 38 g	人工麝香 10 g
藏菖蒲 38 g	龙骨 38 g	海金沙 38 g
硇砂 38 g	螃蟹 38 g	石花 38 g
酸藤果 38 g	毛莲蒿 38 g	紫丱子 38 g
黄苞南星 38 g	阿魏 20 g	朱砂 38 g
滑石 38 g	塞嘎 38 g	斑蝥 18 g

【制法】 以上二十七味，粉碎成细粉，过筛，混匀，用水泛丸，干燥，即得。

【性状】 本品为浅棕色至灰棕色的水丸；气香，味淡。

【鉴别】（1）取本品，置显微镜下观察：花粉粒类圆形、椭圆形或橄榄形，直径约至 60 μm，具 3 个萌发孔，外壁有齿状突起（红花）。石细胞类方形、类多角形或呈纤维状，直径 14~40 μm，长至 130 μm，壁厚，孔沟细密（诃子）。孢子为四面体、三角状圆锥形，顶面观三面锥形，可见三叉状裂隙，侧面观类三角形，底面观类圆形，直径 60~85 μm，外壁有颗粒状雕纹（海金沙）。星状非腺毛众多，由多个呈长披针形的细胞组成，为 4~14 分叉，每分叉为一个单细胞，长 135~474 μm，胞腔线形，有的胞腔内含棕色物（木棉花）。

（2）取本品 5 g，研细，加甲醇 50 ml，超声处理 30 分钟，滤过，滤液浓缩至约 1 ml，作为供试品溶液。另取去氢木香内酯对照品、木香烃内酯对照品，加甲醇分别制成每 1 ml 含 0.5 mg 的溶液，作为对照品溶液。照薄层色谱法（通则 0502）试验，吸取上述三种溶液各 5 μl，分别点于同一硅胶 G 薄层板上，以环己烷 - 甲酸乙酯 - 甲酸（15∶5∶1）的上层溶液为展开剂，展开，取出，晾干，喷以 5% 香草醛硫酸溶液，加热至斑点显色清晰。供试品色谱中，在与对照品色谱相应的位置上，显相同颜色的斑点。

【检查】 除溶散时限外，应符合丸剂项下有关的各项规定（通则 0108）。

【浸出物】 照醇溶性浸出物测定法（通则 2201）项下的热浸法测定，用 70% 乙醇作溶剂，不得少于 18.0%。

【功能与主治】 ཚ་ལ་ཏྲ་ཐུས་ཁོང་དུ་བཏང་བ་ཡིས། །རྒྱུན་སྦྱོང་འཇམ་པོ་འདི་ཡིས་ཁྲག་གི་སྲིན། །ཡ་མ་ནག་པོ་མེ་ལྷར་འབར་བ་དང་། །རྩ་ལ་རྒྱུག་ཅིང་སྣ་ཚོགས་ནད་རྩུལ་ཅན། །ཐམས་ཅད་རིམ་བཞིན་སྦྱངས་ནས་དྭངས་འབྱིན་བྱེད། །

清热泻下，祛虫止痒。用于“亚玛”病引起的脑膜炎、脑囊虫、痔疮、蛀牙、皮肤病等。

【用法与用量】 温开水送服或嚼服。一次 0.5~3 g，一日 1~2 次；或遵医嘱。

【注意】 本品含朱砂和巴力嘎（含马兜铃酸），不宜大量服用或少量久服；孕妇及肝肾功能不全者禁用。

【规格】（1）每 4 丸重 1 g；（2）每丸重 0.5 g；（3）每丸重 1~1.5 g

【贮藏】 密封。

森炯吾白尼顿丸质量标准起草说明

【制剂名称】 制剂中文名为森炯吾白尼顿丸，拼音名为 Sengjiong Wubainidun Wan，藏文名为“སྲིན་སྦྱོང་ཨུཏྤལ་ཉེར་བདུན།”，藏文音译名按《米旁文集》木刻版翻译为“森炯吾白尼顿”。

【处方来源】《米旁文集》木刻版《འཇུ་མི་ཕམ་སྨན་ཡིག་གཅེས་བཏུས།》

སྲིན་སྦྱོང་ཨུཏྤལ་ཉེར་བདུན་ནི། ཚ་སྲིན་ཁྲག་སྲིན་ཡ་མ་ནག་པོའི་ནད། །བཅོས་ཐུག་གཉེན་པོ་རྒྱུན་སྦྱོང་ཟབ་མོ་ནི། །ཨུཏྤལ་བ་ཤ་ཀ་དང་བ་ལེ་ཀ །གུར་གུམ་སུག་སྨེལ་ནཱ་ག་གེ་སར་དང་། །ཨ་རུ་ག་བུར་ག་དུར་སྤང་སྤོས་དང་། །ཙ་ཏྲ་སླ་རྩི་ཤུ་དག་འབྲུག་རུས་དང་། །གསེར་བྱེ་ཐིག་སྲིན་རྒྱ་ཚ་ཟླ་དྲེག་དང་། །བྱི་ཏང་མ་ནུ་ཙི་དང་ཕུར་མོང་པ། །དྭ་འབྲས་ཞིང་ཀུན་བྱང་བ་མཚལ་ཏ་ཞིག །སྲིད་དཀར་དང་བཅས་ཨུཏྤལ་ཉེར་བདུན་པ། །ཚ་ལ་ཏྲ་ཐུས་ཁོང་དུ་བཏང་བ་ཡིས། །རྒྱུན་སྦྱོང་འཇམ་པོ་འདི་ཡིས་ཁྲག་གི་སྲིན།། ཡ་མ་ནག་པོ་མེ་ལྷར་འབར་བ་དང་། །རྩ་ལ་རྒྱུག་ཅིང་སྣ་ཚོགས་ནད་རྩུལ་ཅན། །ཐམས་ཅད་རིམ་བཞིན་སྦྱངས་ནས་དྭངས་འབྱིན་བྱེད། །སྐབས་སུ་ངེས་པར་བཤལ་དུ་བྱུང་ན་བཟང་། །མ་བྱུང་ན་ཡང་རང་བཞིན་ནད་རོ་འབྱིན། །ཐ་མར་ཡོང་ཆུའམ་གང་རྒྱས་ཚ་ལ་བཏང་[གཏང]། །ཁྲག་དང་སྔོ་སྦྱོང་འོ་མ་འདྲ་ན་ཐོན། །

【鉴别】（1）显微鉴别　本品粉末花粉粒、石细胞、孢子等显微特征明显，易于查看。

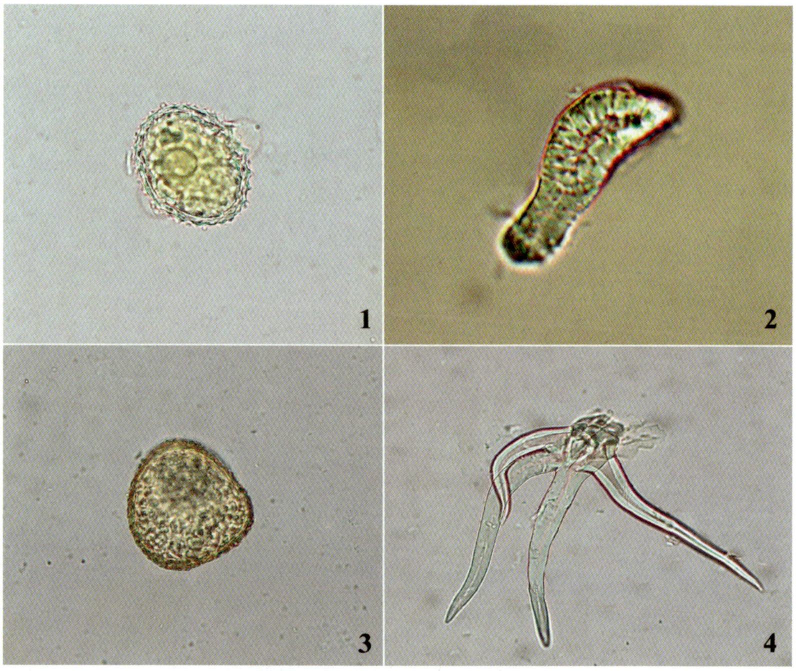

森炯吾白尼顿丸粉末显微特征

1—花粉粒（红花） 2—石细胞（诃子） 3—孢子（海金沙） 4—星状非腺毛（木棉花）

（2）薄层鉴别 建立了以木香烃内酯对照品、去氢木香内酯对照品为对照的薄层鉴别方法。

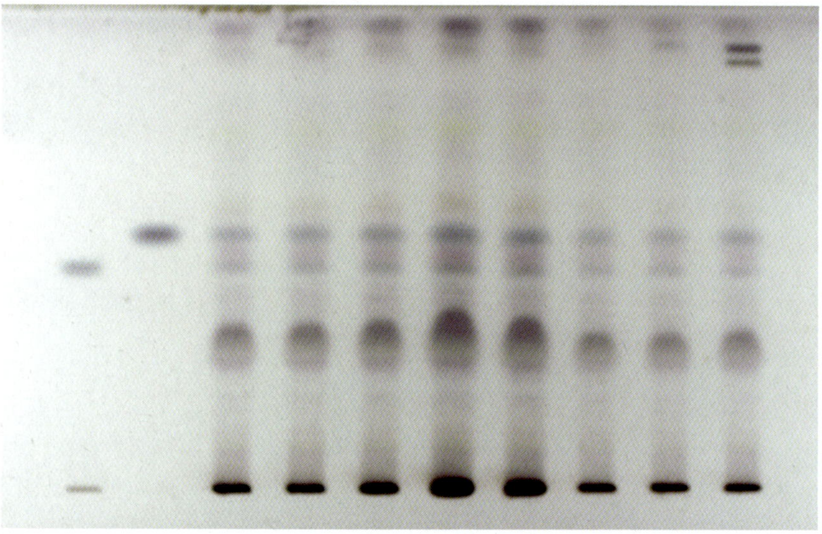

森炯吾白尼顿丸薄层色谱图（一）

1—木香烃内酯对照品 2—去氢木香内酯对照品 3~10—森炯吾白尼顿丸样品

【功能与主治】《米旁文集》木刻版。

起草单位：阿坝藏族羌族自治州食品药品检验研究中心

复核单位：资阳市食品药品检验检测中心

雄杰久松丸

Xiongjiejiusong Wan

ཁྱུང་ལྡེ་བཅུ་གསུམ།

雄杰久松

【处方】 狼舌 31 g　藏菖蒲 85 g　诃子 140 g
石灰华 85 g　穆库没药 58 g　人工麝香 10 g
榜间嘎保 85 g　翼首草 85 g　砂生槐子 85 g
姜黄 84 g　川木香 84 g　雄黄 84 g
马尿泡 84 g

【制法】 以上十三味，粉碎成细粉，过筛，混匀，用水泛丸，干燥，即得。

【性状】 本品为黄色至黄棕色水丸；气香，味淡。

【鉴别】（1）取本品，置显微镜下观察：石细胞类方形、类多角形或呈纤维状，直径 14~40 μm，长至 130 μm，壁厚，孔沟细密（诃子）。非腺毛单细胞，长 240~980 μm，壁较光滑，有的壁上有细小的疣状突起（翼首草）。油细胞棕色，散在于薄壁细胞中（藏菖蒲）。

（2）取本品 4 g，研细，加乙醇 30 ml，超声处理 30 分钟，滤过，滤液浓缩至约 2 ml，作为供试品溶液。另取诃子对照药材 0.5 g，加乙醇 10 ml，同法制成对照药材溶液。照薄层色谱法（通则 0502）试验，吸取上述两种溶液各 2~5 μl，分别点于同一聚酰胺薄膜上，以乙酸乙酯 - 甲酸（3∶1）为展开剂，展开，取出，晾干，喷以 5% 三氯化铁乙醇溶液。供试品色谱中，在与对照药材色谱相应的位置上，显相同颜色的斑点。

（3）取本品 5 g，研细，加甲醇 30 ml，超声处理 30 分钟，滤过，滤液浓缩至约 2 ml，作为供试品溶液。另取木香烃内酯对照品、去氢木香烃内酯对照品，加甲醇分别制成每 1 ml 含 0.5 mg 的溶液，作为对照品溶液。照薄层色谱法（通则 0502 ）试验，吸取上述两种溶液各 5 μl，分别点于同一硅胶 G 薄层板上，以环已烷 - 甲酸乙酯 - 甲酸（15∶5∶1）的上层溶液为展开剂，展开，取出，晾干，喷以 5%香草硫酸溶液，加热至斑点显色清晰。供试品色谱中，在与对照药材色谱相应的位置上，显相同颜色的斑点。

【检查】 除溶散时限外，应符合丸剂项下有关的各项规定（通则 0108）。

【浸出物】 照醇溶性浸出物测定法（通则 2201）项下的热浸法测定，用 70% 乙醇作溶剂，不得少于 23.0%。

【功能与主治】 གཉན་ནད་གཟའ་དང་བསྒོངས་པ་དང་། །གག་པ་ཟློག་པ་སྨྱུན་དགུ་དང་། །ཡ་མ་དཀར་ནག་ཡོལ་འགགས་ནད། །དེ་རིགས་ཀུན་འཇོམས་

བདུད་རྩི་འདྲ། །

清热解瘟，消肿止痛。用于瘟疫引起的舌部、咽喉肿痛，白喉，“亚玛”病等。

【用法与用量】温开水送服或嚼服。一次 0.5~3 g，一日 1~2 次；或遵医嘱。

【规格】（1）每 4 丸重 1 g；（2）每丸重 0.5 g；（3）每丸重 1~1.5 g

【贮藏】密封。

雄杰久松丸质量标准起草说明

【制剂名称】制剂中文名为雄杰久松丸，拼音名为 Xiongjiejiusong Wan，藏文名为“སྤྱང་ཏྲེ་བཅུ་གསུམ།”，藏文音译名按《临床札记·庄严》翻译为“雄杰久松”。

【处方来源】《临床札记·庄严》《ཟིན་ཏིག་མཛེས་རྒྱན་བདུད་རྩི་སྨན་མཛོད།》

སྤྱང་ཏྲེ་བཅུ་གསུམ་སྦྱོར་བ་ནི། སྤྱང་ཏྲེ་ཤུ་དག་ཨ་རུ་ར། །ཅུ་གང་འདྲི་འཛིགས་[གུ་གུལ་]མ་གི་ཏ། །སྤང་རྒྱན་སྤང་རྩི་དང་པ་གསེར་[སླང་]། །ཡུང་བ་རུ་རྟ་ཤོང་རོས་དང་། །ཚིག་ཐུབ་[ཕ་ཏ་]ཕྱེ་རིལ་གང་བྱུང་བྱ། །སྦྱོར་བ་འདི་ཡི་ཕན་ཡོན་ནི། །གཉན་ནད་གཟའ་དང་བསྒོངས་པ་དང་། །གག་པ་ལྷོག་པ་སྐྲན་དགུ་དང་། །ཡ་མ་དཀར་ནག་ཨོལ་འགགས་ནད། །དེ་རིགས་ཀུན་འཇོམས་བདུད་རྩི་འདྲ། །

【鉴别】（1）显微鉴别　本品粉末石细胞、非腺毛、油细胞显微特征明显，易于查看。

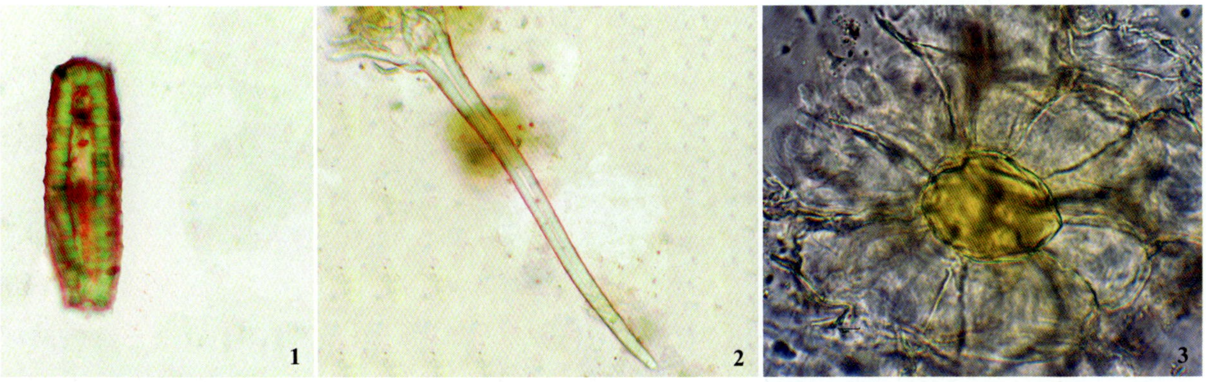

雄杰久松丸粉末显微特征

1—石细胞（诃子）　2—非腺毛（冀首草）　3—油细胞（藏菖蒲）

（2）薄层鉴别　建立了以诃子对照药材和木香烃内酯对照品、去氢木香内酯对照品为对照的薄层鉴别方法。

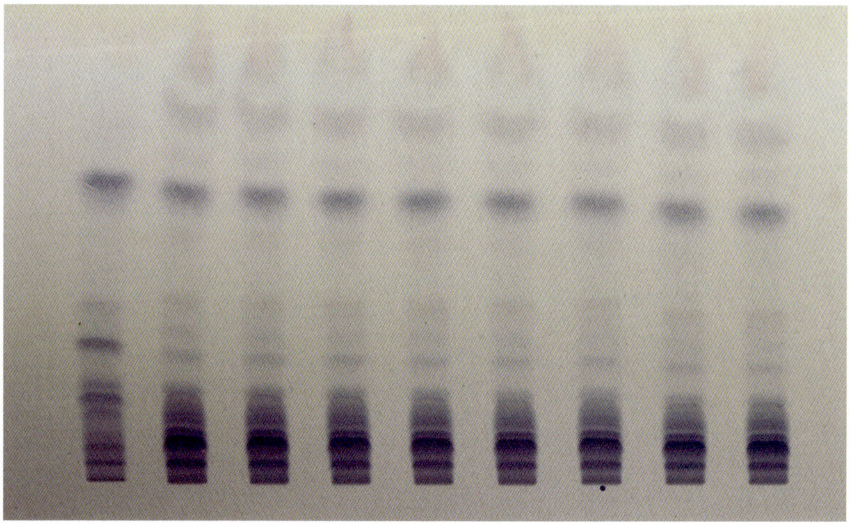

1　2　3　4　5　6　7　8　9

雄杰久松丸薄层色谱图（一）

1—诃子对照药材　2~9—雄杰久松丸样品

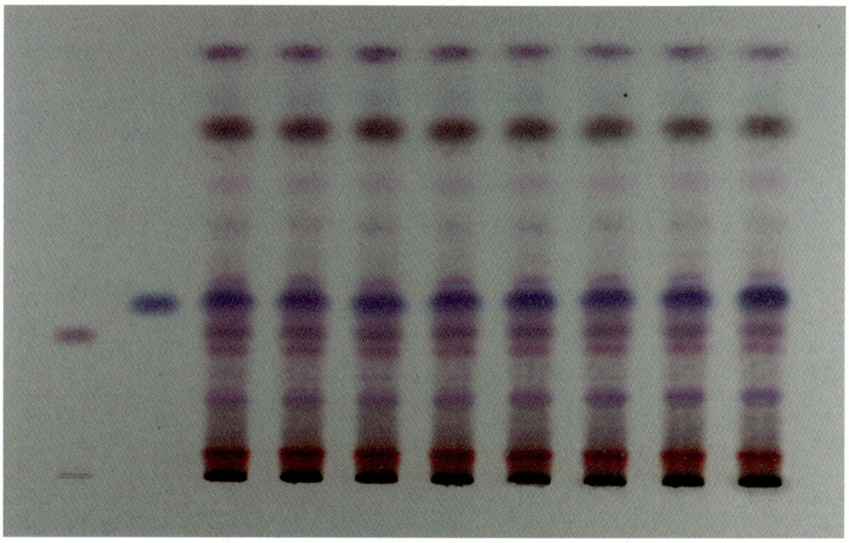

1　2　3　4　5　6　7　8　9　10

雄杰久松丸薄层色谱图（二）

1—木香烃内酯对照品　2—去氢木香内酯对照品　3~10—雄杰久松丸样品

【功能与主治】 见《临床札记·庄严》。

起草单位：阿坝藏族羌族自治州食品药品检验研究中心

复核单位：资阳市食品药品检验检测中心

奥赛昂巴丸　འོལ་སེ་ལྔ་པ།

Aosaiangba Wan　奥赛昂巴

【处方】小叶莲 332 g　沙棘膏 167 g　兔耳草 167 g
忍冬果 167 g　竹茹 167 g

【制法】以上五味，粉碎成细粉，过筛，用水泛丸，干燥，即得。

【性状】本品为黄棕色至棕褐色的水丸；气微，味苦。

【鉴别】（1）取本品 5 g，研细，加乙醇 50 ml，加热回流 30 分钟，冷却，滤过，滤液加盐酸 2 ml，加热水解 30 分钟，冷却，用乙酸乙酯振摇提取 2 次，每次 20 ml，合并乙酸乙酯液，用水 40 ml 洗涤，蒸干，残渣加甲醇 1 ml 溶解，作为供试品溶液。另取山柰素对照品，加甲醇制成每 1 ml 含 1 mg 的溶液，作为对照品溶液。照薄层色谱法（通则 0502）试验，吸取上述两种溶液各 5 μl，分别点于同一硅胶 G 薄层板上，以环己烷 - 乙酸乙酯 - 甲酸（8∶4∶0.4）为展开剂，展开，取出，晾干，喷以 3% 三氯化铝乙醇溶液，在 105℃加热 3 分钟，置紫外光灯（365 nm）下检视。供试品色谱中，在与对照品色谱相应的位置上，显相同颜色的荧光斑点。

【检查】除溶散时限外，其他应符合丸剂项下有关的各项规定（通则 0108）。

【浸出物】照醇溶性浸出物测定法（通则 2201）项下的热浸法测定，用 70% 乙醇作溶剂，不得少于 35.0%。

【功能与主治】བུད་མེད་ཁྲག་ཚབས་ཞི་བར་བྱེད། །

祛风镇痛，调经血。用于心烦血虚、月经不调等妇科疾病。

【用法与用量】温开水送服或嚼服。一次 0.5~3 g，一日 1~2 次；或遵医嘱。

【规格】（1）每 4 丸重 1 g；（2）每丸重 0.5 g；（3）每丸重 1~1.5 g

【贮藏】密封。

奥赛昂巴丸质量标准起草说明

【制剂名称】制剂中文名为奥赛昂巴丸，拼音名为 Aosaiangba Wan，藏文名为“འོལ་སེ་ལྔ་པ།”，藏文音译名按《居米旁医著集》翻译为“奥赛昂巴”。

【处方来源】《居米旁医著集》《འཇུ་མི་ཕམ་སྨན་ཡིག་གཅེས་བསྡུས།》

འོལ་སེ་ལྔ་པ་ནི། འོལ་མོ་སེ་དང་ཕང་[འཕང་]མའི་འབྲུ། །སྐྱུར་བུ་ཧོང་ལེན་མཛིང་ཤུན་བཅས། །ཤ་བའི་ར་ཐྲག་གིས་རྡོ་འདོན། །[གྲོ་ཐོ་གང་ཟུང་གི་]བད་མེད་ཁྲག་ཚབ་[ཚབས་]ཞི་བར་བྱེད། །

【鉴别】 薄层鉴别　建立了以山柰素对照品为对照的薄层鉴别方法。

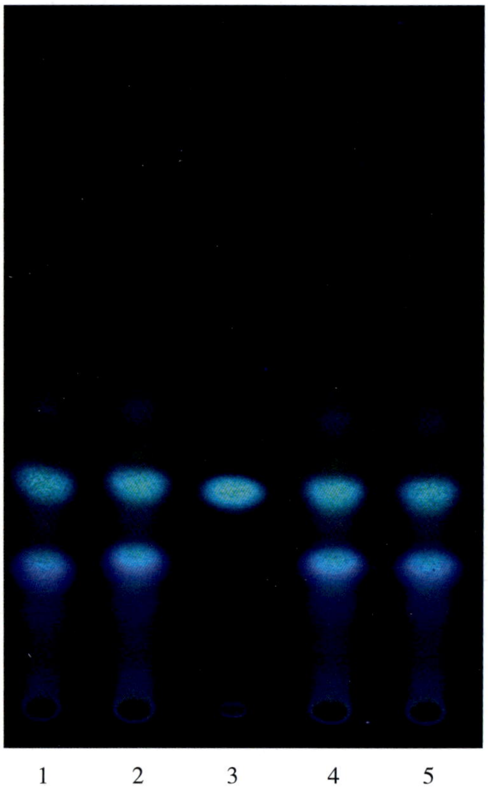

奥赛昂巴丸薄层色谱图

1，2，4，5—奥赛昂巴丸样品　3—山柰素对照品

【功能与主治】 见《居米旁医著集》。

起草单位：凉山州食品药品检验所

复核单位：四川省药品检验研究院

普那谷汤散 ཕུར་ནག་དགུ་ཐང་།

Punagutang San 普那谷汤

【处方】毛莲蒿 243 g　人工麝香 6 g　穆库没药 73 g

臭蚤草 121 g　唐松草 121 g　茜草 121 g

棘豆 73 g　黑冰片 121 g　藏菖蒲 121 g

【制法】以上九味，粉碎成粗粉，过筛，混匀，即得。

【性状】本品为红棕色至棕褐色的粉末；气微、味苦。

【鉴别】（1）取本品，置显微镜下观察：非腺毛弯曲，狭长或呈“V”字形（毛莲蒿）。非腺毛众多，1~8 个细胞组成，尾尖，有的呈镰刀状弯曲；花粉粒类球形，直径 20~35 μm，具 3 个萌发孔，外壁有刺状突起（臭蚤草）。

【检查】应符合散剂项下有关的各项规定（通则 0115）。

【浸出物】照醇溶性浸出物测定法（通则 2201）项下的热浸法测定，用 70% 乙醇作溶剂，不得少于 14.0%。

【功能与主治】ཚམ་རིམས་གཉན་ནད་ཀུན་ལ་ཕན། །

清热解瘟。用于流感、咽炎、疮疡及各种瘟疠疾病。

【用法与用量】温开水送服。一次 0.5~3 g，一日 1~2 次；或遵医嘱。

【贮藏】密闭，防潮。

普那谷汤散质量标准起草说明

【制剂名称】制剂中文名为普那谷汤散，拼音名为 Punagutang San，藏文名为“ཕུར་ནག་དགུ་ཐང་།”，藏文音译名按《临床札记・庄严》翻译为“普那谷汤”。

【处方来源】《临床札记・庄严》《ཟིན་ཏིག་མཛེས་རྒྱན་བདུད་རྩི་སྨན་མཛོད།》

ཕུར་ནག་དགུ་ཐང་སྦྱོར་བ་ནི། །ཕུར་ནག་སླ་ནག་གུ་གུལ་ནག །སྟག་ཤ་མིང་ཆེན་ཕྱུགས་ཀྱུ་ནག །བཙོད་མདུད་ཕག་བྲུན་རྒྱ་དག་[ཤུ་དག་]དང་། །ཐང་སྦྱོར་འདི་ཡིས་རྒྱུན་ལམ་གཙོད་[ཅེས་ཟིན་ཏིག་ཏུ་ཕུར་ནག་དགུ་ཐང་ཞེས་གསུངས་པ་འདི་ཡིན།] །ཅེས་སོ། །

【鉴别】（1）显微鉴别　本品粉末非腺毛、花粉粒显微特征明显，易于查看。

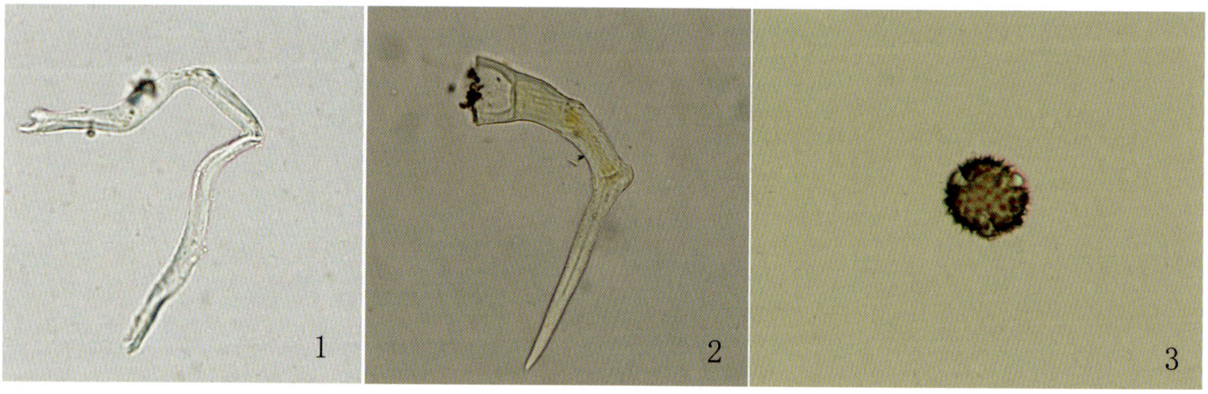

普那谷汤散粉末显微特征

1—非腺毛（毛莲蒿） 2—非腺毛（臭蚤草） 3—花粉粒（臭蚤草）

【功能与主治】见《临床札记·庄严》。

起草单位：凉山州食品药品检验所

复核单位：四川省药品检验研究院

瑜宁顿巴丸

གཡུ་སྙིང་བདུན་པ།

Yuningdunba Wan　瑜宁顿巴

【处方】松石 250 g　天竺黄 125 g　红花 125 g
绿绒蒿 125 g　甘青青兰 125 g　鸭嘴花 125 g
渣驯膏 125 g

【制法】以上七味，粉碎成细粉，过筛，混匀，用水泛丸，干燥，即得。

【性状】本品为黄棕色至黑棕色水丸；气微，味微苦。

【鉴别】（1）取本品，置显微镜下观察：花粉粒类圆形、椭圆形或橄榄形，直径约至 60 μm，具 3 个萌发孔，外壁有齿状突起（红花）。非腺毛呈锥形，由 1 至多个细胞组成，基部直径约 50 μm，具角质线纹和疣状凸起（甘青青兰）。

（2）取本品 5 g，研细，加丙酮 50 ml，密塞，超声处理 20 分钟，滤过，药渣再加丙酮 30 ml，同上述操作，弃去滤液，药渣加 80% 丙酮溶液 30 ml，超声处理 30 分钟，滤过，滤液浓缩至约 2 ml，作为供试品溶液。另取红花对照药材 0.5 g，除溶剂用量为 5 ml 外，同法制成对照药材溶液。照薄层色谱法（通则 0502）试验，吸取上述溶液各 2~5 μl，分别点于同一硅胶 G 薄层板上，以乙酸乙酯 - 甲醇 - 甲酸 - 水（7：0.4：2：3）为展开剂，展开，取出，晾干。供试品色谱中，在与对照药材色谱相应的位置上，显相同颜色的斑点。

【检查】除溶散时限外，应符合丸剂项下有关的各项规定（通则 0108）。

【浸出物】照醇溶性浸出物测定法（通则 2201）项下的热浸法测定，用 70% 乙醇作溶剂，不得少于 16.0%。

【功能与主治】མིག་དམར་སྟོད་རྒྱས་མཆིན་འགྲམས་ནད། །མཆིན་སྟེང་གཟེར་སོགས་སྨུག་པོའི་རིགས། །དུག་གི་རིགས་ལ་མཆོག་ཏུ་ཕན། །

保肝解毒，消炎祛痛。用于肝热上亢引起的红眼、肝区疼痛，“木布”病，毒热证。

【用法与用量】温开水送服或嚼服。一次 0.5~3 g，一日 1~2 次；或遵医嘱。

【规格】（1）每 4 丸重 1 g；（2）每丸重 0.5 g；（3）每丸重 1~1.5 g

【贮藏】密封。

瑜宁顿巴丸质量标准起草说明

【制剂名称】制剂中文名瑜宁顿巴丸，拼音名为 Yuningdunba Wan，藏文名为“གཡུ་སྙིང་བདུན་པ།”，藏文音译名按《帝玛尔医著集》翻译为“瑜宁顿巴”。

【处方来源】《帝玛尔医著集》《དེའུ་དམར་གསོ་རིག་གཅེས་བཏུས།》

གཡུ་སྙིང་བདུན་པ་ནི། གཡུ་སྙིང་ཙ་གང་གུར་གུམ་དང་། །ཤུ་དྲལ་བ་ཤ་ཁྲི་ཡང་ཀྱུ། །བྲག་ཞུན་ཀར་སྦྱར་ཆུ་བསྐོལ་ཕྱུལ། །མིག་དམར་སྐྲོད་རྒྱས་མཆིན་འགྲམས་ནད། །མཆིན་སྙིང་གཟེར་སོགས་སྨུག་པོའི་རིགས། །དུག་གི་རིགས་ལ་མཆོག་ཏུ་ཕན། །

【鉴别】（1）显微鉴别　本品粉末非腺毛、花粉粒显微特征明显，易于查看。

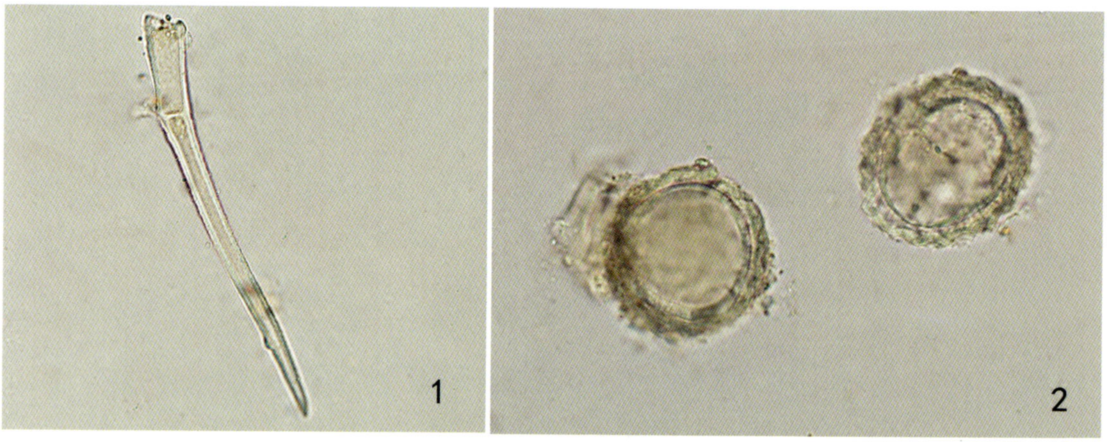

瑜宁顿巴丸粉末显微特征

1—非腺毛（甘青青兰）　2—花粉粒（红花）

（2）薄层鉴别　建立了以红花对照药材为对照的薄层鉴别方法。

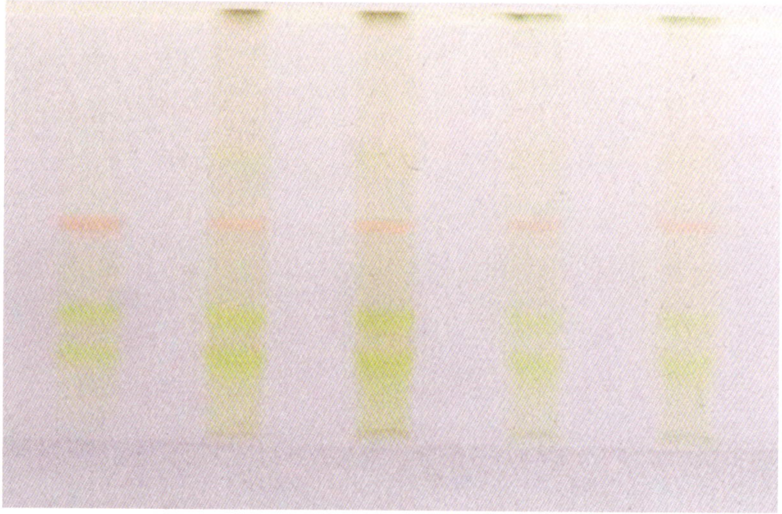

1　2　3　4　5

瑜宁顿巴丸薄层色谱图

1—红花对照药材　2~5—瑜宁顿巴丸样品

【功能与主治】见《帝玛尔医著集》。

起草单位：凉山州食品药品检验所

复核单位：四川省药品检验研究院

榜间尼昂丸

སྤང་རྒྱན་ཉེར་ལྔ།

Bangjianni'ang Wan

榜间尼昂

【处方】榜间嘎保 76 g　檀香 38 g　紫檀香 38 g
巴力嘎 38 g　沉香 38 g　悬钩木 38 g
毛诃子 38 g　余甘子 38 g　蒂达 38 g
角茴香 38 g　鸭嘴花 39 g　葡萄 39 g
高山辣根菜 39 g　秦艽花 39 g　黄连 39 g
乌奴龙胆 39 g　矮紫堇 39 g　网眼瓦韦 39 g
榜嘎 39 g　宽筋藤 38 g　诃子 38 g
兔耳草 38 g　甘草 39 g　黄堇 39 g
肉果草 39 g

【制法】以上二十五味，粉碎成细粉，过筛，混匀，用水泛丸，干燥，即得。

【性状】本品为浅黄棕色至棕褐色的水丸；气微，味苦。

【鉴别】（1）取本品，置显微镜下观察：木纤维束淡黄色，其周围的含晶细胞壁厚，木化，层纹可见，内含草酸钙方晶，形成晶纤维（檀香）。木纤维成束，棕红色或黄棕色，壁稍厚，纹孔较密；有的木纤维束周围细胞含草酸钙方晶，形成晶纤维，含晶细胞壁不均匀木化，增厚（紫檀香）。石细胞类方形、类多角形或呈纤维状，直径 14~40 μm，长至 130 μm，壁厚，孔沟细密（诃子）。纤维成束，直径 8~14 μm，壁厚，微木化，周围薄壁细胞含草酸钙方晶，形成晶纤维（甘草）。花粉粒类圆形、椭圆形或橄榄形，直径约 60 μm，具 3 个萌发孔，外壁有齿状突起（红花）。

（2）取本品 5 g，研细，加甲醇 40 ml，超声处理 30 分钟，滤过，滤液蒸干，残渣加甲醇 1 ml 使溶解，作为供试品溶液。另取没食子酸对照品，加甲醇制成每 1 ml 含 1 mg 的溶液，作为对照品溶液。照薄层色谱法（通则 0502）试验，吸取上述两种溶液各 2~5 μl，分别点于同一硅胶 G 薄层板上，以三氯甲烷 - 乙酸乙酯 - 甲醇 - 甲酸（9∶9∶3∶0.2）为展开剂，展开，取出，晾干，喷以 2% 三氯化铁乙醇溶液。供试品色谱中，在与对照品色谱相应的位置上，显相同颜色的斑点。

（3）取【鉴别】（2）项下溶液，作为供试品溶液。取龙胆苦苷对照品，加甲醇制成每 1 ml 含 1 mg 的溶液，作为对照品溶液。照薄层色谱法（通则 0502）试验，吸取上述两种溶液各 2~5 μl，分别点于同一硅胶 GF_{254} 薄层板上，以乙酸乙酯 - 甲醇 - 水（20 ∶ 2 ∶ 1）为展开剂，展开。取出，晾干，置紫外光灯（254 nm）下检视。供试品色谱中，在与对照品色谱相应的位置上，显相同颜色的斑点。

【浸出物】 照醇溶性浸出物测定法（通则 2201）项下的热浸法测定，用 70% 乙醇作溶剂，不得少于 25.0%

【检查】 **双酯型生物碱限量** 取本品适量，研细，取约 13 g，置具塞锥形瓶中，加氨试液适量使润透，加二氯甲烷 100 ml，摇匀，超声处理（功率 300 W，频率 40 kHz）30 分钟，滤过，滤液于 50℃以下挥至约 20 ml，用 2% 盐酸溶液振摇提取 2 次，每次 20 ml，合并水溶液，用氨试液调节 pH 值至 8~9，用二氯甲烷振摇提取 3 次，每次 20 ml，合并二氯甲烷液，用无水硫酸钠脱水，低温挥干，残渣用 10% 甲醇（用磷酸调节 pH 值至 2）使溶解，转移至 5 ml 量瓶中，加上述 10% 甲醇至刻度，摇匀，滤过，取续滤液作为供试品溶液。取乌头双酯型生物碱对照提取物（已标示新乌头碱、次乌头碱和乌头碱的含量）约 10 mg，精密称定，置 25 ml 量瓶中，加上述 10% 甲醇稀释至刻度，摇匀，滤过，精密量取 1 ml，置 25 ml 量瓶中，加上述 10% 甲醇稀释至刻度，摇匀，作为对照品溶液。照高效液相色谱法（通则 0512）试验，以十八烷基硅烷键合硅胶为填充剂；以乙腈为流动相 A，以 0.2% 冰醋酸（用三乙胺调节 pH 值至 6.2）为流动相 B，按下表中的规定进行梯度洗脱，检测波长 235 nm，理论板数按新乌头碱峰计算应不低于 2 000。分别精密吸取供试品溶液与对照品溶液各 20 μl，注入液相色谱仪，测定，计算。本品每 1 g 含榜嘎以乌头碱（$C_{34}H_{47}NO_{11}$）、次乌头碱（$C_{33}H_{45}NO_{10}$）和新乌头碱（$C_{33}H_{45}NO_{11}$）的总量计，不得过 0.016 mg。

时间（分钟）	流动相 A（%）	流动相 B（%）
0~44	21 → 31	79 → 69
44~65	31 → 35	69 → 65
65~70	35	65

其他 除溶散时限外，其他应符合丸剂项下有关的各项规定（通则 0108）。

【功能与主治】 ཚ་བ་འགྲམས་འཁྲུགས་རིམས་དུག་དང་། །ཁྲག་ནད་གྱི་བ་འགག་ལ་མཆོག །གཏར་ག་མི་དགོས་ཁྱད་ཆོས་ཡིན། །

清热凉血，解瘟止痛。用于各种热证引起的咽喉肿痛、吞咽困难、声音嘶哑及多血症等。

【用法与用量】 温开水送服或嚼服。一次 0.5~3 g，一日 1~2 次；或遵医嘱。

【注意】 本品含马兜铃酸，可引起肾脏损害等不良反应；儿童及老年人慎用；孕妇、婴幼儿及肾功能不全者禁用。

【规格】 （1）每 4 丸重 1 g；（2）每丸重 0.5 g；（3）每丸重 1~1.5 g

【贮藏】 密封。

榜间尼昂丸质量标准起草说明

【制剂名称】 制剂中文名为榜间尼昂丸，拼音名为 Bangjianni′ ang Wan，藏文名为“སྤང་རྒྱན་ཉེར་ལྔ།”，藏文音译名按《临床札记 · 精粹》翻译为“榜间尼昂”。

【处方来源】《临床札记 · 精粹》《ཟིན་ཏིག་གཅེས་པར་བཏུས་པའི་ཁ་སྐོང་ཡང་ཏིག་སྨན་གྱི་སྦྱོར་སྡེ་འཆི་མེད་བདུད་རྩིའི་བཅུད་ལེན།》

སྤང་རྒྱན་ཉེར་ལྔ་ནི། སྤང་རྒྱན་དཀར་པོ་[བྱུངས་བསྐྱེད་འཁོར་རྣམས་ཆ་མཉམ་]ཙན་དན་གཉིས། །སླེ་ཏྲེས་བ་ལི་ཨ་ག་རུ། །ཀནྡ་ཀ་རི་འབྲས་བུ་གསུམ། །ཏིག་ཏ་ཧོང་ལེན་པར་པ་ཏ། །ཁ་ཤ་ཀ་དང་རྒྱུན་འབྲུམ་དང་། །ཤིང་མངར་སྦྲ་ལོ་ཀྱི་ལྡེ་དང་། །བོང་དཀར་སྟོང་ཟིལ་སྦྱང་ཚེ་སྦྲུམ། །གཙྭ་ཆུང་དང་རེ་སྐོན་དམར། །ཐི་ཤུ་གསེར་ཞིག་པ་ཡག་རྩ། །གཙོ་བོ་ཆ་གསུམ་འཁོར་ཆ་རེ། །མཁྲིས་ཤས་ཆེ་ན་སྤྲ་འབྲུ་དང་། །ཟླ་བ་གཡའ་ཀྱི་ཟངས་རྩི་བརྡེབས། །གཏར་ག་མི་དགོས་ཕྱུང་ཆོས་ཡིན། །

【鉴别】（1）显微鉴别　本品粉末木纤维、石细胞、花粉粒等显微特征明显，易于查看。

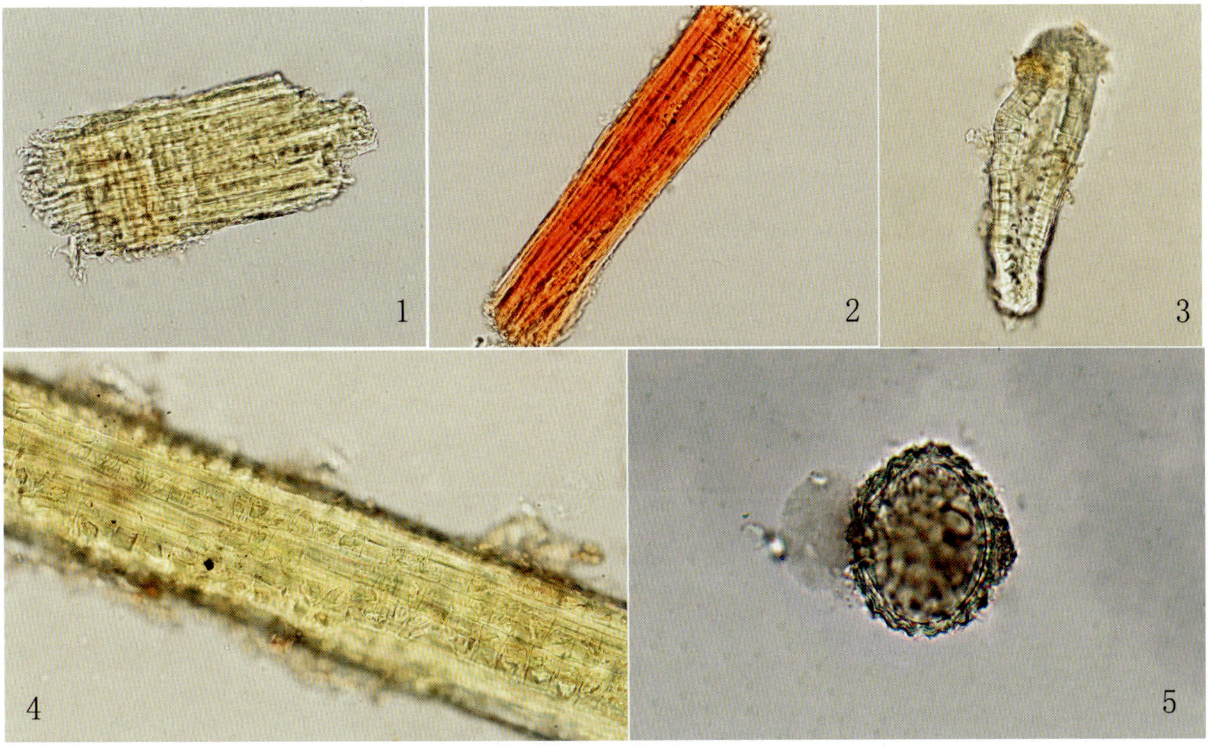

榜间尼昂丸粉末显微特征

1—木纤维（檀香）　2—木纤维（紫檀香）　3—石细胞（诃子）

4—晶纤维（甘草）　5—花粉粒（红花）

（2）薄层鉴别　建立了以没食子酸对照品和龙胆苦苷对照品为对照的薄层鉴别方法。

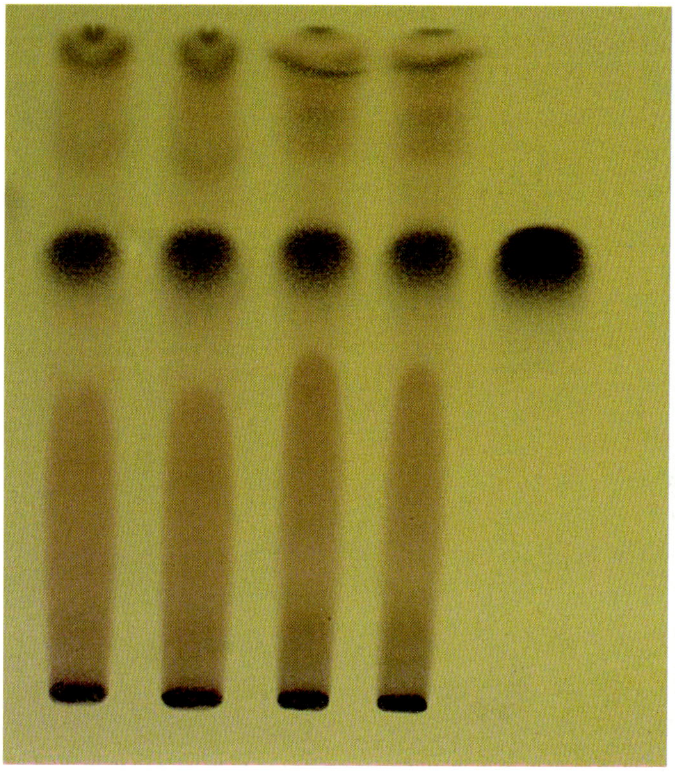

1　　2　　3　　4　　5

榜间尼昂丸薄层色谱图（一）

1~4—榜间尼昂丸样品　5—没食子酸对照品

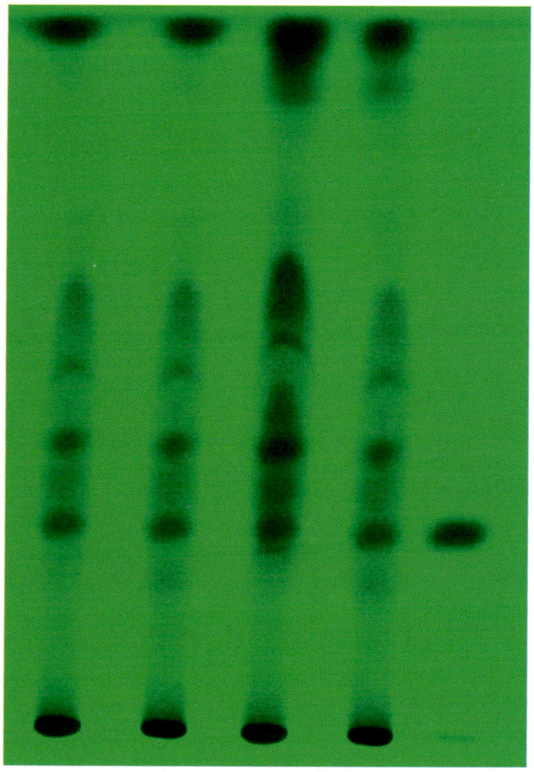

1　　2　　3　　4　　5

榜间尼昂丸薄层色谱图（二）

1~4—榜间尼昂丸样品　5—龙胆苦苷对照品

【检查】 **双酯型生物碱限量**　采用 HPLC 法，以乌头双酯型生物碱对照提取物（已标示新乌头碱、次乌头碱和乌头碱的含量）为对照，测定制剂中乌头双酯型生物碱的含量。藏药榜嘎为毛茛科植物唐古特乌头 *Aconitum tanguticum*（Maxim.）Stapf、船盔乌头 *A. naviculare*（Bruhl.）Stapf 的干燥全草。榜嘎因基原和炮制工艺不同，其双酯型生物碱含量差异较大，在制定限度时，参照《中国药典》（2020 年版）乌头类药材炮制品“制川乌、制草乌、附片”双酯型生物碱的限度规定（分别为：0.040%、0.040%、0.020%），以 0.040% 为参考限度，根据处方中榜嘎的用量折算，规定“本品每 1 g 含榜嘎以乌头碱（$C_{34}H_{47}NO_{11}$）、次乌头碱（$C_{33}H_{45}NO_{10}$）和新乌头碱（$C_{33}H_{45}NO_{11}$）的总量计，不得过 0.016 mg”。

【功能与主治】 见《临床札记 · 精粹》。

起草单位：凉山州食品药品检验所

复核单位：四川省药品检验研究院

赛如尼昂丸 བསེ་རུ་ཉེར་ལྔ།

Sairuniang Wan 赛如尼昂

【处方】 贝齿 38 g　水牛角 74 g　鹿角 37 g
天竺黄 38 g　红花 38 g　丁香 37 g
草果 38 g　巴力嘎 38 g　甘草 37 g
岩白菜 38 g　檀香 38 g　紫檀香 37 g
人工牛黄 30 g　熊胆粉 30 g　鸭嘴花 37 g
琥珀 38 g　决明子 38 g　黄葵子 38 g
黑种草子 38 g　红铜灰 38 g　葡萄 37 g
肉豆蔻 38 g　苏麦 37 g　绿绒蒿 37 g
达布 38 g　香旱芹 38 g

【制法】 以上二十六味，粉碎成细粉，过筛，混匀，用水泛丸，干燥，即得。

【性状】 本品为棕黄色至棕褐色水丸；气香，味苦。

【鉴别】（1）取本品，置显微镜下观察：花粉粒类圆形、椭圆形或橄榄形，直径约 60 μm，具 3 个萌发孔，外壁有齿状突起（红花）。盾状毛由 100 多个单细胞毛毗连而成，末端分离，单个细胞长 80~220 μm，直径约 5 μm，毛脱落后的疤痕由 7~8 个圆形细胞聚集而成，细胞壁稍厚（达布）。木纤维成束，棕红色或黄棕色，壁稍厚，纹孔较密；有的木纤维束周围细胞含草酸钙方晶，形成晶纤维，含晶细胞的壁不均匀木化，增厚（紫檀香）。木纤维束淡黄色，其周围的含晶细胞壁厚，木化，层纹可见，内含草酸钙方晶，形成晶纤维（檀香）。

（2）取本品 10 g，研细，照挥发油测定法（通则 2204），加乙酸乙酯 2 ml，缓缓加热至沸，并保持微沸 4 小时，放置半小时，取乙酸乙酯液作为供试品溶液。另取丁香酚对照品，加乙醚制成每 1 ml 含 16 μl 的溶液，作为对照品溶液。照薄层色谱法（通则 0502）试验，吸取上述两种溶液各 5 μl，分别点于同一硅胶 G 薄层板上，以石油醚（60~90℃）- 乙酸乙酯（9∶1）为展开剂，展开，取出，晾干，喷以 1% 香草醛硫酸溶液，在 105℃加热至斑点显色清晰。供试品色谱中，在与对照品色谱相应的位置上，显相同颜色的斑点。

【检查】 除溶散时限外，应符合丸剂项下有关的各项规定（通则 0108）。

【浸出物】 照醇溶性浸出物测定法（通则 2201）项下的热浸法测定，用 70% 乙醇作溶剂，不得少 24.0%。

【功能与主治】 འདི་ཡི་ཕན་ཡོན་གློ་ནད་གསར་རྙིང་དང་། །ཆམ་འཁྲུགས་བྲང་ཚང་གློ་རྣག་ལ་སོགས་པ། །མདོར་ན་གློ་རྣག་སྐྱོང་གི་སྡིབས་ཆོག་ཡིན། །
止咳化痰，排脓养肺。用于肺脓肿、肺结核、慢性支气管炎、肺气肿引起的久咳、咯脓痰、咯血等症。

【用法与用量】温开水送服或嚼服。一次 0.5~3 g，一日 1~2 次；或遵医嘱。

【注意】本品含马兜铃酸，可引起肾脏损害等不良反应；儿童及老年人慎用；孕妇、婴幼儿及肾功能不全者禁用。

【规格】（1）每 4 丸重 1 g；（2）每丸重 0.5 g；（3）每丸重 1~1.5 g

【贮藏】密封。

赛如尼昂丸质量标准起草说明

【制剂名称】制剂中文名为赛如尼昂丸，拼音名为 Sairuniang Wan，藏文名为“བསེ་རུ་ཉེར་ལྔ།”，藏文音译名按《帝玛·丹增彭措医著选集》《中国藏医药大全》翻译为“赛如尼昂”。

【处方来源】《帝玛·丹增彭措医著选集》《中国藏医药大全》《གསོ་རིག་གཅེས་བཏུས་རིན་ཆེན་ཕྲེང་བ་བཞུགས་སོ།》《ཀྲུང་གོའི་བོད་ཀྱི་གསོ་བ་རིག་པ།》

རེ་ལྔ་རྣག་ཁྲག་སྐེམ་བྱེད་བསེ་རུ་ཉེར་ལྔ་ནི། བསེ་རུ་གུ་གུལ་དོར་བཟང་དུག་པ་ལེ་ཀ །ཤིང་མངར་རྒྱ་འབྲུམ་ག་དུར་ཙན་དན་གཉིས། །ཨུཏྤལ་དོམ་མཁྲིས་གི་ཝང་བ་ཤ་ཀ། སྟར་བུ་ཆུ་སེར་སྨན་གསུམ་ཟེ་ར་གཉིས། །ཟངས་ཐལ་མཚོན་ཐལ་སྦྱར་བའི་ཞི་བུ་ལྔ། །སྣོ་རྣག་ཆུ་སེར་སེལ་ཞིང་མ་ལུས་སྐེམས། །སྣོ་བའི་རྣག་ཁྲག་འདྲེན་གྱིས་མ་འདོང་གོང་། །སྐེམ་སྨན་འདི་ཉིད་མི་གཏང་མན་ངག་ཡིན། ।

【鉴别】（1）显微鉴别　本品粉末花粉粒、盾状毛、木纤维等显微特征明显，易于查看。

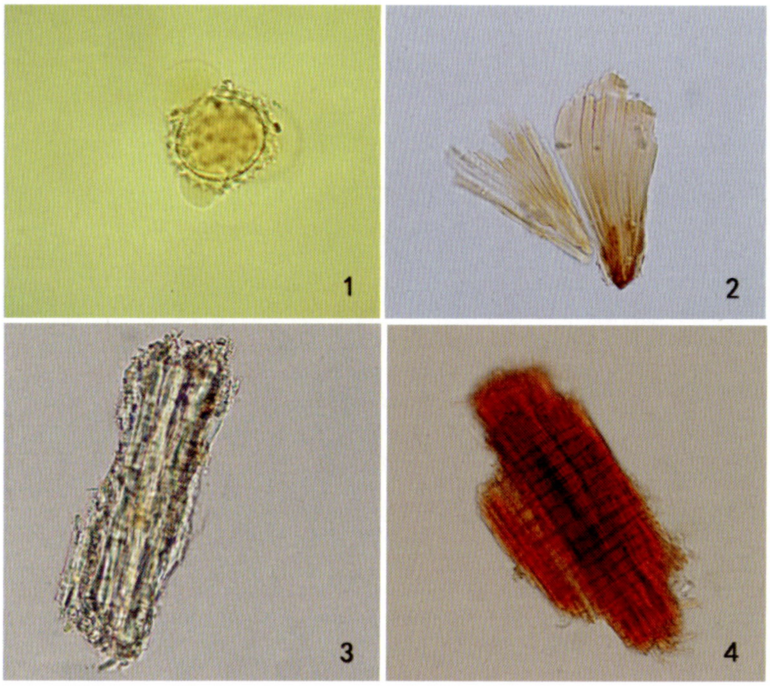

赛如尼昂丸粉末显微特征

1—花粉粒（红花）　2—盾状毛（达布）　3—木纤维（檀香）　4—木纤维（紫檀香）

（2）薄层鉴别　建立了以丁香酚对照品为对照的薄层鉴别方法。

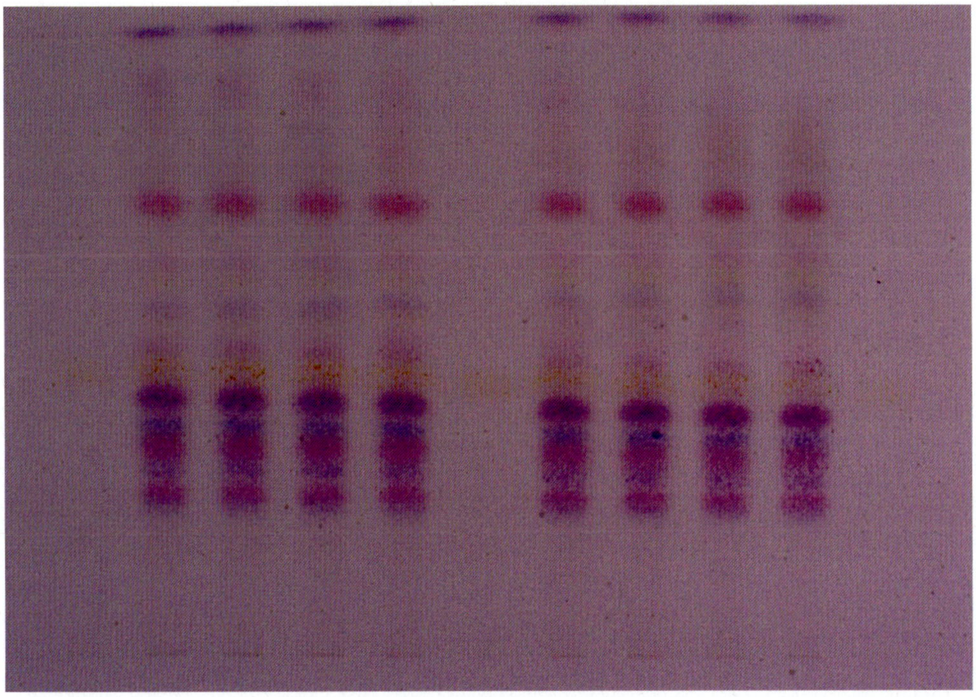

1　2　3　4　5　6　7　8　9　10　11

赛如尼昂丸薄层色谱图

1，6，11—丁香酚对照品　2~5，7~10—赛如尼昂丸样品

【功能与主治】 见《帝玛·丹增彭措医著选集》《中国藏医药大全》。

起草单位：凉山州食品药品检验所

复核单位：四川省药品检验研究院

附录：重金属、砷盐检查有关要求

本标准收载的医疗机构藏药制剂处方中含有矿物药的品种均应按以下“重金属、砷盐检查法”进行检查，并应符合相应的“重金属、砷盐限度规定”（相关试剂及仪器装置同《中华人民共和国药典》通则 0821 与通则 0822）。

制剂处方中含朱砂（或主要化学成分为 HgS）的品种，不适宜采用以下方法进行检查。

一、重金属、砷盐检查法

1. 重金属检查法

取本品研细，取适量（见表 1），置坩埚中，缓缓炽灼至完全炭化，放冷，加硫酸 0.5~1 ml，使恰湿润，低温加热至硫酸除尽后，加硝酸 0.5 ml，蒸干，至氧化氮蒸气除尽后，放冷，在 500~600℃炽灼使完全灰化，放冷，加盐酸 2 ml，置水浴上蒸干后加水 15 ml，滴加氨试液至对酚酞指示液显微粉红色，再加醋酸盐缓冲液（pH 值 3.5）2 ml，微热溶解（如有沉淀，应滤过，用少量水洗涤残渣，洗液并入滤液中），并移置纳氏比色管中，加水稀释成 25 ml，作为乙管；另取配制供试品溶液的试剂，置瓷皿中蒸干后，加醋酸盐缓冲液（pH 值 3.5）2 ml 与水 15 ml，微热溶解后，移置纳氏比色管中，加标准铅溶液适量（见表 1），再用水稀释成 25 ml，作为甲管：再在甲、乙两管中分别加硫代乙酰胺试液各 2 ml，摇匀，放置 2 分钟，同置白纸上，自上向下透视，乙管中显出的颜色与甲管比较，不得更深。

2. 砷盐检查法

取本品研细，取适量（见表 2），加无砷氢氧化钙 1 g，加少量水，搅匀，烘干，用小火缓缓炽灼至炭化，再在 500~600℃炽灼至完全灰化，放冷，残渣加稀盐酸适量使溶解，转移至相应的量瓶中（参见表 2），精密量取 2 ml，置砷化氢发生瓶（A 瓶）内，加盐酸 5 ml 与水 21 ml，再加碘化钾试液 5 ml 与酸性氯化亚锡试液 5 滴，在室温放置 10 分钟后，加锌粒 2 g，立即将装妥的导气管 C 密塞于 A 瓶上，并将 A 瓶置 25~40℃水浴中，反应 45 分钟，取出溴化汞试纸，即得样品砷斑。

精密量取标准砷溶液 2 ml，照上法，自“置砷化氢发生瓶（A 瓶）内”起，同法制备标准砷斑，将样品砷斑与标准砷斑比较，不得更深。

表 1　样品取样量及标准铅溶液用量推荐表

重金属限度值（mg/kg）	样品取样量（g）	标准铅溶液取用量（ml）
10	1.0	1
20	0.50	1
30	0.67	2
40	0.50	2

表 2　样品取样量及容量瓶推荐表

砷盐限度值（mg/kg）	样品取样量（g）	容量瓶（ml）
10	1.0	10
15	0.67	10
20	1.0	20
30	0.67	20

二、重金属、砷盐限度规定

根据《中华人民共和国药典》（2020 年版）四部通则 9302“中药有害残留物限量制定指导原则”的相关要求，参考《中华人民共和国药典》（2020 年版）一部相关矿物药及含矿物药制剂中重金属及砷盐的限度规定，并结合医疗机构藏药制剂中矿物药的占比，按最大日服用量 6 g 折算，规定了各相应品种重金属（以 Pb 计）、砷盐（As）的限度值。（见表 3、表 4）

表 3　重金属（以 Pb 计）检查限度规定

矿物药处方占比	重金属限度规定（mg/kg）	每日最大摄入量（mg）
≤ 10%	不得过 10	0.06
10% 以上 ~30%	不得过 20	0.12
30% 以上 ~50%	不得过 30	0.18
50% 以上 ~80%	不得过 40	0.24

表 4　砷盐检查限度规定

矿物药处方占比	砷盐限度规定（mg/kg）	每日最大摄入量（mg）
≤ 10%	不得过 10	0.06
10% 以上 ~30%	不得过 15	0.09
30% 以上 ~50%	不得过 20	0.12
50% 以上 ~80%	不得过 30	0.18

备注：“重金属、砷盐检查有关要求”在《四川省医疗机构藏物制剂》（第一册）附录基础上作了进一步规范修订。《四川省医疗机构藏物制剂》（第一册、第二册）处方中含有矿物药的品种，其重金属、砷盐检查均按照《四川省医疗机构藏物制剂》（第二册）附录“重金属、砷盐检查有关要求”执行。

藏药制剂藏文名索引

藏药制剂拼音名索引

藏药经方制剂相关药材及饮片

中文名	藏文名	藏文音译名	植物名	拉丁学名	药用部位	标准收载情况	备注
阿魏	ཤིང་ཀུན།	香更	伞形科植物新疆阿魏	*Ferula sinkiangensis* K. M. Shen	树脂	《中国药典》（2020 年版）一部	
			阜康阿魏	*Ferula fukanensis* K. M. Shen		《中国药典》（2020 年版）一部	
阿忠	ཨ་གྲོང་།	阿忠（杂阿仲）	石竹科植物甘肃蚤缀	*Arenaria kansuensis* Maxim.	全草	《卫生部药品标准藏药第一册》（1995 年）	
			卵瓣蚤缀	*Arenaria kansuensis* Maxim. var. *ovatipetata* Tsui.		《卫生部药品标准藏药第一册》（1995 年）	
		阿忠（坎阿忠）	菊科植物紫花亚菊	*Ajania purpurea* Shih		目前尚未见标准收载	
		阿忠（亚阿忠）	毛茛科植物石砾唐松草	*Thalictrum squamiferum* Lecoy.		目前尚未见标准收载	
		阿忠（榜阿忠）	报春花科植物垫状点地梅	*Androsace tapete* Maxim.		目前尚未见标准收载	
矮紫堇	རེ་སྐོན་ཙི་དམར།	日官孜玛	罂粟科植物矮紫堇	*Corydalis hendersonii* Hemsl. (*C. nepalensis* Kitamura)	干燥全草	《卫生部药品标准藏药第一册》（1995 年）	
			扁柄黄堇	*Corydalis mucronifera* Maxim.		《卫生部药品标准藏药第一册》（1995 年）	已按《中国植物志》修订拉丁学名
艾鼬肉	ཧྲེ་ལོའི་ཤ	德洛夏	鼬科动物艾鼬	*Mustela eversmanni* Lesson	干燥体	《四川省藏药材标准》（2014 年版）	
暗绿紫堇	དེ་ཝ།	德哇	罂粟科植物暗绿紫堇	*Corydalis melanochlora* Maxim.	干燥全草	《四川省藏药材标准》（2020 年版）	

续表

中文名	藏文名	藏文音译名	植物名	拉丁学名	药用部位	标准收载情况	备注
巴豆	དན་རོག	旦若	大戟科植物巴豆	*Croton tiglium* L.	干燥成熟果实	《中国药典》（2020 年版）一部	
巴力嘎	པ་ལི་ཀ	巴力嘎	马兜铃科植物藏马兜铃	*Aristolochia griffithii* Thoms. ex Duchartre	根	《卫生部药品标准藏药第一册》（1995 年）附录	已按《中国植物志》修订拉丁学名
			木香马兜铃	*Aristolochia moupinensis* Franch.		《卫生部药品标准藏药第一册》（1995 年）附录	已按《中国植物志》修订拉丁学名
白苞筋骨草	ཟེན་ཏིག	森帝	唇形科植物白苞筋骨草	*Ajuga lupulina* Maxim.	干燥全草	《卫生部药品标准藏药第一册》（1995 年）	
白矾	ད་ཚེར	达策尔	硫酸盐类矿物明矾石族明矾石经加工提炼制成	主含含水硫酸铝钾 [$KAl(SO_4)_2 \cdot 12H_2O$]	/	《中国药典》（2020 年版）一部	
白花龙胆	སྤང་རྒྱན་དཀར་པོ	榜间嘎保	龙胆科植物高山龙胆	*Gentiana algida* Pall.	除去基生叶的带花地上部分	《四川省藏药材标准》（2020 年版）	
			大花龙胆	*Gentiana szechenyii* Kanitz		《四川省藏药材标准》（2020 年版）	
			短柄龙胆	*Gentiana stipitata* Edgew.		《四川省藏药材标准》（2020 年版）	
白及	པ་ཏྲ་ལ	巴多拉	兰科植物白及	*Bletilla striata*（Thunb.）Reichb. f.	干燥块茎	《中国药典》（2020 年版）一部	
白蓝翠雀花	ལོ་བཙན་པ	罗赞巴	毛茛科植物白蓝翠雀花	*Delphinium albocoeruleum* Maxim.	干燥地上部分	目前尚未见标准收载	

续表

中文名	藏文名	藏文音译名	植物名	拉丁学名	药用部位	标准收载情况	备注
白狼毒	དུར་བྱིད།	德尔许	大戟科大戟属植物月腺大戟	*Euphorbia ebracteolata* Hayata	干燥根	《四川省中药材标准》（1987年版）增补本、《中国药典》（1963年版）一部	
			狼毒大戟	*Euphorbia fischeriana* Steud.		《四川省中药材标准》（1987年版）增补本、《中国药典》（1963年版）一部	
斑唇马先蒿	ལུག་རུ་སེར་པོ།	露如赛保	玄参科植物斑唇马先蒿及其同属多种植物	*Pedicularis longiflora* Rudolph. var. *tubiformis* (Klotz.) Tsoong	干燥花	《卫生部药品标准藏药第一册》（1995年）	
斑蝥	བྱང་པ།	相巴	芫青科昆虫南方大斑蝥	*Mylabris phalerata* Pallas	干燥体	《中国药典》（2020年版）一部	
			黄黑小斑蝥	*Mylabris cichorii* Linnaeus		《中国药典》（2020年版）一部	
榜嘎	བོང་དཀར།	榜嘎	毛茛科植物唐古特乌头	*Aconitum tanguticum*（Maxim.）Stapf	干燥全草	《卫生部药品标准藏药第一册》（1995年）	《中国植物志》植物名为甘青乌头
			船盔乌头	*Aconitum naviculare* (Bruhl.) Stapf		《卫生部药品标准藏药第一册》（1995年）	
榜那	བོང་ནག།	榜那	毛茛科植物伏毛铁棒锤	*Aconitum flavum* Hand.-Mazz.	干燥块根	《卫生部药品标准藏药第一册》（1995年）	
			铁棒锤	*Aconitum pendulum* Busch		《卫生部药品标准藏药第一册》（1995年）	
			工布乌头	*Aconitum kongboense* Lauener		目前尚未见标准收载	
			江孜乌头	*Aconitum ludlowii* Exell		目前尚未见标准收载	

续表

中文名	藏文名	藏文音译名	植物名	拉丁学名	药用部位	标准收载情况	备注
榜那幼苗	འཛིན་པ།	增巴	毛茛科植物伏毛铁棒锤	*Aconitum flavum* Hand.-Mazz.	干燥幼苗	《卫生部药品标准藏药第一册》（1995 年）	
			铁棒锤	*Aconitum pendulum* Busch		《卫生部药品标准藏药第一册》（1995 年）	
			工布乌头	*Aconitum kongboense* Lauener		目前尚未见标准收载	
			江孜乌头	*Aconitum ludlowii* Exell		目前尚未见标准收载	
苞叶雪莲	གཟའ་དུག་ནག་པོ།	煞杜那保	菊科植物苞叶雪莲	*Saussurea obvallata* (DC.) Sch.-Bip.	干燥地上部分	《卫生部药品标准藏药第一册》（1995 年）	
贝齿	འགྲོན་བུ།	准布	宝贝科动物环纹货贝	*Monetaria annulus*（Linnaeus）	贝壳	《四川省藏药材标准》2014 年版名称“白贝齿”，《卫生部药品标准藏药第一册》（1995 年）附录	
			宝贝科动物山猫宝贝	*Cypraea lynx*（Linnaeus）		《卫生部药品标准藏药第一册》（1995 年）附录	
荜茇	པི་པི་ལིང་།	布布浪	胡椒科植物荜茇	*Piper longum* L.	干燥近成熟或成熟果穗	《中国药典》（2020 年版）一部	
槟榔	གོ་ཡུ།	果玉	棕榈科植物槟榔	*Areca catechu* L.	干燥成熟种子	《中国药典》（2020 年版）一部	
冰片	ག་བུར།	嘎布	/	合成龙脑 $C_{10}H_{18}O$	/	《中国药典》（2020 年版）一部	
冰糖	ཀ་ར།	嘎拉	糖类冰糖	*rock candy/crystal* sugar	/	GB/T 35883–2018	
波棱瓜子	གསེར་གྱི་མེ་ཏོག	色吉美多	葫芦科植物波棱瓜	*Herpetospermum pedunculosum* (Sex.)Baill.	干燥种子	《卫生部药品标准藏药第一册》（1995 年）	

续表

中文名	藏文名	藏文音译名	植物名	拉丁学名	药用部位	标准收载情况	备注
草果	ཀ་ཀོ་ལ།	嘎果拉	姜科植物 草果	*Amomum tsao-ko* Crevost et Lemaire	干燥成熟果实	《中国药典》（2020 年版（一部	
草玉梅	སུབ་ཀ།	苏嘎	毛茛科植物草玉梅及同属多种植物	*Anemone rivularis* Buch.-Ham. ex DC.	干燥果实	《卫生部药品标准藏药第一册》（1995 年）	
车前草	ཐ་རམ།	塔然	车前科植物 车前	*Plantago asiatica* L.	干燥全草	《中国药典》（2020 年版）一部	
			平车前	*Plantago depressa* Willd.		《中国药典》（2020 年版）一部	
沉香	ཨ་ག་རུ།	阿嘎如	瑞香科植物 白木香	*Aquilaria sinensis* (Lour.) Gilg	含有树脂的木材	《中国药典》（2020 年版）一部	
臭蒿	ཟངས་རྩེ་ནག་པོ།	桑子那布	菊科植物 臭蒿	*Artemisia hedinii* Ostenf. et Pauls.	干燥地上部分	《卫生部药品标准藏药第一册》（1995 年）	已按《中国植物志》修订拉丁学名
臭蚤草	མིང་ཅན།	敏间	菊科植物 臭蚤草	*Pulicaria insignis* Drumm. ex Dunn	干燥全草	《四川省藏药材标准》（2020 年版）	
川木香	རུ་རྟ།	如达	菊科植物 川木香	*Vladimiria souliei*（Franch.）Ling	干燥根	《中国药典》（2020 年版）一部	
			灰毛川木香	*Vladimiria souliei*（Franch.）Ling var. *cinerea* Ling		《中国药典》（2020 年版）一部	
川西合耳菊	ཡུ་གུ་ཤིང་དཀར་པོ།	叶格兴嘎保	菊科植物 川西合耳菊	*Synotis solidaginea* (Hand.-Mazz.) C. Jeffrey et Y. L. Chen	干燥地上部分	《四川省藏药材标准》（2020 年版）	
川西锦鸡儿	ཟྲ་མ།	渣玛	豆科植物 川西锦鸡儿	*Caragana erinacea* Kom.	干燥根	目前尚未见标准收载	
			二色锦鸡儿	*Caragana bicolor* Kom.		《四川省藏药材标准》（2014 年版）	

续表

中文名	藏文名	藏文音译名	植物名	拉丁学名	药用部位	标准收载情况	备注
垂果大蒜芥	སྔང་ཐོག་པ།	刚托巴	十字花科植物垂果大蒜芥	*Sisymbrium heteromallum* C. A. Mey.	干燥成熟种子	《青海藏药标准》（1992 年）	
磁石	ཁབ་ལེན།	卡林	氧化物类矿物尖晶石族磁铁矿	主含四氧化三铁 (Fe_3O_4)	/	《中国药典》（2020 年版）一部	
刺柏	ཤུག་ཚེར།	秀才	柏科植物刺柏	*Juniperus formosana* Hayata	干燥带叶嫩枝	《四川省藏药材标准》（2020 年版）	
			西伯利亚刺柏	*Juniperus sibirica* Burgsd.		《四川省藏药材标准》（2020 年版）	
			杜松	*Juniperus rigida* Sieb. et Zucc.	带叶嫩枝和果实	《卫生部药品标准藏药第一册》（1995 年）附录	
刺柏膏	ཤུག་ཚེར་ཁནྡ།	秀才坎扎	柏科植物刺柏	*Juniperus formosana* Hayata	刺柏加水煎煮浓缩而成的膏	目前尚未见标准收载	
			西伯利亚刺柏	*Juniperus sibirica* Burgsd.		目前尚未见标准收载	
			杜松	*Juniperus rigida* Sieb. et Zucc.		目前尚未见标准收载	
刺尔恩	ཚེར་སྔོན།	刺尔恩	罂粟科植物多刺绿绒蒿	*Meconopsis horridula* Hook. f. et Thoms.	花或全草	《卫生部药品标准藏药第一册》（1995 年）	
			总状绿绒蒿	*Meconopsis racemosa* Maxim.		目前尚未见标准收载	
			滇西绿绒蒿	*Meconopsis impedita* Prain		目前尚未见标准收载	
			刺瓣绿绒蒿	*Meconopsis racemosa* var. *spinulifera* (L. H. Zhou) C. Y. Wu et H. Chuang		目前尚未见标准收载	
			拟多刺绿绒蒿	*Meconopsis pseudohorridula* C. Y. Wu et H. Chuang		目前尚未见标准收载	

续表

中文名	藏文名	藏文音译名	植物名	拉丁学名	药用部位	标准收载情况	备注
翠雀花	བྱ་རྒོད་སྤོས།	夏果贝	毛茛科囊距翠雀花	*Delphinium brunonianum* Royle	干燥全草	目前尚未见标准收载	
			黄毛翠雀花	*Delphinium chrysotrichum* Finet et Gagnep.		目前尚未见标准收载	
达布	སྟར་བུ།	达布	胡颓子科植物沙棘	*Hippophae rhamnoides* L.	干燥成熟果实	《中国药典》（2020 年版）一部	
			卧龙沙棘	*Hippophae rhamnoides* Linn. subsp. *wolongensis* Lian, K. Sun et X. L. Chen		《四川省藏药材标准》（2014 年版）	
			西藏沙棘	*Hippophae tibetana* Schlechtendal		《四川省藏药材标准》（2014 年版）	已按《中国植物志》修订拉丁学名
			江孜沙棘	*Hippophae gyantsensis* (Rousi) Y.S. Lian		《四川省藏药材标准》（2014 年版）	已按《中国植物志》修订拉丁学名
打箭菊	ཨ་བྱག་གཟེར་འཇོམས།	阿夏塞尔郡	菊科植物川西小黄菊	*Pyrethrum tatsienense* (Bur. et Franch.) Ling	干燥花序	《卫生部药品标准藏药第一册》（1995 年）	
大白芸豆	མཐལ་ཞོ་དཀར་པོ།	卡肖嘎尔保	豆科植物棉豆	*Phaseolus lunatus* L.	干燥成熟种子	《四川省藏药材标准》（2020 年版）	
大果大戟	ཐར་ནུ།	塔奴	大戟科植物大果大戟	*Euphorbia* wallichii Hook. f.	干燥根	目前尚未见标准收载	多制成膏入药
大黄	ཆུམ་རྩ།	君木扎	蓼科植物掌叶大黄	*Rheum palmatum* L.	干燥根和根茎	《中国药典》2020 年版一部	
			唐古特大黄	*Rheum tanguticum* Maxim. ex Balf.		《中国药典》2020 年版一部	
			药用大黄	*Rheum officinale* Baill.		《中国药典》（2020 年版）一部	
大青盐	ལན་ཚྭ།	兰察	卤化物类石盐族湖盐结晶体	主含氯化钠（NaCl）	/	《中国药典》（2020 年版）一部	

续表

中文名	藏文名	藏文音译名	植物名	拉丁学名	药用部位	标准收载情况	备注
大蒜	སྒོག་སྐྱ།	果佳	百合科植物大蒜	*Allium sativum* L.	鳞茎	《中国药典》（2020年版）一部	需"制炭"炮制
大托叶云实	འཇམ་འབྲས།	甲木哲	豆科植物大托叶云实	*Caesalpinia crista* L.	干燥成熟种子	《卫生部药品标准藏药第一册》（1995年）	
大叶碎米荠	ཆུ་རུག་པ།	曲如巴	十字花科植物大叶碎米荠	*Cardamine macrophylla* Willd.	干燥地上部分	《四川省藏药材标准》（2020年版）	
			唐古碎米荠	*Cardamine tangutorum* O. E. Schulz		《四川省藏药材标准》（2020年版）	
大籽蒿	འཁན་སྐྱ།	坎甲	菊科植物大籽蒿	*Artemisia sieversiana* Willd.	干燥地上部分	《卫生部药品标准藏药第一册》（1995年）	
			冷蒿	*Artemisia frigida* Willd.		《卫生部药品标准藏药第一册》（1995年）	
戴胜	ཕུ་ཤུད།	布胁	戴胜科动物戴胜	*Upupa epops* Linnaeus	干燥体（去毛）	目前尚未见标准收载	
刀豆	མཁལ་ཞོ་དམར་པོ།	卡肖玛保	豆科植物刀豆	*Canavalia gladiata* (Jacq.) DC.	干燥成熟种子	《中国药典》（2020年版）一部	
德妥	དུར་ཐོད།	德妥	/	牛、羊等动物的头盖骨	/	目前尚未见标准收载	
蒂达	ཏིག་ཏ།	蒂达（甲蒂）	龙胆科植物印度獐牙菜	*Swertia chirayita* (Roxb. ex Flemi) Karsten	干燥全草	《卫生部药品标准藏药第一册》（1995年）	
		蒂达（瓦蒂）	普兰獐牙菜及同属多种植物	*Swertia purpurascens* Wall.		《藏药标准》（1978年，西藏、青海、四川、甘肃、云南、新疆合编）	
		蒂达（俄蒂）	抱茎獐牙菜	*Swertia franchetiana* H. Smith		《四川省藏药材标准》（2020年版）	
		蒂达（桑蒂）	川西獐牙菜	*Swertia mussotii* Franch.		药典公示稿，2020药典附录	

续表

中文名	藏文名	藏文音译名	植物名	拉丁学名	药用部位	标准收载情况	备注
叠裂黄堇	ཏྲ་དྲུས།	格摘	罂粟科植物叠裂黄堇	*Corydalis dasyptera* Maxim.	干燥全草	《四川省藏药材标准》（2020 年版）	
丁香	ལི་ཤི།	列西	桃金娘科植物丁香	*Eugenia caryophyllata* Thunb.	干燥花蕾	《中国药典》（2020 年版）一部	
冬虫夏草	དབྱར་རྩྭ་དགུན་འབུ།	雅杂更布	麦角菌科真菌冬虫夏草菌	*Cordyceps sinensis*（BerK.）Sacc.	寄生在蝙蝠蛾科昆虫幼虫上的子座和幼虫尸体的干燥复合体	《中国药典》（2020 年版）一部	
冬葵果	ལྕམ་པ།	江巴	锦葵科植物冬葵	*Malva verticillata* L.	干燥成熟果实	《中国药典》（2020 年版）一部	
粉苞苣	རྩ་མཁྲིས།	杂赤	菊科植物细叶苦荬	*Ixeris gracilis* DC.	干燥全草	《藏药标准》（1978 年，西藏、青海、四川、甘肃、云南、新疆合编）	
			山苦荬	*Ixeris chinensis* (Thunb.) Kitag.		《藏药标准》（1978 年，西藏、青海、四川、甘肃、云南、新疆合编）	已按《中国植物志》修订拉丁学名
风毛菊	སྤྱི་སྐྱི་བཞུར།	莪吉秀	菊科植物长毛风毛菊	*Saussurea hieracioides* Hook. f.	干燥地上部分	《卫生部药品标准藏药第一册》（1995 年）	
			美丽风毛菊	*Saussurea superba* Anthony		《卫生部药品标准藏药第一册》（1995 年）	
甘草	ཤིང་མངར།	向安儿	豆科植物甘草	*Glycyrrhiza uralensis* Fisch.	干燥根和根茎	《中国药典》（2020 年版）一部	
			胀果甘草	*Glycyrrhiza inflata* Bat.		《中国药典》（2020 年版）一部	
			光果甘草	*Glycyrrhiza glabra* L.		《中国药典》（2020 年版）一部	
甘青青兰	ཞྀ་ཡང་ཀུ།	知杨故	唇形科植物甘青青兰	*Dracocephalum tanguticum* Maxim.	干燥地上部分	《卫生部药品标准藏药第一册》（1995 年）	

续表

中文名	藏文名	藏文音译名	植物名	拉丁学名	药用部位	标准收载情况	备注
甘青瑞香	སྲིན་ཤིང་སྣ་མ།	森星那玛	瑞香科植物甘青瑞香	*Daphne tangutica* Maxim.	干燥果实	《卫生部药品标准藏药第一册》（1995 年）	
甘松	སྤང་སྤོས།	榜贝	败酱科植物甘松	*Nardostachys jatamansi* DC.	干燥根及根茎	《中国药典》（2020 年版）一部	
干姜	སྒ་སྐྱ།	嘎甲	姜科植物姜	*Zingiber officinale* Rosc.	干燥根茎	《中国药典》（2020 年版）一部	
岗提	གངས་ཐིགས།	岗提	硫酸盐类矿物石膏族石膏	主含含水硫酸钙（$CaSO_4 \cdot 2H_2O$）	/	《中国药典》（2020 年版）一部	
			硬石膏	主含硫酸钙 （$CaSO_4$）	/	目前尚未见标准收载	
高良姜	སྨན་སྒ།	曼嘎	姜科植物高良姜	*Alpinia officinarum* Hance	干燥根茎	《中国药典》（2020 年版）一部	
高山辣根菜	སྲོ་ལོ་དཀར་པོ།	索罗嘎保	十字花科植物无茎荠	*Pegaeophyton scapiflorum*（Hook. f. et Thoms.）Marq. et Shaw	干燥根和根茎	《中国药典》（2020 年版）一部	
高原毛茛	སྒ་ཚ།	嘎察	毛茛科植物高原毛茛	*Ranunculus brotherusii* Freyn var. *tanguticus* (Maxim.)Tamura	干燥花	《卫生部药品标准藏药第一册》（1995 年）	
公绵羊角	ལུག་ཐུག་རྭ།	鲁土拉	牛科动物绵羊	*Ovis aries* Linnaeus.	选育留种繁殖用雄性绵羊的角	《四川省藏药材标准》（2020 年版）	
骨碎补	ཐུམ་བུ་རི་རལ།	敦布热惹	水龙骨科植物槲蕨	*Drynaria fortunei*（Kunze）J.Sm.	干燥根茎	《中国药典》（2020 年版）一部	
光明盐	རྒྱམ་ཚྭ།	加察	卤化物类石盐族矿物石盐的结晶	主含氯化钠 （Nacl）	/	《卫生部药品标准藏药第一册》（1995 年）	

续表

中文名	藏文名	藏文音译名	植物名	拉丁学名	药用部位	标准收载情况	备注
广枣	སྙིང་ཞོ་ཤ	娘肖夏	漆树科植物南酸枣	*Choerospondias axillaris*（Roxb.）Burtt et Hill	干燥成熟果实	《中国药典》（2020年版）一部	
硅灰石	དཀར་པོ་ཅིག་ཐུབ	嘎保其土	/	单链硅酸盐矿物硅灰石 $Ca_3[Si_3O_9]$	/	目前尚未见标准收载	加辅料炮制后使用
海金沙	གསེར་གྱི་བྱེ་མ	赛吉协玛	海金沙科植物海金沙	*Lygodium japonicum* (Thunb.) Sw.	干燥成熟孢子	《中国药典》（2020年版）一部	
海韭菜	ན་རམ	纳然姆	水麦冬科植物海韭菜	*Triglochin maritima* Linnaeus	干燥地上部分	目前尚未见标准收载	
海枣	འབྲ་གོ	扎果	棕榈科植物海枣	*Phoenix dactylifera* L.	干燥果实	目前尚未见标准收载	
寒水石	ཅོང་ཞི	君西	硫酸盐类矿物硬石膏族红石膏（北寒水石）	主含含水硫酸钙 ($CaSO_4 \cdot 2H_2O$)	/	《卫生部药品标准中药材第一册》（1992年）	炮制后使用
			碳酸盐类矿物方解石族方解石（南寒水石）	主含碳酸钙 ($CaCO_3$)		《卫生部药品标准中药材第一册》（1992年）	炮制后使用
诃子	ཨ་རུ་ར	阿如拉	使君子科植物诃子	*Terminalia chebula* Retz.	干燥成熟果实	《中国药典》（2020年版）一部	
			绒毛诃子	*Terminalia chebula* Retz. var. *tomentella* Kurt.		《中国药典》（2020年版）一部	
黑冰片	གར་ནག	嘎那	猪科动物野猪	*Sus scrofa* L.	干燥成形粪便	《卫生部药品标准藏药第一册》（1995年）附录	需“制炭”炮制
黑种草子	ཟྀ་ར་ནག་པོ	斯拉那保	毛茛科植物腺毛黑种草	*Nigella glandulifera* Freyn et Sint.	干燥成熟种子	《中国药典》（2020年版）一部	

续表

中文名	藏文名	藏文音译名	植物名	拉丁学名	药用部位	标准收载情况	备注
红花	གུར་གུམ།	谷贡	菊科植物红花	*Carthamus tinctorius* L.	干燥花	《中国药典》（2020 年版）一部	
红景天	སྲོ་ལོ་དམར་པོ།	索罗玛布	景天科植物大花红景天	*Rhodiola crenulata* (Hook. f. et Thoms.) H. Ohba	干燥根和根茎	《中国药典》（2020 年版）一部	
红铜灰	ཟངས་ཐལ།	桑塔	铜矿石炼得的红铜	主含铜（Cu）	/	目前尚未见标准收载	以红铜为原料，加辅料炮制成灰，参见国家发明专利申请号201910449181.9
胡椒	ན་ལེ་ཤམ།	那来夏木	胡椒科植物胡椒	*Piper nigrum* L.	干燥近成熟或成熟果实	《中国药典》（2020 年版）一部	按不同加工方法分为黑胡椒、白胡椒
葫芦	ཀ་བེད།	嘎贝	葫芦科植物葫芦	*Lagenaria siceraria* (Molina) Standl.	干燥种子	《卫生部药品标准藏药第一册》（1995 年）	
琥珀	སྤོས་དཀར།	贝嘎	/	古代松科植物的树脂埋藏地下经年久转化而成	/	《四川省中药材标准》（2010 年版）	
花椒	གཡེར་མ།	叶玛	芸香科植物青椒	*Zanthoxylum schinifolium* Sieb. et Zucc.	干燥成熟果皮	《中国药典》（2020 年版）一部	
			花椒	*Zanthoxylum bungeanum* Maxim.		《中国药典》（2020 年版）一部	
花苜蓿	འབུ་སུ་ཧང་།	布苏杭	豆科植物花苜蓿	*Trigonella ruthenica* L.	干燥全草	《卫生部药品标准藏药第一册》（1995 年）	
滑石	ཧ་ཤིག	哈西	硅酸盐类矿物滑石族滑石	主含含水硅酸镁 $[Mg_3(Si_4O_{10})(OH)_2]$	/	《中国药典》（2020 年版）一部	
黄苞南星	ད་འབྲས།	达哲	天南星科植物黄苞南星	*Arisaema flavum* (Forsk.) Schott	干燥果实	目前尚未见标准收载	

续表

中文名	藏文名	藏文音译名	植物名	拉丁学名	药用部位	标准收载情况	备注
黄堇	སྟོང་རི་ཟིལ་པ།	东日丝巴	罂粟科植物粗糙黄堇	*Corydalis scaberula* Maxim.	干燥全草	《卫生部药品标准藏药第一册》（1995 年）	
			斑花黄堇	*Corydalis conspersa* Maxim.		目前尚未见标准收载	
黄精	ར་མཉེ།	拉聂	百合科植物滇黄精	*Polygonatum kingianum* Coll.et Hemsl.	干燥根茎	《中国药典》（2020 年版）一部	
			黄精	*Polygonatum sibiricum* Red.		《中国药典》（2020 年版）一部	
			多花黄精	*Polygonatum cyrtonema* Hua		《中国药典》（2020 年版）一部	
黄葵子	སོ་མ་ར་ཛ།	索玛拉杂	锦葵科植物黄蜀葵	*Abelmoschus manihot* (L.) Medic.	干燥成熟种子	《四川省中药材标准》（2010 年版）	
黄连	ཉང་ཙེ་ཙྲུས།	娘孜折	毛茛科植物黄连	*Coptis chinensis* Franch.	干燥根茎	《中国药典》（2020 年版）一部	
			三角叶黄连	*Coptis deltoidea* C. Y. Cheng et Hsiao		《中国药典》（2020 年版）一部	
			云连	*Coptis teeta* Wall.		《中国药典》（2020 年版）一部	
黄鼬肉	སྲེ་མོང་ཤ།	塞木夏	鼬科动物黄鼬	*Mustela sibirica* Pallas	干燥体	目前尚未见标准收载	
灰碱	ཐལ་ཚྭ།	太察	/	多脉猫乳、小檗皮等植物的炮制品	/	目前尚未见标准收载	
灰毛党参	ལྡུ་བདུད་རྡོ་རྗེ་དཀར་པོ།	鲁堆多吉嘎保	桔梗科植物灰毛党参	*Codonopsis canescens* Nannf.	干燥地上部分	《四川省藏药材标准》（2020 年版）	
火硝	ཟེ་ཚྭ།	赛察	硝酸盐类钠钾石族矿物钾硝石	主含硝酸钾 (KNO_3)	/	《卫生部药品标准藏药第一册》（1995 年）	

续表

中文名	藏文名	藏文音译名	植物名	拉丁学名	药用部位	标准收载情况	备注
棘豆	སྟག་ཤ།	达夏	豆科植物镰形棘豆	*Oxytropis falcata* Bunge	干燥全草	《卫生部药品标准藏药第一册》（1995 年）	
			轮叶棘豆	*Oxytropis chiliophylla* Royle		《卫生部药品标准藏药第一册》（1995 年）	
			小叶棘豆	*Oxytropis microphylla* (Pall.) DC.		目前尚未见标准收载	
蒺藜	གཟེ་མ།	赛玛	蒺藜科植物蒺藜	*Tribulus terrestris* L.	干燥成熟果实	《中国药典》（2020 年版）一部	
假耧斗菜	ཡུ་མོ་མདེའུ་འཁྱིལ།	益母得金	毛茛科植物拟耧斗菜	*Paraquilegia microphylla* (Royle) Drumm. et Hutch.	干燥地上部分	《卫生部药品标准藏药第一册》（1995 年）	
碱花	བུལ་ཏོག	浦多	/	咸水湖边一种主含碳酸钠的分枝状结晶	/	《中国药典》（1977 年版）一部	
姜黄	ཡུང་བ།	永哇	姜科植物姜黄	*Curcuma longa* L.	干燥根茎	《中国药典》（2020 年版）一部	
角茴香	པར་པ་ཏ།	巴尔巴达	罂粟科植物节裂角茴香（细果角茴香）	*Hypecoum leptocarpum* Hook. f. et Thoms.	干燥全草	《卫生部药品标准藏药第一册》（1995 年）	已按《中国植物志》修订拉丁学名
			角茴香	*Hypecoum erectum* L.		《卫生部药品标准藏药第一册》（1995 年）	
芥子	ཡུངས་ཀར།	永嘎	十字花科植物白芥	*Sinapis alba* L.	干燥成熟种子	《中国药典》（2020 年版）一部	
			十字花科植物芥	*Brassica juncea* (L.) Czern. et Coss.		《中国药典》（2020 年版）一部	
金灰	གསེར་ཐལ།	塞塔	/	黄金的炼制品	/	目前尚未见标准收载	

续表

中文名	藏文名	藏文音译名	植物名	拉丁学名	药用部位	标准收载情况	备注
金腰草	གཡའ་ཀྱི་མ།	亚吉玛	虎耳草科植物肉质金腰	*Chrysosplenium carnosum* Hook. f. et Thoms.	干燥全草	《四川省藏药材标准》（2020年版）	
			裸茎金腰及同属数种植物	*Chrysosplenium nudicaule* Bge.		《卫生部药品标准藏药第一册》（1995年）	
鹫粪	གོ་ཐལ།	果塔	鹰科动物胡兀鹫	*Gypaetus barbatus* L.	干燥粪便	《藏药标准》（1978年，西藏、青海、四川、甘肃、云南、新疆合编）	需“制炭”炮制
			鹰科动物秃鹫	*Aegypius monachus* L.		《藏药标准》（1978年，西藏、青海、四川、甘肃、云南、新疆合编）	
绢毛菊	སྲོལ་གོང་སེར་པོ།	索宫色保	菊科植物皱叶绢毛苣及同属多种植物	*Soroseris hookeriana* (C. B. Clarke) Stebbins	干燥全草	《卫生部药品标准藏药第一册》（1995年）、《藏药标准》（1978年，西藏、青海、四川、甘肃、云南、新疆合编）	已按《中国植物志》修订植物名和拉丁学名
决明子	ཐལ་ཀ་རྡོ་རྗེ།	塔嘎多杰	豆科植物钝叶决明	*Cassia obtusifolia* L.	干燥成熟种子	《中国药典》（2020年版）一部	
			决明（小决明）	*Cassia tora* L.		《中国药典》（2020年版）一部	
榼藤子	མཆིན་པ་ཞོ་ཤ	青巴肖夏	豆科植物榼藤子	*Entada phaseoloides* (Linn.) Merr.	干燥成熟种子	《中国药典》（2020年版）一部	
宽筋藤	སླེ་ཏྲེས།	勒哲	防已科植物宽筋藤	*Tinospora sinensis*（Lour.）Merr.	干燥茎	《卫生部药品标准藏药第一册》（1995年）及《中国药典》（2020年版）四部	
			心叶宽筋藤	*Tinospora cordifolia*（willd.）Miers.		《卫生部药品标准藏药第一册》（1995年）及《中国药典》（2020年版）四部	

续表

中文名	藏文名	藏文音译名	植物名	拉丁学名	药用部位	标准收载情况	备注
莱菔子	ལ་ཕུག	拉普	十字花科植物萝卜	*Raphanus sativus* L.	干燥成熟种子	《中国药典》（2020 年版）一部	
蓝翠雀花	ཧེ་ཐུ་ས།	德么洒	毛茛科植物蓝翠雀花	*Delphinium caeruleum* Jacq. ex Camb.	干燥全草	目前尚未见标准收载	
莲子	པདྨ་གེ་སར།	白玛格萨	睡莲科植物莲	*Nelumbo nucifera* Gaertn.	干燥成熟种子	《中国药典》（2020 年版）一部	
烈香杜鹃	ད་ལི།	达里	杜鹃花科植物烈香杜鹃	*Rhododendron anthopogonoides* Maxim.	干燥花和叶	《卫生部药品标准藏药第一册》（1995 年）	
			毛喉杜鹃	*Rhododendron cephalanthum* Franch.		《卫生部药品标准藏药第一册》（1995 年）	
			报春花状杜鹃	*Rhododendron primulaeflarum* Bur. et Franch.		《卫生部药品标准藏药第一册》（1995 年）	
硫黄	མུ་ཟི།	木斯	/	自然元素类矿物硫族自然硫，采挖后，加热熔化，除去杂质；或用含硫矿物经加工制得	/	《中国药典》（2020 年版）一部	
瘤状石灰岩	དཀར་པོ་སྤྲལ་རྒྱལ།	嘎布巴加	/	主要成分为碳酸钙盐	/	目前尚未见标准收载	
龙骨	འབྲུག་རུས།	周热	/	古代哺乳动物如三趾马、犀类、鹿类、牛类、象类等的骨骼化石或象类门齿的化石	/	《中国药典》1977 年版一部、《藏药标准》（1978 年，西藏、青海、四川、甘肃、云南、新疆合编）	
鹿角	ཤྭ་བའི་རྭ།	夏贝拉	鹿科动物马鹿	*Cervus elaphus* Linnaeus	已骨化的角或锯茸后翌年春季脱落的角基	《中国药典》（2020 年版）一部	
			梅花鹿	*Cervus nippon* Temminck		《中国药典》（2020 年版）一部	

续表

中文名	藏文名	藏文音译名	植物名	拉丁学名	药用部位	标准收载情况	备注
鹿茸	གྭ་རྡོར།	嘎夺	鹿科动物 梅花鹿	*Cervus nippon* Temminck	雄鹿未骨化密生茸毛的幼角	《中国药典》 （2020 年版）一部	
			马鹿	*Cervus elaphus* Linnaeus		《中国药典》 （2020 年版）一部	
路旁菊	ལུག་ཆུང་།	露琼	菊科植物 灰枝紫菀	*Aster poliothamnus* Didls	干燥花	《卫生部药品标准藏药第一册》 （1995 年）	
轮叶獐牙菜	དཔའ་བོ་སེར་པོ།	巴沃赛保	龙胆科植物 轮叶獐芽菜	*Swertia verticillifolia* T. N. Ho et S. W. Liu	干燥根	目前尚未见标准收载	
螺厣	ཆུ་སྲིན་སྦྲེར་མོ།	曲森代毛	田螺科动物 中国圆田螺 等几种田螺	*Cipangopaludina chinensis* (Gray)	厣	《卫生部药品标准藏药第一册》 （1995 年）附录	
驴血	བོང་ཁྲག	崩查	马科动物 驴	*Equus asinus* Linnaeus	血液的干燥品	《四川省藏药材标准》 （2014 年版）	
绿绒蒿	ཨུཏྤལ།	吾白	罂粟科植物 全缘叶 绿绒蒿	*Meconopsis integrifolia* (Maxim.) Franch.	干燥全草	《卫生部药品标准藏药第一册》 （1995 年）	已按《中国植物志》修订拉丁学名
			五脉绿绒蒿	*Meconopsis quintuplinervia* Regel		《卫生部药品标准藏药第一册》 （1995 年）	
			长叶绿绒蒿	*Meconopsis lancifolia* (Franch.) Franch.		《卫生部药品标准藏药第一册》 （1995 年）	
马蔺子	བྲེས་མ།	折玛	鸢尾科植物 马蔺	*Iris lactea* Pall. var. *chinensis* Roidz.	种子	《卫生部药品标准藏药第一册》 （1995 年）	
			白花鸢尾	*Iris tectorum* f. *alba* Makino		目前尚未见标准收载	
马尿泡	ཐང་ཕྲོམ་དཀར་པོ།	唐冲嘎保	茄科植物 马尿泡	*Przewalskia tangutica* Maxim.	干燥根	《卫生部药品标准藏药第一册》 （1995 年）	

续表

中文名	藏文名	藏文音译名	植物名	拉丁学名	药用部位	标准收载情况	备注
马钱子	ཀོ་བྲི་ལ།	果齐拉	马钱科植物马钱	*Strychnos nux-vomica* L.	干燥成熟种子	《中国药典》（2020 年版）一部	炮制后使用
芒果核	ཨ་འབྲས།	阿哲	漆树科植物芒果	*Mangifera indica* L.	干燥种子	《卫生部药品标准藏药第一册》（1995 年）	
芒硝	མཚེ་ཚྭ།	折察	硫酸盐类矿物芒硝族芒硝，经加工精制而成的结晶体	主含含水硫酸钠（$Na_2SO_4 \cdot 10H_2O$）	/	《中国药典》（2020 年版）一部	
毛诃子	བ་རུ་ར།	帕如拉	使君子科植物毗黎勒	*Terminalia bellirica*（Gaertn.）Roxb.	干燥成熟果实	《中国药典》（2020 年版）一部	
毛莲蒿	ཕུར་ནག་ལོ་སེར།	普尔那洛斯	菊科植物毛莲蒿	*Artemisia vestita* Wall. ex Bess.	干燥地上部分	《四川省藏药材标准》（2020 年版）	
茅膏菜	དག་ངེ།	达莪	茅膏菜科植物茅膏菜	*Drosera peltata* Smith var. *multisepala* Y. Z. Ruan	全草	《卫生部药品标准藏药第一册》（1995 年）附录	
			虎耳草科植物黑蕊虎耳草	*Saxifraga melanocentra* Franch.		目前尚未见标准收载	
密生波罗花	ཨུག་ཆོས་དམར་པོ།	欧曲玛保	紫葳科植物密生波罗花	*Incarvillea compacta* Maxim.	干燥花	《四川省藏药材标准》（2020 年版）	
绵参	སྤང་ཚན་སྤུ་རུ།	榜餐布如	唇形科植物绵参	*Eriophyton wallichii* Behth	干燥全草	《卫生部药品标准藏药第一册》（1995 年）	
绵羊脑	ལུག་གླད།	露乐	牛科动物绵羊	*Ovis aries* Linnaeus	干燥脑髓	目前尚未见标准收载	
绵羊尾骨	ལུག་གི་མཇུག་རུང་།	鲁格久琼	牛科绵羊	*Ovis aries* Linnaeus	三岁左右的尾骨	目前尚未见标准收载	
木瓜	སེ་ཡབ།	赛亚	蔷薇科植物贴梗海棠	*Chaenomeles speciosa* (Sweet) Nakai	干燥近成熟果实	《中国药典》（2020 年版）一部	

续表

中文名	藏文名	藏文音译名	植物名	拉丁学名	药用部位	标准收载情况	备注
木棉花	ན་ག་གེ་སར།	纳嘎格萨	木棉科植物木棉	*Gossampinus malabarica* (DC.) Merr.	干燥花	《中国药典》（2020 年版）一部	
穆库没药	གུ་གུལ།	菇古	橄榄科植物穆库没药树	*Commiphora mukul*（Hook.ex Stocks）Engl.	干燥树脂	《新疆维吾尔自治区中药维吾尔药饮片炮制规范》(2020 年版)	
纳塔	སྣ་ཐ།	纳塔	茄科植物烟草	*Nicotiana tabacum* L.	干燥叶	YC/T147–2010	
硇砂	རྒྱ་ཚྭ།	甲察	卤化物类矿物	主含氯化铵（NH_4Cl）	/	《卫生部药品标准藏药第一册》（1995 年）	
尼阿洛	སྣ་ལོ།	尼阿洛	蓼科植物叉分蓼	*Polygonum divaricatum* L.	干燥根	《四川省藏药材标准》（2014 年版）	
			叉枝蓼	*Polygonum tortuosum* D. Don.		目前尚未见标准收载	
牛尾蒿	ཕུར་ནག	普尔那	菊科植物牛尾蒿	*Artemisia dubia* Wall. ex Bess.	干燥地上部分	《四川省藏药材标准》（2020 年版）	炮制后使用
欧曲都玛	དངུལ་ཆུ་དུལ་མ།	欧曲都玛	/	水银加硫黄炼制的炮制品	/	目前尚未见标准收载	
欧曲佐珠钦木	དངུལ་ཆུ་བཙོ་བཀྲུ་ཆེན་མོ།	欧曲佐珠钦木	/	本品以水银和硫黄为主要原料，辅以金、银、铁等八种金属与黄铜矿、银矿石、磁石等八种矿物及多种专用辅料经特殊的炮制工艺炼制而成	/	《四川省藏药材标准》（2020 年版）	
欧洲菟丝子	སྒྲོལ་ཞགས་པ།	珠夏巴	旋花科植物欧洲菟丝子	*Cuscuta europaea* L.	干燥地上部分	目前尚未见标准收载	
螃蟹	སྡིག་སྲིན།	地森	蟹科动物中华绒毛螯蟹	*Eriocheir sinensis* H. Miline-Edwalds.	干燥体	《卫生部药品标准藏药第一册》（1995 年）	
			蟹科动物溪蟹	*Potamon (Potamon) denticulata*		《卫生部药品标准藏药第一册》（1995 年）	
			云南溪蟹	*Potamon (Potamon) yunnanensis* Kemp.		《卫生部药品标准藏药第一册》（1995 年）	

续表

中文名	藏文名	藏文音译名	植物名	拉丁学名	药用部位	标准收载情况	备注
螃蟹甲	ལུག་མུར།	露木尔	唇形科植物螃蟹甲	*Phlomis younghusbandii* Mukerjee	干燥块根	《卫生部药品标准藏药第一册》（1995 年）	
狍角	ཁ་ཤའི་རུ།	卡协拉	鹿科动物狍	*Capreolus capreolus* Linnaeus	已骨化的角	《青海省藏药炮制规范》2010 年版	
硼砂	ཚ་ལ།	察拉	硼酸盐类硼砂族矿物天然硼砂经精制而成的结晶	主含四硼酸钠（$Na_2B_4O_7 \cdot 10H_2O$）	/	《卫生部药品标准藏药第一册》（1995 年）	
葡萄	རྒུན་འབྲུམ།	更珍	葡萄科植物葡萄	*Vitis vinifera* L.	果实	《卫生部药品标准藏药第一册》（1995 年）附录	
蒲公英	ཁུར་མང་།	苦儿芒	菊科植物蒲公英	*Taraxacum mongolicum* Hand. -Mazz.	干燥全草	《中国药典》（2020 年版）一部	与蒲公英或碱地蒲公英的同属数种植物的干燥全草亦可作为蒲公英
			碱地蒲公英	*Taraxacum borealisinense* Kitam.		《中国药典》（2020 年版）一部	
蒲桃	ས་འབྲས།	萨哲	桃金娘科植物海南蒲桃	*Syzygium cumini* (L.) Skeels	干燥果实	《卫生部药品标准藏药第一册》（1995 年）	
茜草	བཙོད།	佐	茜草科植物茜草	*Rubia cordifolia* L.	干燥根和根茎	《中国药典》（2020 年版）一部	
羌活	སྲུ་ནག	志那	伞形科植物羌活	*Notopterygium incisum* Ting ex H. T. Chang	干燥根茎和根	《中国药典》（2020 年版）一部	
			宽叶羌活	*Notopterygium franchetii* H. de Boiss.		《中国药典》（2020 年版）一部	
蔷薇花	སེ་བའི་མེ་ཏོག	色薇美多	蔷薇科植物峨眉蔷薇	*Rosa omeiensis* Rolfe	干燥花瓣	《卫生部药品标准藏药第一册》（1995 年）	
			绢毛蔷薇	*Rosa sericea* Lindl.		《卫生部药品标准藏药第一册》（1995 年）	

续表

中文名	藏文名	藏文音译名	植物名	拉丁学名	药用部位	标准收载情况	备注
蔷薇皮	སེ་རྒོད་བར་ཤུན།	色果哇欣	蔷薇科植物悬钩子蔷薇	*Rosa rubus* Lévl. et Vant.	干燥皮	目前尚未见标准收载	
			钝叶蔷薇	*Rosa sertata* Rolfa		目前尚未见标准收载	
秦艽花	ཀྱི་ཤི་དཀར་པོ།	结吉嘎保	龙胆科植物麻花秦艽	*Gentiana straminea* Maxim.	干燥花	《卫生部药品标准藏药第一册》（1995 年）	
秦皮	སྟབ་སེང་།	达布桑	木犀科植物苦枥白蜡树	*Fraxinus rhynchophylla* Hance	干燥枝皮或干皮	《中国药典》（2020 年版）一部	
			白蜡树	*Fraxinus chinensis* Roxb.		《中国药典》（2020 年版）一部	
			尖叶白蜡树	*Fraxinus szaboana* Lingelsh.		《中国药典》（2020 年版）一部	
			宿柱白蜡树	*Fraxinus stylosa* Lingelsh.		《中国药典》（2020 年版）一部	
青杠果	བེ་འབྲུམ།	白哲	壳斗科植物川滇高山栎	*Quercus aquifolioides* Rehd. et Wils.	干燥果实	《四川省藏药材标准》（2014 年版）	
青杠树汁	བེ་ཁྲག	百查	壳斗科植物川滇高山栎	*Quercus aquifolioides* Rehd. et Wils.	干燥树脂	目前尚未见标准收载	
青金石	མུ་མེན།	木敏	硅酸盐类矿物青石	主含 $Na_6Ca[AlSiO_4]_6(SO_4, Cl, S)_2$	/	《卫生部药品标准维吾尔药分册》（1999 年）	
青稞	ནས།	奈	禾本科植物裸麦	*Hordeum vulgare* var. *nudum* Hook. f.	成熟种子	《卫生部药品标准藏药第一册》（1995 年）附录	
青稞黑粉菌	ས་ཐྲི་ཀ	萨孜嘎	禾本科植物青稞果穗感染黑粉菌科真菌大麦散黑粉菌	*Ustilago nuda* (Jens) Rostr.	孢子粉	目前尚未见标准收载	

续表

中文名	藏文名	藏文音译名	植物名	拉丁学名	药用部位	标准收载情况	备注
曲玛孜	ཆུ་མ་རྩི།	曲玛孜	蓼科植物苞叶大黄	*Rheum alexandrae* Batal.	干燥根和根茎	《四川省藏药材标准》（2020 年版）	
			小大黄	*Rheum pumilum* Maxim.	干燥全草	《藏药标准》（1978 年，西藏、青海、四川、甘肃、云南、新疆合编）	
			蓼科植物西伯利亚蓼	*Polygonum sibiricum* Laxm.		《藏药标准》（1978 年，西藏、青海、四川、甘肃、云南、新疆合编）	
			塔黄	*Rheum nobile* Hook. f. et Thoms.		目前尚未见标准收载	
人工牛黄	གི་བཙོ།	格硕	/	牛胆粉、胆酸、猪去氧胆酸、牛磺酸、胆红素、胆固醇、微量元素等加工制成	/	《中国药典》（2020 年版）一部	
人工麝香	རྩེ་ཚབ།	孜嚓	/	/	/	国药准字 Z20040042	
忍冬果	འཕང་མའི་འབྲུ།	旁密哲	忍冬科植物金银忍冬	*Lonicera maackii* (Rupr.) Maxim.	干燥成熟果实	《四川省中药材标准》（2010 年版）	
			唐古特忍冬	*Lonicera* tangutica Maxim.		目前尚未见标准收载	
肉豆蔻	ཛཱ་ཏི།	杂德	肉豆蔻科植物肉豆蔻	*Myristica fragrans* Houtt.	干燥种仁	《中国药典》（2020 年版）一部	
肉桂	ཤིང་ཚ།	香察	樟科植物肉桂	*Cinnamomum cassia* Presl	干燥树皮	《中国药典》（2020 年版）一部	
肉果草	པ་ཡག་པ།	巴雅巴	玄参科植物肉果草	*Lancea tibetica* Hook. f. et Thoms.	干燥全草	《卫生部药品标准藏药第一册》（1995 年）	
瑞香狼毒	རེ་ལྕག་པ།	热甲巴	瑞香科植物瑞香狼毒	*Stellera chamaejasma* L.	干燥根	《卫生部药品标准藏药第一册》（1995 年）	

续表

中文名	藏文名	藏文音译名	植物名	拉丁学名	药用部位	标准收载情况	备注
塞嘎	སྐམ་སྐྱེས་སྲད་དཀར།	干介塞嘎	豆科植物多花黄芪	*Astragalus floridulus* Podlech	干燥地上部分	目前尚未见标准收载	
	གཡུ་ཐོག་སྲད་དཀར།	宇托塞嘎	豆科植物甘肃棘豆	*Oxytropis kansuensis* Bunge		《四川省藏药材标准》（2020 年版）	
沙棘膏	སྟར་བུའི་ཁནྡ།	达布坎扎	胡颓子科植物沙棘	*Hippophae rhamnoides* L.	成熟果实水煎后浓缩的稠膏	《四川省藏药材标准》（2020 年版）	
			西藏沙棘	*Hippophae tibetana* Schlechtendal			
砂生槐子	སྐྱེ་བའི་འབྲས་བུ།	觉伟哲吾	豆科植物白刺花	*Sophora davidii* (Franch.) Skeels	干燥成熟种子	目前尚未见标准收载	
			砂生槐	*Sophora moorcroftiana* (Benth.) Baker		《卫生部药品标准藏药第一册》（1995 年）	已按《中国植物志》修订拉丁学名
莎木面	སྨག	芒	棕榈科植物西谷椰子	*Metroxylon sagu* Rottb.	木髓部提出的淀粉	目前尚未见标准收载	
山矾叶	ཞུ་མཁན།	西坎	山矾科植物白檀	*Sympiocos paniculata* (Thunb.) Miq.	干燥叶	《卫生部药品标准藏药第一册》（1995 年）	
山莨菪	ཐང་ཕྲོམ་ནག་པོ།	唐冲纳波	茄科植物山莨菪	*Anisodus tanguticus* (Maxim.) Pascher	干燥根	《四川省藏药材标准》（2014 年版）	
			铃铛子	*Anisodus luridus* Link et Otto		《四川省藏药材标准》（2014 年版）	
杉脂	ཐང་ཁྲག	唐茶合	松科植物麦吊云杉及同属多种植物	*Picea brachytyla* (Franch.) Pritz.	干燥树脂	目前尚未见标准收载	
珊瑚	བྱུ་རུ།	许如	/	为珊瑚虫分泌的碳酸钙聚结而成的礁石	/	《卫生部药品标准藏药第一册》（1995 年）附录	
闪锌矿	ཏི་ཚ།	底擦	含锌矿物	主要成分为硫化锌 ZnS	/	目前尚未见标准收载	

续表

中文名	藏文名	藏文音译名	植物名	拉丁学名	药用部位	标准收载情况	备注
商陆	དཔའ་བོ་དཀར་པོ།	巴沃嘎保	商陆科植物商陆	*Phytolacca acinosa* Roxb.	干燥根	《中国药典》（2020 年版）一部	
			垂序商陆	*Phytolacca americana* L.			
蛇肉	སྦྲུལ་ཤ།	朱夏	游蛇科动物枕纹锦蛇	*Elapha dione* (Pallas)	蛇肉	《卫生部药品标准藏药第一册》（1995 年）附录	
麝香	གླ་རྩི།	拉孜	鹿科动物林麝	*Moschus berezovskii* Flerov	成熟雄体香囊中的干燥分泌物	《中国药典》（2020 年版）一部	
			马麝	*Moschus sifanicus* Przewalski		《中国药典》（2020 年版）一部	
			原麝	*Moschus moschiferus* Linnaeus		《中国药典》（2020 年版）一部	
石菖蒲	ཤུ་དག་དཀར་པོ།	续达嘎保	天南星科植物石菖蒲	*Acorus tatarinowii* Schott	干燥根茎	《中国药典》（2020 年版）一部	
石斛	བུ་ཤེལ་ཚེ།	布胁则	兰科植物金钗石斛	*Dendrobium nobile* Lindl.	新鲜或干燥茎	《中国药典》（2020 年版）一部	石斛的栽培品及其同属植物近似种亦可作为石斛
			霍山石斛	*Dendrobium huoshanense* C. Z. Tang et S. J. Cheng		《中国药典》（2020 年版）一部	
			鼓槌石斛	*Dendrobium chrysotoxum* Lindl.		《中国药典》（2020 年版）一部	
			流苏石斛	*Dendrobium fimbriatum* Hook.		《中国药典》（2020 年版）一部	

续表

中文名	藏文名	藏文音译名	植物名	拉丁学名	药用部位	标准收载情况	备注
石花	རྡོ་དྲེག	多志合	牛皮叶科植物牛皮叶	*Sticta pulmonacea* Ach.	干燥全草	《青海省藏药标准》（1992 版）附录	
			梅花衣科植物藻纹梅花衣	*Parmelia saxatilis* Ach.		《青海省藏药标准》（1992 版）附录	
石灰华	ཅུ་གང་།	居岗	碳酸盐类矿物	主含碳酸钙（$CaCO_3$）	/	《卫生部药品标准藏药第一册》（1995 年）	
石灰岩	རྡོ་ཐལ།	朵泰	碳酸盐类矿物石灰岩及其同族类矿物	主含 Ca_2CO_3	/	目前尚未见标准收载	需“煅”制
石莲花	བྲག་སྐྱ་ཧ་བོ།	扎甲哈吾	苦苣苔科植物西藏珊瑚苣苔	*Corallodiscus lanuginosus* (Wallich ex R. Brown) B. L. Burtt	干燥全草	目前尚未见标准收载	
			卷丝苣苔	*Corallodiscus kingianus*（Craib）Burtt		目前尚未见标准收载	
石榴子	སེ་འབྲུ།	赛朱	石榴科植物安石榴	*Punica granatum* L.	干燥种子	《卫生部药品标准藏药第一册》（1995 年）	
手参	དབང་པོ་ལག་པ།	旺博拉巴	兰科植物手参	*Gymnadenia conopsea*（L.）R.Br.	干燥块茎	《卫生部药品标准藏药第一册》（1995 年）	
蜀葵花	ཧ་ལོའི་མེ་ཏོག	哈罗梅朵	锦葵科植物蜀葵	*Alcea rosea* L.	干燥花	《卫生部药品标准维吾尔药分册》（1999 年）	已按《中国植物志》修订拉丁学名
鼠曲草	གནྡྷ་པ་ཏྲ།	甘达巴扎	菊科植物鼠曲草	*Gnaphalium affine* D.Don	干燥全草	《中国药典》（1977 年版）一部	
水柏枝	འོམ་བུ།	翁布	柽柳科植物水柏枝及同属数种植物	*Myricaria germanica* (L.) Desv.	干燥嫩枝	《卫生部药品标准藏药第一册》（1995 年）	

续表

中文名	藏文名	藏文音译名	植物名	拉丁学名	药用部位	标准收载情况	备注
水牛角	མ་ཧེའི་རྭ།	玛黑拉	牛科动物 水牛	*Bubalus bubalis* Linnaeus	角	《中国药典》 （2020 年版）一部	
水獭肉	སྲམ་ཤ།	萨姆夏	鼬科动物 水獭	*Lutra lutra* Linnaeus	干燥肉	目前尚未见标准收载	
丝瓜子	གསེར་གྱི་ཕུད་བུ།	塞吉普布	葫芦科植物 丝瓜	*Luffa aegyptiaca* Miller	干燥 种子	《四川省藏药材标准》 （2020 年版）	
			广东丝瓜	*Luffa acutangula* (L.) Roxb.		《四川省藏药材标准》 （2020 年版）	
松久 蒂达	སུམ་ཅུ་ཏིག་ཏ།	松久蒂达	虎耳草科植物 篦齿虎耳草	*Saxifraga umbellulata* var. *pectinata* (Marquand et Airy-Shaw) J. T. Pan	干燥 全草	《四川省藏药材标准》 （2020 年版）	
			小伞虎耳草	*Saxifraga umbellulata* Hook. f. et Thoms.		《四川省藏药材标准》 （2020 年版）	
松萝	གསེར་སྐུད།	赛格	松萝科植物 （节）松萝	*Usnea diffracta* Vain.	干燥 地衣体	《卫生部药品标准维吾尔药分册》（1999 年）、《四川省中药材标准》（1987 年版）	
			长松萝	*Usnea longissima* Ach.		《四川省中药材标准》2010 年版、《四川省中药材标准》（1987 年版）	
松石	གཡུ།	瑜	/	本品为一种表生条件下由含铜水溶液与含氧化铝矿物及含磷矿物的岩石作用后，在裂隙中沉淀而成的矿物。主含铜铝的含水磷酸盐 $CuAl_6(PO_4)_4(OH)_8.4H_2O$	/	《卫生部药品标准藏药第一册》 （1995 年）	

续表

中文名	藏文名	藏文音译名	植物名	拉丁学名	药用部位	标准收载情况	备注
苏麦	སུག་སྨེལ།	苏麦	姜科植物白豆蔻	*Amomum kravanh* Pierre ex Gagnep.	干燥成熟果实	《中国药典》（2020 年版）一部	
			瓜哇白豆蔻	*Amomum compactum* Soland ex Maton		《中国药典》（2020 年版）一部	
			姜科植物小豆蔻	*Elettaria cardamomum* White et Maton		《卫生部药品标准维吾尔药分册》（1999 年）	
			姜科植物西藏大豆蔻	*Hornstedtia tibetica* T. L. Wu et S. J. Chen		目前尚未见标准收载	
酸藤果	ཟྀ་དང་ག	齐当嘎	紫金牛科植物矩叶酸藤果	*Embelia oblongifolia* Hemsl.	干燥成熟果实	《卫生部药品标准藏药第一册》（1995 年）	
檀香	ཙན་དན་དཀར་པོ།	赞旦嘎保	檀香科植物檀香	*Santalum album* L.	树干的干燥心材	《中国药典》（2020 年版）一部	
唐古特铁线莲	དབྱི་མོང་ནག་པོ།	叶芒那布	毛茛科植物唐古特铁线莲	*Clematis tangutica*（Maxim.）Korsh.	干燥茎枝	《卫生部药品标准藏药第一册》（1995 年）	
唐松草	སྐྱག་རྒྱུ།	甲久	毛茛科植物高原唐松草	*Thalictrum cultratum* Wall.	干燥根及根茎	《四川省藏药材标准》（2014 年版）	
			多叶唐松草	*Thalictrum foliolosum* DC.		目前尚未见标准收载	
天冬	ཉེ་ཤིང་།	聂相	百合科植物天冬	*Asparagus cochinchinensis* (Lour.) Merr.	干燥块根	《中国药典》（2020 年版）一部	
天南星	དྭ་བ།	达哇	天南星科植物天南星	*Arisaema erubescens* (Wall.)Schott	干燥块茎	《中国药典》（2020 年版）一部	
			异叶天南星	*Arisaema heterophyllum* Bl.		《中国药典》（2020 年版）一部	
			东北天南星	*Arisaema amurense* Maxim.		《中国药典》（2020 年版）一部	

续表

中文名	藏文名	藏文音译名	植物名	拉丁学名	药用部位	标准收载情况	备注
天仙子	ལང་ཐང་ཙེ།	莨菪子	茄科植物莨菪	*Hyoscyamus niger* L.	干燥成熟种子	《中国药典》（2020 年版）一部	
天竺黄	ཅུ་གང་།	居岗	禾本科植物青皮竹	*Bambusa textilis* McClure	等秆内的分泌液干燥后的块状物	《中国药典》（2020 年版）一部	
			禾本科植物华思劳竹	*Schizostachyum chinense* Rendle		《中国药典》（2020 年版）一部	
铁屑（制）	ལྕགས་ཕྱེ།	加协	/	为加工铁制件时刨削下来的熟铁屑	/	《藏药标准》（1978 年，西藏、青海、四川、甘肃、云南、新疆合编）	炮制后使用
土木香	མ་ནུ་པ་ཏྲ།	玛奴巴札	菊科植物土木香	*Inula helenium* L.	干燥根	《中国药典》（2020 年版）一部	
			总状青木香	*Inula racemosa* Hook. f.		《中国药典》（1977 年版）一部、《中国药典》（2020 年版）四部	
兔耳草	ཧོང་ལེན།	红连	玄参科植物短筒兔耳草	*Lagotis brevituba* Maxim.	干燥全草	《中国药典》（2020 年版）一部	
			全缘兔耳草	*Lagotis integra* W. W. Smith.		《卫生部药品标准藏药第一册》（1995 年）	已按《中国植物志》修订拉丁学名
			圆穗兔耳草	*Lagotis ramalana* Batalin		《四川省藏药材标准》（2020 年版）	
兔脑	རི་བོང་ཀླད་པ།	日旺莱巴	兔科动物兔	*Lepus oiostolus* Hodgosn	干燥脑	目前尚未见标准收载	
兔心	རི་བོང་སྙིང་།	日旺娘	兔科动物兔	*Lepus oiostolus* Hodgosn	干燥心脏	《卫生部药品标准藏药第一册》（1995 年）	

续表

中文名	藏文名	藏文音译名	植物名	拉丁学名	药用部位	标准收载情况	备注
洼瓣花	ཨ་ཝ།	阿哇	百合科植物洼瓣花	*Lloydia serotina* (L.) Rchb.	干燥全草	《四川省藏药材标准》（2020 年版）	
网眼瓦韦	བྲག་སྤོས།	扎贝	水龙骨科植物网眼瓦韦	*Lepisorus clathratus* (Clarke) Ching	干燥叶	《卫生部药品标准藏药第一册》（1995 年）	
乌奴龙胆	གང་གཱ་ཆུང་།	岗嘎琼	龙胆科植物乌奴龙胆	*Gentiana urnula* H. Smith	干燥全草	《卫生部药品标准藏药第一册》（1995 年）	
乌梢蛇	སྦགས་སྦྲུལ།	佳志	游蛇科动物乌梢蛇	*Zaocys dhumnades*（Cantor）	干燥体	《中国药典》（2020 年版）一部	
乌玉块	རྒྱ་སྣག།	甲那	/	松烟和胶汁、香料作成的墨块	/	《卫生部药品标准藏药第一册》（1995 年）附录	《卫生部药品标准藏药第一册》（1995 年）附录收载京墨；在《藏药晶镜本草》（嘎务）中，京墨又称为乌玉块
西藏凹乳芹	ཀླུ་བ།	甲哇	伞形科植物西藏凹乳芹	*Vicatia thibetica de* Boiss.	干燥根	目前尚未见标准收载	
			伞形科植物迷果芹	*Sphallerocarpus gracilis* (Bess.) k.-Pol.		《卫生部药品标准藏药第一册》（1995 年）附录	已按《中国植物志》修订拉丁学名
西藏猫乳	སེང་ལྡེང་།	生等	鼠李科植物西藏猫乳	*Rhamnella gilgitica* Mansf. et Melch.	干燥木材	《卫生部药品标准藏药第一册》（1995 年）	
			小叶鼠李	*Rhamnus parvifolia* Bunge		《卫生部药品标准藏药第一册》（1995 年）	
			多脉猫乳	*Rhamnella martini* (H. Lévllé) C. K. Schneider		目前尚未见标准收载	
西红花	ཁ་ཆེ་གུར་གུམ།	卡切谷贡	鸢尾科植物番红花	*Crocus sativus* L.	干燥柱头	《中国药典》（2020 年版）一部	

续表

中文名	藏文名	藏文音译名	植物名	拉丁学名	药用部位	标准收载情况	备注
菥蓂子	བྲེ་ག།	寨卡	十字花科植物菥蓂	*Thlaspi arvense* L.	干燥成熟种子	《卫生部药品标准藏药第一册》（1995 年）	
喜马拉雅紫茉莉	པ་སྒྲུ།	巴朱	紫茉莉科植物喜马拉雅紫茉莉	*Mirabilis himalaica* (Edgew.) Heim.	干燥根	《卫生部药品标准藏药第一册》（1995 年）	
			紫茉莉科中华山紫茉莉	*Oxybaphus himalaicus* var. *chinensis*（Heim.) D. Q. Lu.		目前尚未见标准收载	
喜山鬣蜥	རྩངས་པ།	藏巴	鬣蜥科动物喜山鬣蜥	*Agama himalayana* (Steindachner)	干燥全体	《卫生部药品标准藏药第一册》（1995 年）	
细叶亚菊	འཁན་དཀར།	坎嘎	菊科植物细叶亚菊	*Ajania tenuifolia* (Jacq.) Tzvel.	干燥地上部分	《四川省藏药材标准》（2020 年版）	
相思子	མདའ་རྒྱུས།	旦久	豆科植物相思子	*Abrus precatorius* L.	干燥成熟种子	《卫生部药品标准 – 中药材第一册》（1992 年版）、《四川省中药材标准》（1987 年版）增补本	
香柏	སྤ་འབྲུམ།	巴珠木	柏科植物香柏	*Juniperus pingii* var. *wilsonii* (Rehder) Silba	干燥果实	目前尚未见标准收载	
香旱芹	ཟི་ར་དཀར་པོ།	斯热嘎布	伞形科植物孜然芹	*Cuminum cyminum* L.	干燥成熟果实	《卫生部药品标准藏药第一册》（1995 年）、《中国药典》（2020 版）四部	
香薷	བྱི་རུག་པ།	齐柔巴	唇形科植物石香薷	*Mosla chinensis* Maxim.	干燥地上部分	《中国药典》（2020 年版）一部	
			江香薷	*Mosla chinensis* ‘Jiangxiangru’		《中国药典》（2020 年版）一部	

续表

中文名	藏文名	藏文音译名	植物名	拉丁学名	药用部位	标准收载情况	备注
香樟	ཨར་དམར།	阿玛	樟科植物 云南樟	*Cinnamomum glanduliferum* (Wall.) Ness	干燥 木材	《四川省藏药材标准》（2020 年版）	
小檗皮	སྐྱེར་ཤུན།	杰星	小檗科植物 甘肃小檗	*Berberis kansuensis* Schneid.	干燥茎皮或根皮	《四川省藏药材标准》（2020 年版）	
			鲜黄小檗	*Berberis diaphana* Maxim.		《四川省藏药材标准》（2020 年版）	
			西北小檗 （匙叶小檗）	*Berberis vernae* Schneid.		《四川省藏药材标准》（2020 年版）	
			刺红珠	*Berberis dictyophylla* Franch.		《四川省藏药材标准》（2020 年版）	
小茴香	ལ་ལ་ཕུད།	拉拉普	伞形科植物 茴香	*Foeniculum vulgare* Mill.	干燥成熟 果实	《中国药典》（2020 年版）一部	
小米辣	ཙི་ཏྲ་ཀ	子扎嘎	茄科植物 小米辣	*Capsicum frutescens* L.	干燥成熟 果实	《卫生部药品标准藏药第一册》（1995 年）	
小叶莲	འོལ་མོ་སེ།	奥毛赛	小檗科植物 桃儿七	*Sinopodophyllum hexandrum* （Royle）Ying	干燥成熟 果实	《中国药典》（2020 年版）一部	
雄黄	ལྡོང་རོས།	东瑞	硫化物类矿物 雄黄族雄黄	主含二硫化二砷 (As_2S_2)	/	《中国药典》（2020 年版）一部	
熊胆粉	དོམ་མཁྲིས་ཕྱེ་མ།	敦赤协玛	熊科动物 黑熊	*Selenaretos thibetanus* Cuvier	经胆囊手术引流胆汁而得的干燥品	《卫生部药品标准》新药转正标准第十一册	
玄明粉	ཡ་བ་ཀྵ་ར།	雅维恰拉	芒硝经风化 干燥制得	主含硫酸钠（Na_2SO_4）	/	《中国药典》（2020 年版）一部	

续表

中文名	藏文名	藏文音译名	植物名	拉丁学名	药用部位	标准收载情况	备注
悬钩木	ཀནྡ་ཀ་རི།	甘扎嘎日	蔷薇科植物粉枝莓	*Rubus biflorus* Buch.-Ham.ex Smith	干燥去皮及髓的茎枝	《卫生部药品标准藏药第一册》（1995 年）附录	
			青海悬钩子	*Rubus kokoricus* Hao.		《卫生部药品标准藏药第一册》（1995 年）附录	
			黑腺美饰悬钩子	*Rubus subornatus* var. *melanadenus* Focke		《四川省藏药材标准》（2020 年版）	
悬钩蔷薇	སེ་རྒོད།	色果	蔷薇科植物悬钩子蔷薇	*Rosa rubus* Lévl. et Vant.	花与果实	目前尚未见标准收载	
			钝叶蔷薇	*Rosa sertata* Rolfa		目前尚未见标准收载	
荨麻	ཟ་འབྲུམ།	萨真	荨麻科植物宽叶荨麻	*Urtica laetevirens* Maxim.	干燥地上部分	《卫生部药品标准藏药第一册》（1995 年）	
			裂叶荨麻	*Urtica fissa* pritz.		《卫生部药品标准藏药第一册》（1995 年）	
鸭嘴花	བ་ཤ་ཀ	巴夏嘎	爵床科植物鸭嘴花	*Justicia adhatoda* L.	干燥叶（或带嫩枝）	《四川省藏药材标准》（2020 年版）	
亚大黄	ཆུ་རྩ།	曲札	蓼科植物穗序大黄	*Rheum spiciforme* Royle	干燥根和根茎	《四川省藏药材标准》（2014 年版）	
			疏枝大黄	*Rheum kialense* Franch.			
岩白菜	ག་དུར།	嘎朵	虎耳草科植物岩白菜	*Bergenia purpurascens* (Hook. f. et Thoms.) Engl.	干燥根茎	《中国药典》（2020 年版）一部	
沿沟草	འདམ་བུ་ཀ་ར།	当布嘎惹	禾本科植物沿沟草	*Catabrosa aquatica* (L.) Beauv.	干燥全草	目前尚未见标准收载	
盐麸子	དྭ་ཏིག	达芝	漆树科植物盐麸木	*Rhus chinensis* Mill.	干燥成熟果实	目前尚未见标准收载	

续表

中文名	藏文名	藏文音译名	植物名	拉丁学名	药用部位	标准收载情况	备注
阳起石	རྡོ་རྒྱུས།	多居	单斜晶系透闪石或透闪石石棉的矿石	主含含水硅酸钙镁	/	《中国药典》（1977 年版）一部	
叶兴巴	གཡེར་ཤིང་པ།	叶兴巴	玄参科植物齿叶玄参	*Scrophularia dentata* Royle ex Benth.	干燥地上部分	目前尚未见标准收载	
			穗花玄参	*Scrophularia spicata* Franch.		目前尚未见标准收载	
			北玄参	*Scrophularia buergeriana* Miq.		目前尚未见标准收载	
翼首草	སྤང་རྩི་དོ་བོ།	榜孜毒乌	川续断科植物匙叶翼首草	*Pterocephalus hookeri* (C. B. Clarke) Höeck.	干燥全草	《中国药典》（2020 年版）一部	
蚓果芥	བྱི་ཙ་ལ་ཕུག	齐乌拉卜	十字花科植物蚓果芥	*Neotorularia humilis* (C. A. Meyer) Hedge & J. Léonard	干燥全草	目前尚未见标准收载	
余甘子	སྐྱུ་རུ་ར།	居如拉	大戟科植物余甘子	*Phyllanthus emblica* L.	干燥成熟果实	《中国药典》（2020 年版）一部	
禹粮土	སིནྡྷུ་ར།	森德拉	/	含铁粘土	/	《中国药典》（1977 年版）一部	
芫荽	ཨུ་སུ།	吾苏	伞形科植物芫荽	*Coriandrum sativum* L.	干燥果实或全草	《卫生部药品标准藏药第一册》（1995 年）收载果实，《藏药标准》（1978 年，西藏、青海、四川、甘肃、云南、新疆合编）收载全草	

续表

中文名	藏文名	藏文音译名	植物名	拉丁学名	药用部位	标准收载情况	备注
圆柏	ཤུག་པ།	秀巴	柏科植物祁连圆柏	*Juniperus przewalskii* Komarov	干燥带叶短枝	《四川省藏药材标准》（2020 年版）	
			滇藏方枝柏	*Juniperus indica* Bertoloni		《四川省藏药材标准》（2020 年版）	
			香柏	*Juniperus pingii* var. *wilsonii* (Rehder) Silba		《四川省藏药材标准》（2020 年版）	
			高山柏	*Juniperus squamata* Buchanan-Hamilton ex D. Don		《四川省藏药材标准》（2020 年版）	
圆穗蓼	སླ་སྒང་།	拉岗	蓼科植物圆穗蓼	*Polygonum macrophyllum* D. Don	干燥地上部分	《四川省藏药材标准》（2020 年版）	
藏菖蒲	ཤུ་དག་ནག་པོ།	许达那保	天南星科植物藏菖蒲	*Acorus calamus* L.	干燥根茎	《中国药典》（2020 年版）一部	
藏党参	ཀླུ་བདུད་རྡོ་རྗེ་ནག་པོ།	鲁堆多吉那保	桔梗科植物唐松草党参	*Codonopsis thalictrifolia* Wall.	干燥全草	目前尚未见标准收载	
			脉花党参	*Codonopsis foetens* subsp. *nervosa* (Chipp) D. Y. Hong		目前尚未见标准收载	
			臭党参	*Codonopsis foetens* Hook. f. et Thoms.		目前尚未见标准收载	
			绿花党参	*Codonopsis viridiflora* Maxim.		目前尚未见标准收载	
藏茴香	གོ་སྙོད།	郭扭	伞形科植物藏茴香	*Carum carvi* L.	果实	《卫生部药品标准藏药第一册》（1995 年）	
藏锦鸡儿	མཛོ་མོ་ཤིང་།	佐木兴	豆科植物鬼箭锦鸡儿	*Caragana jubata* (pall.) Poir.	木部心材	《卫生部药品标准藏药第一册》（1995 年）	
			昌都锦鸡儿	*Caragana changduensis* Liou f.		《卫生部药品标准藏药第一册》（1995 年）	已按《中国植物志》修订拉丁学名

续表

中文名	藏文名	藏文音译名	植物名	拉丁学名	药用部位	标准收载情况	备注
藏麻黄	མཚེ་ལྡུམ།	策敦	麻黄科植物藏麻黄	*Ephedra saxatilis* Royle ex Florin	干燥草质茎及根	《四川省藏药材标准》（2014 年版）	
			中麻黄	*Ephedra intermedia Schrenk* ex C. A. Mey.		目前尚未见标准收载	
			匍枝丽江麻黄	*Ephedra likiangensis* Florin		目前尚未见标准收载	
藏紫草	འབྲི་མོག	哲莫	紫草科植物细花滇紫草	*Onosma hookeri* Clarke	根	《卫生部药品标准藏药第一册》（1995 年）	
			长花滇紫草	*Onosma hookeri* var. *longiflorum* (Duthie) Duthie ex Stapf		《卫生部药品标准藏药第一册》（1995 年）	
藏紫菀	མེ་ཏོག་ལུག་མིག	美多路梅	菊科植物缘毛紫菀	*Aster souliei* Franch	干燥花序或干燥全草	《卫生部药品标准藏药第一册》（1995 年）	《卫生部药品标准藏药第一册》（1995 年）收载干燥花序《四川省藏药材标准》（2020 年版）收载干燥全草
			须弥紫菀	*Aster himalaicus* C. B. Clarke		《四川省藏药材标准》（2020 年版）	
			狭苞紫菀	*Aster farreri* W.W. Sm. et J.F. Jeffr.			
			萎软紫菀	*Aster flaccidus* Bge.			
皂矾（绿矾）	ནག་ཚུར།	纳赤	硫酸盐类矿物水绿矾族水绿矾的矿石	主含含水硫酸亚铁（$FeSO_4 \cdot 7H_2O$）	/	《中国药典》（2020 年版）一部	
渣驯膏	བྲག་ཞུན་ཁནྡ།	渣驯坎扎	/	本品为产区岩层中赋存的有机质渗出后与松鼠科动物复齿鼯鼠 Trogopterus xanthotis (Milne-Edwards)、鼠兔科动物红耳鼠兔 Ochotana erythrotis Buchner 粪便的混合物	/	《四川省藏药材标准》（2020 年版）	

续表

中文名	藏文名	藏文音译名	植物名	拉丁学名	药用部位	标准收载情况	备注
长花铁线莲	དབྱི་མོང་དཀར་པོ།	依蒙嘎保	毛茛科植物长花铁线莲及开白花的同属多种植物	*Clematis rehderiana* Craib	带叶及花果的二年生枝条	目前尚未见标准收载	
赭石	སྨུག་པོ་སྤལ་རྒྱབ།	木布巴加	氧化物类矿物刚玉族赤铁矿	主含三氧化二铁（Fe_2O_3）	/	《中国药典》（2020 年版）一部	
针铁矿	མདུང་རྩེ་སྨུག་པོ།	东泽木布	/	为一种碱式氧化亚铁的矿石	/	《卫生部药品标准藏药第一册》（1995 年）附录	
珍珠	མུ་ཏིག	木蒂	蚌科动物三角帆蚌	*Hyriopsis cumingii* (Lea)	等双壳类动物受刺激形成的珍珠	《中国药典》（2020 年版）一部	
			蚌科动物褶纹冠蚌	*Cristaria plicata* (Leach)		《中国药典》（2020 年版）一部	
			珍珠贝科动物马氏珍珠贝	*Pteria martensii* (Dunker)		《中国药典》（2020 年版）一部	
珍珠母	ཉ་ཕྱིས།	尼阿西	蚌科动物三角帆蚌	*Hyriopsis cumingii* (Lea)	贝壳	《中国药典》（2020 年版）一部	
			蚌科动物褶纹冠蚌	*Cristaria plicata* (Leach)		《中国药典》（2020 年版）一部	
			珍珠贝科动物马氏珍珠贝	*Pteria martensii* (Dunker)		《中国药典》（2020 年版）一部	
止泻木子	དུག་མོ་ཉུང་།	度模牛	夹竹桃科植物止泻木	*Holarrhena antidysenterica* Wall.ex A.DC.	干燥种子	《卫生部药品标准藏药第一册》（1995 年）	

续表

中文名	藏文名	藏文音译名	植物名	拉丁学名	药用部位	标准收载情况	备注
志达萨增	འབྲི་ཏ་ས་འཛིན།	志达萨增	蔷薇科植物东方草莓及同属多种植物	*Fragaria orientalis* Lozinsk.	干燥全草	《中国药典》（2020 年版）附录	
			玄参科植物短穗兔耳草	*Lagotis brachystachya* Maxim.		《藏药标准》（1978 年，西藏、青海、四川、甘肃、云南、新疆合编）	已按《中国植物志》修订拉丁学名
舟瓣芹	དང་ཀུན།	当根	伞形科植物舟瓣芹	*Sinolimprichtia alpina* Wolff	干燥根	目前尚未见标准收载	
			伞形科植物紫茎小芹	*Sinocarum coloratum* (Diels) Wolff		目前尚未见标准收载	
朱砂	མཚལ།	擦拉	硫化物类矿物辰砂族辰砂	主含硫化汞（HgS）	/	《中国药典》2020 年版一部	需“水飞”炮制
猪血	ཕག་ཁྲག	帕岔	猪科动物猪	*Sus scrofa domestica* Brisson	血液的干燥品	《四川省藏药材标准》（2014 年版）	
猪殃殃	ཟངས་རྩེ་དཀར་པོ།	桑子噶布	茜草科植物猪殃殃	*Galium aparine* L.	干燥地上部分	西藏自治区食品药品监督管理局《地方药材标准》	
		桑孜嘎波	拉拉藤	*Galium spurium* L.		《四川省藏药材标准》（2014 年版）	已按《中国植物志》修订拉丁学名
			六叶葎	*Galium hoffmeisteri* (Klotzsch) Ehrend. & Schönb.-Tem. ex R. R. Mill		《四川省藏药材标准》（2014 年版）	已按《中国植物志》修订拉丁学名

续表

中文名	藏文名	藏文音译名	植物名	拉丁学名	药用部位	标准收载情况	备注
竹茹	སྨུག་ཚི།	纽孜	禾本科植物青秆竹	*Bambusa tuldoides* Munro	茎秆的干燥中间层	《中国药典》（2020 年版）一部	
			禾本科植物大头典竹	*Sinocalamus beecheyanus*（Munro）McClure var. *pubescens* P.F.Li		《中国药典》（2020 年版）一部	
			禾本科植物淡竹	*Phyllostachys nigra*（Lodd.）Munro var.*henonis*（Mitf.）Stapf ex Rendle		《中国药典》（2020 年版）一部	
紫草茸	རྒྱ་སྐྱེགས།	加杰	胶蚧科动物紫胶虫	*Laccifer lacca* Kerr. 的雌体寄生于豆科檀属 *Dalbergia* L. f. 和梧桐科火绳树属 *Eriolaenea* DC. 等为主的多种植物的树干上，所分泌的胶质物	分泌的胶质物	《卫生部药品标准藏药第一册》（1995 年）	
紫丱子	མ་རུ་ཙེ།	麻如子	豆科植物紫矿	*Butea monosperma*（Lam.）Kuntze	干燥成熟种子	《卫生部药品标准藏药第一册》（1995 年）	《卫生部药品标准藏药第一册》（1995 年）名称为紫{铆}子，95 版部颁藏药标准修订稿药材《质量标准草案》（五省区藏药标准协调委员会）名称为紫丱子
紫花雪山报春	ཤང་དྲིལ་སྨུག་པོ།	象志木布	报春花科植物紫花雪山报春	*Primula chionantha* Balf. f & Forrest	干燥花	目前尚未见标准收载	
紫硇砂	ཁ་རུ་ཚྭ།	卡如察	卤化类石盐族石盐	主含氯化钠（NaCl）	/	《卫生部药品标准藏药第一册》（1995 年）	

续表

中文名	藏文名	藏文音译名	植物名	拉丁学名	药用部位	标准收载情况	备注
紫檀香	ཙནྡན་དམར་པོ།	赞旦玛布	豆科植物紫檀	*Pterocarpus indicus* Willd.	干燥心材	《卫生部药品标准藏药第一册》（1995 年）及药典公示稿	
紫叶垂头菊	སྤྲ་སྒྲེ།	莪嘎	菊科植物紫叶垂头菊	*Cremanthodium purpureifolium* Kitam.	干燥全草	目前尚未见标准收载	
自然铜	ཕ་བོང་ལྷང་ཏ།	帕昂隆布	硫化物类矿物黄铁矿族黄铁矿	主含二硫化铁 (FeS_2)	/	《中国药典》2020 年版一部	

备注：

1. 对本标准收载的179个藏药制剂品种相关的药材及饮片，进行了藏医药学古籍文献及《中国植物志》等近现代相关文献的系统考证，经梳理、核实、规范形成"藏药制剂相关药材及饮片"总表，共计 287 个品种。藏药制剂处方中的麝香、牛黄、熊胆，根据国家相关规定，分别用人工麝香、人工牛黄、熊胆粉替换，处方用量参照《卫生部药品标准》（1995 年版）相关制剂处方中麝香、牛黄、熊胆粉的用量确定（根据藏医用药习惯，用于治疗肝胆疾病可用牛黄，人工牛黄多用于热性疾病）。根据国家濒危动植物及野生动物保护相关规定，处方中的犀牛角，以水牛角（1∶10）或水牛角浓缩粉（1∶2）替换；处方中的鬣羚角，根据西藏、青海、甘肃、四川及云南五省（区）藏药协调委员会达成的共识，用公绵羊角替换；根据四川藏医用药习惯，处方中的麝尾骨用三岁左右的雄性绵羊尾骨替换；处方中的胡兀鹫和秃鹫的喉管或胃、狼的舌或胃等药材的使用，应符合《中华人民共和国野生动物保护法》相关规定。

2. 本标准收载的 179 个藏药制剂品种，若处方中含有毒性药味、贵重药味或处方量小的药味，配制时，应单独粉碎或研细，采用配研法混匀并过筛。

致 谢

《四川省医疗机构藏药制剂标准》第一册、第二册相继出版发行，得到各方的大力支持。在实验室起草、复核、文字校核（包括藏文校核）等工作中，我省药检系统及科研院所的相关人员积极参与，特此对以下人员的辛勤付出致以诚挚的感谢！

邓祥瑜、四郎拉姆、刘梦洁、李凡、杨翠、昂翁批批、罗玲梅、罗雪根、泽巴措、徐淑彬、海洋、黄星悦、梁恩艳、谭俊林、王颖、车晓彦、方杰、孔卫东、邓晓鸿、邓曦、艾光丽、包小红、朱敏凤、朱蓉、伍燕飞、刘莉、李丹、李凤鸣、李华仙、李洋、李倩、李婷婷、李姣、李瑶、杨小艳、杨俊芸、杨超、何筱毅、张丹、张凤、张凤霞、张立新、张红霞、张明芝、陈洋、苟琰、林海霞、林聪、罗华玲、金惠翔、赵小勤、赵祎姗、查琪、钟恋、袁茂华、耿昭、高天元、高鹏、黄晓婧、黄琳、彭善贵、曾桢、游晓孟、谢艳、魏敏、尕让卓玛、尕藏措、罗日准。

四川省中药标准委员会

四川省中药标准管理办公室

2021 年 12 月